妇产科常见病与微创治疗

FUCHANKE CHANGJIANBING YU
WEICHUANG ZHILIAO

主编 郭明彩 田 慧 陈旺香 渠力平 徐 芬

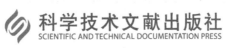

科学技术文献出版社
SCIENTIFIC AND TECHNICAL DOCUMENTATION PRESS

·北 京·

图书在版编目（CIP）数据

妇产科常见病与微创治疗 / 郭明彩等主编. — 北京：科学技术文献出版社，2018.5
ISBN 978-7-5189-4421-7

Ⅰ.①妇… Ⅱ.①郭… Ⅲ.①妇产科病—常见病—诊疗 Ⅳ.①R71

中国版本图书馆CIP数据核字(2018)第098989号

妇产科常见病与微创治疗

策划编辑：曹沧晔　　　　责任编辑：曹沧晔　　　　责任校对：赵　瑗　　　　责任出版：张志平

出 版 者　科学技术文献出版社
地　　址　北京市复兴路15号　邮编　100038
编 务 部　(010) 58882938，58882087（传真）
发 行 部　(010) 58882868，58882874（传真）
邮 购 部　(010) 58882873
官方网址　www.stdp.com.cn
发 行 者　科学技术文献出版社发行　全国各地新华书店经销
印 刷 者　济南大地图文快印有限公司
版　　次　2018年5月第1版　2018年5月第1次印刷
开　　本　880×1230　1/16
字　　数　394千
印　　张　12
书　　号　ISBN 978-7-5189-4421-7
定　　价　148.00元

前　言

　　妇产科虽是一门独立学科，但由于人的整体性，女性生殖器官只是整体的一部分，它虽有女性独特的生理和病理，但和其他脏器或系统都有密切的相关性。随着医学科学的迅猛发展，医疗新技术、新方法如雨后春笋般涌现，诊疗仪器设备也同时更新，新药更是频频问世，治疗方案日新月异，妇产科各类疾病的治愈率逐步提高。

　　本书内容密切联系临床，力求实用，主要介绍了生殖系统解剖与生理、妇产科常见检查方法、妇产科内镜治疗、妇科常见疾病诊疗及产科常见疾病的诊疗等内容。全书内容新颖，实用性强，有助于临床医师对疾病做出准确的判断与恰当的处理。

　　本书在编写过程中，由于编者较多，文笔不尽一致，加上篇幅和时间有限，书中难免会存在缺点和错误，殷切希望读者予以批评指正，以供今后修订时参考。

编　者

2018 年 4 月

目 录

第一章

女性生殖系统解剖

女性生殖系统解剖（anatomy of the female reproductive system）包括内、外生殖器官及相关组织。生殖器官居骨盆腔之中。骨盆具有保护内脏、承受并传导重力等作用，在女性还构成骨产道，故与生殖系统关系密切，在此章一并阐述。正确地熟知女性生殖器官的解剖位置和毗邻、盆腔组织间隙与层次、盆腔血管及淋巴的走行与分布，对每一位妇产科医生都是至关重要的。

第一节　骨盆

一、骨盆的骨性结构和韧带

（一）骨盆的组成

骨盆（pelvis）是由骶骨、尾骨和左右髋骨及所属韧带构成。骨骼间有坚固的关节，由韧带或软骨连结。每块髋骨又由髂骨、坐骨和耻骨融合而成。两侧髋骨的后部借髂骨及骶骨的耳状面构成骶髂关节，关节前后面有坚强的韧带加固。骶骨由 5~6 块骶椎骨合成，尾骨由 4~5 块尾椎骨合成。骶骨上缘向前方突出，形成骶岬。骶尾关节有一定活动度。在骶尾骨与坐骨结节之间有骶结节韧带（sactuberal ligament），其厚而坚韧；而起于坐骨棘止于骶骨外侧缘的骶棘韧带（sacrospinal ligament）较细。此两韧带与坐骨大、小切迹围成坐骨大孔（greater ischiadic foramen）及坐骨小孔（lesserise ischiadic foramen），有血管、神经和肌肉通过此二孔出骨盆。

（二）骨盆的分界

以耻骨联合上缘、耻骨嵴、耻骨结节、耻骨梳、髂骨的弓状线、骶翼缘及骶岬的连线为界线（terminal line），将骨盆分为大骨盆及小骨盆。大骨盆位于骨盆分界线之上，为腹腔的一部分；其前为腹壁下部，两侧为髂骨翼，后为第 5 腰椎。小骨盆位于分界线的后下方，是胎儿娩出的通道，故又称骨产道。其可分为入口（pelvic inlet）、骨盆腔（pelvic cavity）、出口（pelvic outlet）三部分。入口由髂耻线围成，骨盆腔的后壁是骶、尾骨，两侧为坐骨、坐骨棘、坐骨切迹及其韧带；前壁为耻骨联合。骨盆出口从后向前由尾骨、骶结节韧带、骶棘韧带、坐骨结节、坐骨支、耻骨下支和耻骨联合下缘围成。在耻骨联合下方由左、右耻骨下支夹成耻骨角，在女性其耻骨下角 90°~100°。

（三）骨盆的骨性标志

1. 髂嵴　系髂骨上缘，沿腹外侧壁向下，可触得髂嵴。两侧髂嵴最高点连线平第 4 腰椎棘突，是进行腰穿的重要标志。第 5 腰椎棘突则在此连线中点下 1.5cm。

2. 耻骨联合　可在腹前壁腹中线下方触及，其外侧的骨突是耻骨结节，后者为腹股沟韧带附着点。

3. 坐骨结节　下肢屈曲，在臀沟内侧向上即可扪及。

4. 腰骶菱形区　上角相当于第 5 腰椎棘突，两侧角相当于髂后上棘，下角为尾骨尖。骨盆畸形时，此腰骶部菱形区可能显示不对称。

5. 骶角和骶管裂孔 第 5 骶椎下关节突即骶角。左右骶角之间是骶管裂孔，为硬膜外腔的终止平面。经此孔穿刺可行骶尾神经阻滞麻醉，是会阴部手术常选用的麻醉方法。

6. 骶岬 位于第一骶椎上部与第 5 腰椎接触处，前缘明显突出向前，是女性骨盆测量的重要标志。

（四）骨盆的薄弱区

骨盆是一完整骨环，环的后部是站立或坐位时重力经过的部位即股骶弓及坐骶弓。此部骨质增厚粗壮，不易骨折。骨盆前部是耻骨上、下支形成的弓形部，是后部负重弓的支撑部分。其骨质脆弱，易骨折，是骨盆薄弱区。

（五）骨盆的性别特点

女性骨盆短而宽，盆腔呈盆状，盆壁较为薄弱光滑，髂骨翼宽而深；骨盆倾斜度（pelvic inclination）较大，为 50°~60°；入口多为横向卵圆形；坐骨结节外翻，坐骨棘短小，出口横径和前后径较大；耻骨弓（pubic arch）角度呈 90°~100° 的钝角。

（六）骨盆入口的毗邻

盆腔是腹腔向后下方的延伸部分。跨过盆缘的诸结构主要为泌尿生殖和消化管道及血管神经。无肌肉跨过盆缘是其特点之一。在骨盆入口的后缘，两侧的髂总动脉在骶岬与第 5 腰椎交界处的外侧抵达盆缘，并分为髂内、外动脉。髂内动、静脉的后方有腰骶干，外侧有闭孔神经跨过盆缘入盆。介于两侧髂内动脉之间，在后正中线偏左入盆的是上腹下丛即骶 8 前神经，该丛与脊柱之间为骶正中血管。上腹下丛左侧为自上而下入盆的乙状结肠系膜和乙状结肠。在乙状结肠系膜前外侧，左输尿管跨过左髂总动脉入盆；在盆腔右侧，右输尿管跨越右髂外动脉入盆。位于前正中线的脐正中韧带及其两侧的脐内侧韧带则在骨盆入口前缘跨越入骨盆。

二、盆壁与盆底软组织

（一）盆壁肌

盆壁肌包括闭孔内肌（obturator internus）、梨状肌（piriformis）、肛提肌（lavator ani）和尾骨肌（coccygeus）4 对。前 2 对参与盆侧壁构成，并分别穿经坐骨大、小孔出盆组成髋关节外旋肌组的一部分。后 2 对肌肉构成盆底，封闭骨盆下口。两侧的肛提肌上面形成固有盆腔的底，下面构成两侧坐骨直肠窝的内侧壁。

（二）盆筋膜

盆筋膜（pelvic fascia）是腹内筋膜的直接延续，可分为盆筋膜壁层、盆膈筋膜和盆筋膜脏层（图 1-1）。

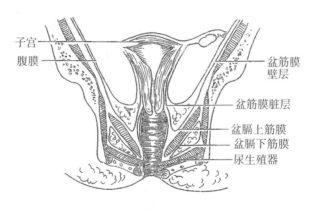

图 1-1 盆筋膜（女盆腔额状切面）

1. 盆筋膜壁层（parietal pelvic fascia） 覆盖于盆腔前后及两侧壁的内面，按不同部位分为闭孔筋膜、梨状筋膜及骶前筋膜。其中骶前筋膜较厚，与骶骨之间夹有骶前静脉丛。在骶前筋膜及直肠筋膜间为疏松结缔组织。行直肠切除术，可在直肠筋膜与骶前筋膜之间分离，不应将骶前筋膜自骶骨前面剥离，否则易损伤骶前静脉丛引起难以控制的出血。在直肠肛管的经腹会阴联合切除术中，会阴手术在切断肛提肌后，应再在骶前横行切开骶前筋膜下部进入盆腔，与腹部手术部分汇合。以免将此筋膜自骶骨前分离过高，损伤骶部副交感神经的分支致长期尿潴留。

2. 盆膈筋膜（fascia of pelvic diaphragm）　分盆膈上筋膜（superior fascia of pelvic diaphragm）、盆膈下筋膜（inferior fascia of pelvic diaphragm），分别包被于肛提肌的上、下两面。

3. 盆筋膜脏层（visceral pelvic fascia）　是位于腹膜与盆壁和盆膈筋膜之间的结缔组织，在骨盆内围绕在盆腔各脏器及血管、神经周围，形成这些结构的外鞘。部分结缔组织增厚形成韧带。关于盆筋膜所形成韧带仍有争议，但迄今仍沿用旧习惯。在女性有耻骨膀胱韧带、子宫主韧带和子宫骶韧带，是维持子宫正常位置的重要结构。在阴道后面与直肠间还有一额状位的结缔组织隔称直肠阴道隔（rectovaginal septum），又名 Denonvillier 筋膜。关于此隔的起源、发育及厚薄各有不同认识。

（三）盆筋膜间隙及盆腔腹膜陷凹

盆内腹膜外组织在盆底腹膜与盆膈之间形成一些蜂窝组织间隙，较主要的有：

1. 耻骨后间隙（retropubic space）　亦称膀胱前间隙（Retzius 间隙），位于耻骨联合及膀胱下外侧面之间，两侧为脐内侧韧带在盆壁的附着处。富含脂肪、疏松结缔组织和静脉丛。耻骨骨折可在此间隙形成血肿。

2. 骨盆直肠间隙　位于腹膜下及盆膈上面之间，后为直肠与直肠侧韧带，前为直肠阴道隔。此间隙脓肿，如不及时引流，可穿入直肠、膀胱或阴道，此区脓肿全身感染症状明显，局部症状轻。肛诊可确诊。

3. 直肠后间隙　位于骶骨与直肠之间。前界为直肠外侧韧带，后为骶尾骨，下为盆膈；上界在骶岬处直接与腹腔后间隙相通。直肠后间隙内含有骶神经丛、交感神经支、直肠下血管及骶中血管。此间隙感染，可向腹膜后间隙扩散。如有脓肿，患者肛门区坠胀感，骶尾区钝痛并放射至下肢。肛诊直肠后壁有压痛、隆起及波动感。腹膜后充气造影，可经此间隙注入气体，以弥散至腹膜后间隙。

盆腹膜覆盖子宫体，向前在近子宫峡部处向前转以覆盖膀胱，形成膀胱子宫陷凹（vesicouterine excavation）。覆盖此处的腹膜称膀胱子宫返折腹膜。其与前腹壁腹膜相延续。在子宫后面，腹膜沿子宫壁向下，至宫颈后方及阴道后穹窿，再折向直肠，形成直肠子宫陷凹，称道格拉斯陷凹（cul-de-sac of Douglas），是腹膜腔最低部位。盆腹腔感染及内出血时，炎性渗液与血液可聚集于此（图1-2）。

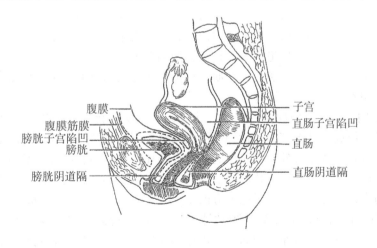

图1-2　女性盆部矢状面示腹膜陷凹及盆筋膜脏层（虚线）

腹膜
腹膜筋膜
膀胱子宫陷凹
膀胱
膀胱阴道隔
子宫
直肠子宫陷凹
直肠
直肠阴道隔

（四）盆底（pelvie floor）

由多层肌肉和筋膜所组成，封闭骨盆出口。尿道、阴道和直肠经此贯穿而出。盆底承载盆腔脏器并保持其正常位置。骨盆底的前面为耻骨联合；后为尾骨尖，两侧为耻骨降支、坐骨升支及坐骨结节。骨盆底有三层组织：

1. 外层　即由会阴浅筋膜和其深面的浅肌肉层组成。后者包括球海绵体肌、坐骨海绵体肌、会阴浅横肌三对肌肉和肛门外括约肌；上述肌肉的肌腱汇合于阴道口与肛门之间，形成中心腱。

2. 中层　即泌尿生殖膈（urogenital diaphragm），由上、下两层坚韧的筋膜及位于筋膜间的一对会阴深横肌和尿道括约肌组成。

3. 内层　即盆膈（pelvic diaphragm），为盆底最里面最坚韧的一层，由盆膈上、下筋膜及其间的肛提肌与尾骨肌组成。肛提肌由一对三角形肌肉板组成，两侧肌肉互相对称，左右联合呈向下的漏斗状，其肌纤维有不同的排布，可分为耻尾肌、髂尾肌和坐尾肌。另外，肛提肌尚有一部分纤维在阴道及直肠周围密切交织，有加强肛门与阴道括约肌的作用。尾骨肌位于肛提肌后方呈三角形，紧贴骶棘韧带上面，起自坐骨棘盆面，止于尾骨和骶骨下部的侧缘，构成盆膈后方的一小部分。

泌尿生殖膈主要覆盖在由耻骨弓及两坐骨结节形成的骨盆出口前部的三角形平面上，有尿道、阴道穿过。盆膈则有尿道、阴道及直肠三个孔道贯穿。

（郭明彩）

第二节　会阴部及外生殖器

会阴（perineum）在应用上有两种不同的含义。狭义的会阴在女性指阴道前庭后端（阴唇后联合）至肛门间的区域。女性会阴体（perineal body）深约 3~4cm，在肛管与阴道之间，由外向内呈楔形的矢状位隔，表面为皮肤及皮下脂肪，内层为会阴中心腱（central tendon of perineum）。广义的会阴，指盆膈以下封闭骨盆出口的全部软组织结构。会阴部由会阴肌、筋膜和血管神经等构成，并有消化、泌尿及生殖管道的末段穿行其中。

一、会阴部境界及分区

会阴部位于两侧股部上端之间。截石位时呈一菱形区。前端为耻骨联合，后端为尾骨尖；两侧为坐骨结节；前外侧界是耻骨下支和坐骨下支；后外侧界是骶结节韧带。若于两坐骨结节间做一横线，可将会阴部分为两个三角区：即前方的尿生殖三角，在女性有尿道及阴道穿过及外生殖器；后方的肛门三角区，为肛管贯穿。

1. 尿生殖三角　女性尿生殖三角的筋膜构成会阴浅间隙和会阴深间隙。会阴浅筋膜的深层薄弱，在临床上无男性尿道破裂引起尿外渗那样重要的意义。在会阴浅间隙内，有阴蒂脚、前庭球、前庭大腺及球海绵体肌。后者又称阴道括约肌，为成对肌肉。起于会阴中心腱，抵至阴蒂海绵体白膜及其周围组织。收缩时缩小阴道口，前部纤维压迫阴蒂背神经，使阴蒂勃起。在会阴浅间隙后部还有会阴浅横肌。会阴深间隙内则有会阴深横肌、尿道阴道括约肌，有括约尿道及阴道的作用。根据女性尿生殖三角的结构特点，在行会阴侧切术时，应按层次缝合。

2. 肛门三角　肛门三角区肛周皮肤形成放射状皱襞，与皮下脂肪紧密结合。肛门外括约肌由皮下部、浅部、深部三部分组成。其中肛门外括约肌深浅两部，围绕直肠纵肌及肛门内括约肌，并联合肛提肌的耻骨直肠肌，在肛管直肠结合处形成肌性的肛管直肠环。如会阴裂伤或手术切断此环可造成大便失禁。盆膈下筋膜在肛门三角处覆盖于闭孔筋膜的内面及肛提肌、尾骨肌的下面。其中在闭孔筋膜内面的覆盖部分二者相互愈合，而在坐骨结节下缘上方的 2~4cm 处，二者分离成管状即阴部管（pudendal canal），或称 Alcockl 管，内有阴部内血管及阴部神经。坐骨直肠窝（ischiorectal fossa）位于肛管两侧，为成对的楔形腔隙。在肛管后方可左右相通。窝内充填大量脂肪，称坐骨直肠窝脂体（corpus adiposum fossae ischiorectalis）。此窝内有来自阴部内动、静脉及阴部神经的肛门动、静脉和肛门神经，来自骶丛的会阴支和小穿支分布于此窝后部。窝内还有淋巴管和淋巴结。

二、外生殖器

女性外生殖器指生殖器官的外露部分，又称外阴（图 1-3）。

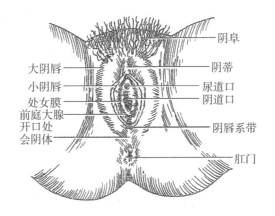

阴阜
阴蒂
尿道口
阴道口
阴唇系带
肛门
大阴唇
小阴唇
处女膜
前庭大腺
开口处
会阴体

图 1-3　女性外生殖器

1. 阴阜（mons pubis）　为耻骨联合前隆起的脂肪垫。青春期后该部皮肤开始生长阴毛，分布吴尖端向下的三角形。阴毛为第二性征之一，其疏密、粗细、色泽可因人或种族而异。

2. 大阴唇（labium major）　为起自阴阜、止于会阴的一对隆起的皮肤皱襞。两侧大阴唇前端为子宫圆韧带的终点，后端在会阴体前相融合，各形成阴唇前后联合。大阴唇外侧面与皮肤相同，皮层内有皮脂腺和汗腺，青春期长出阴毛；内侧面皮肤湿润似黏膜。大阴唇有很厚的皮下脂肪层，其内含有丰富的血管、淋巴管和神经。未婚妇女的两侧大阴唇自然合拢，遮盖阴道口及尿道口。经产妇的大阴唇由于分娩的影响而向两侧分开。绝经后大阴唇呈萎缩状，阴毛也稀少。

3. 小阴唇（labiurn minor）　位于大阴唇内侧的一对薄皱襞。表面色褐，湿润，无毛，富于神经末梢，故极敏感。两侧小阴唇的前端相互融合，再分为两叶，包绕阴蒂。前叶形成阴蒂包皮，后叶形成阴蒂系带。小阴唇的后端与大阴唇的后端相汇合，在正中线形成一条横行皱襞，称为阴唇系带。但在经产妇此系带不明显。

4. 阴蒂（clitoris）　位于两侧小阴唇的顶端，是与男性阴茎海绵体相似的组织，有勃起性。由两个阴蒂海绵体组成，分阴蒂头、阴蒂体、阴蒂脚三部分。后者附着于两侧的耻骨支上，仅阴蒂头显露。其富于神经末梢，极为敏感。

5. 阴道前庭（vaginal vestibule）　为两小阴唇之间的菱形区。其前为阴蒂、后为阴唇系带。阴道前庭中央有阴道口（vaginal orifice），阴道口周围有处女膜或处女膜痕。阴道口的后外侧，在小阴唇内侧与处女膜间，左右各有一前庭大腺开口。阴道口与阴唇系带之间有一浅窝称舟状窝（fossa navicularis），也即阴道前庭窝（fossa of vestibule of vaginal）。经产妇此窝消失。阴道口前方有较小的尿道外口（urethral orifice），为略呈圆形的矢状裂隙。其后壁上有一对并列的腺体，称尿道旁腺或斯基恩腺（paraurethral，skene gland），其分泌物可润滑尿道口。

6. 前庭球（vestibular bulb）　位于阴道口两侧，由许多弯曲的静脉组成，有勃起性。其前部与阴蒂相接，后部与前庭大腺相邻，表面为球海绵体肌覆盖。

7. 前庭大腺（major vestiloular glands）　又称巴托林腺（Bartholin glands），约黄豆大小，左右各一，位于阴道口两侧，前庭球后端，阴道括约肌深面。其有一很细的腺管，长 1.5～2cm，向前方斜行，开口于阴道前庭、小阴唇中下 1/3 交界处与处女膜之间的沟内。其分泌物有润滑作用。如因感染，腺管口闭塞可形成脓肿或囊肿，则能看到或触及。

8. 处女膜（hymen）　位于阴道口与阴道前庭分界处。膜的两面覆有鳞状上皮，其间含有结缔组织、血管与神经末梢。处女膜中间有孔，孔的形状、大小和膜的厚薄因人而异。处女膜多在初次性交时破裂，产后受分娩影响残留数个小隆起状的处女膜痕。

三、会阴部血管、淋巴及神经

（一）血管

1. 动脉　来自阴部内动脉，该动脉在近尿生殖膈处发出会阴动脉穿入会阴浅隙；主干入会阴深隙。

会阴动脉分出会阴横动脉及阴唇后动脉。后者有内、外两支，分布于大阴唇及小阴唇。会阴横动脉至会阴中心腱，与对侧会阴动脉、会阴深动脉和直肠下动脉吻合。阴部内动脉本干在会阴深隙内分出前庭动脉、阴蒂背动脉和阴蒂深动脉，分别分布于前庭球、阴蒂背面和阴蒂海绵体（图1-4）。

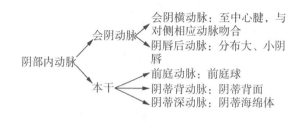

图1-4　会阴部动脉分布

2. 静脉　与同名动脉伴行，汇入阴部内静脉。但阴蒂背静脉穿经骨盆横韧带与耻骨弓状韧带入盆内阴部静脉丛。

（二）淋巴

会阴浅淋巴管沿阴部外浅血管汇入腹股沟浅淋巴结；会阴深淋巴管大部分入腹股沟深淋巴结，小部分入腹股沟浅淋巴结。少数淋巴管则沿阴蒂背静脉入盆部，注入髂内淋巴结。阴唇和阴道下部的淋巴管部分入腹股沟淋巴结，部分入盆至骶淋巴结及髂总淋巴结。

（三）神经

来自阴部神经，在阴部管前部分出会阴神经，穿入会阴浅间隙后分出阴唇后神经，分布于大阴唇。肌支分布于球海绵体肌、坐骨海绵体肌、会阴浅横肌、会阴深横肌及尿道阴道括约肌。阴蒂背神经在阴部管前端自阴部神经分出，穿入会阴深间隙，沿坐骨下支和耻骨下支前行，经耻骨弓状韧带下侧至阴蒂背部。

分布至大、小阴唇的动脉和神经，均由外向内分布。外阴手术时应注意血管神经走行（图1-5）。

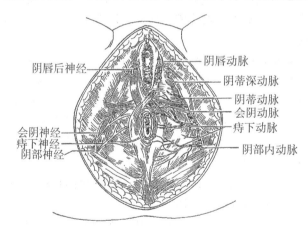

图1-5　会阴部血管和神经分布

（郭明彩）

第三节　内生殖器

女性内生殖器指生殖器的内藏部分，包括阴道、子宫、输卵管及卵巢，后二者常被称为子宫附件（uterine adnexa）。

一、阴道

位于真骨盆下部的中央，为性交器官及月经排出与胎儿娩出的通道。其壁由黏膜、肌层和纤维层构成。

（一）阴道的形态

阴道（vagina）分前、后壁、上下两端。前壁短6～7cm，后壁较长7.5～9.0cm。上端包围子宫颈，下端开口于阴道前庭后部。环绕子宫颈周围的腔隙称阴道穹窿（vaginal fornix），分前、后、左、右四部分。后穹窿较深，其顶端与子宫直肠陷凹紧密相邻，二者仅隔以阴道后壁和一层腹膜。子宫直肠陷凹为腹腔最低部分，在临床上具重要意义，是某些疾病诊断和手术的途径。平常阴道前后壁相贴，致阴道下部横断面呈H形。阴道壁有很多横纹皱襞称阴道皱襞。其在阴道下部密而高，此皱襞在前后壁中线处较高呈一纵行隆起，分别称前、后皱褶柱。前者较为明显，亦称阴道尿道隆凸。阴道前壁近宫颈处有一横沟称膀胱沟，膀胱附着于宫颈的地方，即阴道段宫颈与膀胱交界处，是经阴道手术切开阴道前壁的主要标志。阴道前壁下半，膀胱筋膜与阴道筋膜相融合形成尿道后韧带，沿融合处的线性凹陷称阴道横沟。在尿道口上约0.6cm处有一横沟，称尿道下沟，相当于泌尿生殖膈的部位。阴道口的环形皱襞为处女膜，处女膜的形状、厚度因人而异；产后因分娩破裂成为残留的膜痕。阴道壁因有皱襞并富有弹力纤维，有很大伸展性。且阴道壁富有静脉丛，局部损伤易出血或形成血肿。阴道黏膜色淡红，表面为复层鳞状上皮覆盖，无腺体。阴道黏膜受性激素影响，有周期性变化。但在幼女及绝经后妇女，阴道黏膜菲薄，皱襞少，伸展性小，易受创伤而感染。

（二）阴道的毗邻

阴道位于骨盆中央，子宫的下方，大部在尿生殖膈以上，小部分在会阴部。阴部前壁与膀胱之间有膀胱阴道隔，内有静脉丛及结缔组织；与尿道之间有结缔组织形成的尿道阴道隔。阴道后壁的上1/4段，仅以一层腹膜与直肠子宫凹陷相隔；中2/4段借含有静脉丛的疏松结缔组织与直肠壶腹部邻接，即额状位的直肠阴道隔（rectovaginal septum），又名Denonvillier筋膜隔。下1/4与肌管之间隔有会阴中心腱。阴道上部两侧有丰富的静脉丛、神经丛、子宫动脉的阴道支和输尿管，以及阴道旁结缔组织；阴道下部穿过盆底，与肛提肌、盆膈筋膜、尿生殖膈、前庭球及前庭大腺邻接。

（三）阴道的血管、淋巴和神经

1. 血管　阴道上部由子宫动脉的阴道支分布，中部由膀胱下动脉的分支，下部由肛门动脉及直肠下支的分支分布。各支相互吻合。阴道两侧的静脉丛，参加子宫阴道静脉丛，经子宫静脉注入髂内静脉。

2. 淋巴　阴道上部的淋巴管及宫颈淋巴管与子宫动脉阴道支伴行。大部分沿子宫动脉干注入髂外及髂内淋巴结，一部分注入闭孔淋巴结；中部前壁多与阴道动脉伴行，注入髂内淋巴结，一部分经膀胱旁淋巴结，注入髂内淋巴结；阴道后壁中部的淋巴管，向后外方注入臀下或臀上淋巴结，然后再注入髂内淋巴结。阴道下部的淋巴管与外阴部的淋巴管汇合注入腹股沟浅淋巴结（图1-6）。

3. 神经　来自子宫阴道丛。其副交感神经来自盆内脏神经，后者起自脊髓的2～4骶节。交感神经来自上腹下丛和交感干骶部。

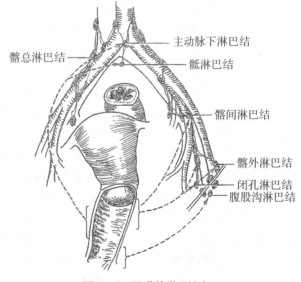

图1-6　阴道的淋巴流向

主动脉下淋巴结
髂总淋巴结
骶淋巴结
髂间淋巴结
髂外淋巴结
闭孔淋巴结
腹股沟淋巴结

二、子宫

子宫（uterus）为一壁厚腔小的肌性中空器官，为胚胎着床、发育、生长之处，其形状、大小、位置与结构随年龄的不同而异，并由于月经周期和妊娠的影响而发生改变。

（一）子宫的形态和结构

成人正常的子宫呈倒置的梨形，前面稍凸出。重40~50g，长7~8cm，宽4~5cm，厚2~3cm；子宫腔容量约5mL。子宫上端，位于两输卵管子宫口之间钝圆、隆突的部分为子宫底（fundus of uterus），子宫底两侧为子宫角，与输卵管相通。子宫底与峡部之间的部分上宽下窄，为子宫体（uterine body）。子宫下部较窄呈圆柱状为子宫颈（cervix uteri），其下1/3部插入阴道称宫颈阴道部；阴道以上未被阴道所包绕的部分称宫颈阴道上部。子宫体与子宫颈的比例因年龄而异，婴儿期为1：2；青春期为1：1；生育期为2：1；老年期又为1：1。颈部与宫体相接的部分稍狭细，称子宫峡部（isthmus of uterus），非孕期长约1cm，妊娠中期以后，峡部逐渐扩展变长、变薄，临产时可达7~11cm，形成子宫下段。子宫腔（uterine cavity）为一上宽下窄的三角形裂隙，底的两侧角各有一口为输卵管子宫口，与输卵管相通；子宫腔向下移行于子宫峡管，其为漏斗形短管。峡管的上口，在解剖学上较狭窄，又称解剖学内口（anatomical internal os）；峡管外口因黏膜组织在此处由子宫内膜转变为宫颈内膜，故又称组织学内口（histological internal os），也即子宫颈管内口。峡管外口向下通子宫颈管，后者为中间略膨大，两端较细小的梭形管腔。颈管的外口即子宫颈口，开口于阴道，简称宫口。宫口前壁短而厚，后壁长而圆的隆起部分分别称为宫颈前、后唇（anterior and posterior lips of the cervix）。

子宫壁由三层组成：①子宫浆膜层（serosal layer），即覆盖子宫体底部及前后面的腹膜脏层，与肌层紧贴。近子宫峡部处，腹膜与子宫前壁疏松结合并向前返折覆盖膀胱，并与前腹膜相延续；在子宫后面，腹膜沿宫壁向下至宫颈后方及阴道后穹窿的上部，再折向后上覆盖直肠；故被覆于膀胱与子宫、子宫与直肠之间的腹膜，各形成一腹膜陷凹，前者较浅称膀胱子宫陷凹（vesicouterine pouch），后者颇深称直肠子宫陷凹（rectouterine pouch）。②子宫肌层（myometrium），为子宫壁最厚的一层，非孕时约厚0.8cm，肌层由平滑肌束及弹性纤维组成，肌束排列交错，大致分外纵、内环、中层交错三层。肌层含有大血管。肌层这种排列有利于分娩时的子宫收缩及月经、流产与产后的子宫缩复止血。③子宫内膜（endometrium），自青春期开始，子宫内膜受卵巢激素的影响，表面的2/3发生周期性变化为功能层；余1/3直接与肌层相贴，无周期变化为基底层。分布在子宫内膜中的小血管来自肌层，称螺旋动脉。子宫内膜在月经期中及妊娠期间的改变将在相应各章论述。

（二）维持子宫正常位置的韧带

1. 圆韧带（round ligament）　呈圆索状，由平滑肌和结缔组织构成，长12~14cm。起于子宫两侧外角、输卵管近端附着部位的前下方，在子宫阔韧带前叶的覆盖下向前下方伸展达两侧骨盆壁，继沿侧壁向前，经深环入腹股沟管浅环，止于大阴唇前端皮下。此韧带在盆部越过膀胱血管、闭孔血管和神经、脐动脉索及髂外血管等结构的上方进入腹股沟管。是维持子宫前倾的主要结构。

2. 阔韧带（broad ligament）　为冠状位的双层腹膜皱襞，从子宫两侧向外移行于盆侧壁，将盆腔分为前、后两部；前部有膀胱，后部有直肠。阔韧带分为前后两叶，上缘游离，内2/3部包围输卵管（伞端无腹膜遮盖），外1/3部由伞端下方向外延伸达骨盆壁，形成骨盆漏斗韧带（infundibu - lopelvic ligament），也即卵巢悬韧带（suspensory ligament of ovary），内有卵巢动静脉通过。在卵巢前缘与阔韧带后叶间的双层腹膜皱襞为卵巢系膜（mesovarium），由阔韧带后叶包裹卵巢而形成。系膜内有进出卵巢的血管、淋巴管和神经。输卵管和卵巢系膜根部之间的阔韧带为输卵管系膜（mesosalpinx），其中有结缔组织及中肾管遗迹。卵巢内侧与子宫角之间的阔韧带稍有增厚，称卵巢固有韧带（proper ligament of ovary）。在子宫体两侧的阔韧带中有丰富的血管、神经、淋巴管及大量疏松结缔组织，称为子宫旁组织（parametrium）。子宫动静脉和输尿管均从阔韧带基底部穿过。阔韧带可限制子宫向两侧移动。

3. 主韧带（cardinal ligament）　在阔韧带下部由纤维结缔组织束和平滑肌纤维构成，由子宫颈两侧和阴道两侧向外扇形扩展至盆腔侧壁，又称宫颈横韧带（transverse cervical ligament），向下愈着于盆膈上筋膜。此韧带固定子宫颈，维持子宫于坐骨棘平面以上。

4. 子宫骶骨韧带（uterosacral ligament）　由结缔组织和平滑肌纤维构成。起自宫颈后面上端，向后绕直肠外侧附着于第2、3骶椎前面的筋膜。韧带表面有腹膜覆盖可形成弧形皱襞，短厚有力，其后牵宫颈，间接保持子宫于前倾的位置。

5. 耻骨宫颈韧带　起自宫颈前面，向前呈弓形绕过膀胱外侧，附着于耻骨盆面，韧带表面的腹膜为膀胱子宫襞，可限制子宫后倾后屈。

（三）子宫的位置和毗邻

子宫居小骨盆的中央，膀胱与直肠之间。宫底位于小骨盆入口平面以下，宫口在坐骨棘平面稍上方，正常子宫略呈前倾前屈，宫体略俯屈于膀胱上方。子宫位置可受周围脏器的影响，如因膀胱充盈及直肠胀满而有变异；体位变动也可影响子宫的位置。妊娠子宫的大小、位置随妊娠时间而不同。子宫前方借膀胱子宫陷凹与膀胱相邻，后有直肠，小肠袢和乙状结肠常下降入子宫后方的子宫直肠陷凹。子宫颈阴道部两侧有子宫动静脉及输尿管末端。

（四）子宫的血管、淋巴和神经

1. 血管　主要由子宫动脉供应。子宫动脉（uterine artery）起自髂内动脉前干，在腹膜后沿盆侧壁下行，然后向内穿经阔韧带基底部、子宫旁组织，在距子宫颈约 2cm 处，从前上方横越输尿管到达子宫外侧缘，于阴道上宫颈部分为上、下两支：上支较粗，沿子宫侧缘迂曲上行，称子宫体支，其至子宫角处又分为子宫底支、输卵管支及卵巢支，后者与卵巢动脉分支吻合。下支较细，分布子宫颈及阴道上部，称宫颈 - 阴道支。子宫动脉的第 2 级分支进入宫壁后再分支行于肌层的血管层，后者再发出分支垂直进入子宫内膜并弯曲呈螺旋状称螺旋动脉。子宫静脉起始于子宫壁中海绵状静脉间隙，大部分在子宫颈处离开子宫侧壁，与阴道静脉吻合而成子宫阴道静脉丛，然后汇合成子宫静脉，注入髂内静脉。子宫静脉丛与膀胱静脉丛、直肠静脉丛和阴道静脉丛相续。

2. 淋巴　子宫内膜间质内的毛细淋巴管网，在性成熟期后分为浅、深两层毛细淋巴管网，其与肌层内的毛细淋巴管网相通。肌层内的毛细淋巴管位于平滑肌纤维束间的结缔组织内。各肌层内的毛细淋巴管网之管径与网眼大小不同，但相互吻合并汇合成集合淋巴管。浆膜毛细淋巴管在浆膜间皮下的纤维组织内，注入其深面的淋巴管丛，由此丛发出的集合淋巴管，伴行于动、静脉的分支注入局部淋巴结。肌层与浆膜层的集合淋巴管相互吻合交通。

子宫底和子宫体上 2/3 部发出集合淋巴管经阔韧带上部，与输卵管及卵巢的淋巴管汇合，沿卵巢血管上行，在肾下端平面转向内注入腰淋巴结。如结扎骨盆漏斗韧带，阻断上述之淋巴管，则子宫底部分集合淋巴管，沿子宫圆韧带经腹股沟管注入腹股沟淋巴结。子宫体下 1/3 部淋巴管向外穿经阔韧带基底部至盆侧壁注入髂血管淋巴结，部分穿过主韧带注入闭孔淋巴结。子宫颈淋巴管可向三个方向走行：向外沿子宫动脉注入髂外淋巴结；向后外侧的淋巴管注入髂内、闭孔、髂总淋巴结；向后走行的淋巴管经宫骶韧带注入骶淋巴结。注入两侧髂内和髂外淋巴结的淋巴输出管大部分注入髂总及腰淋巴结，部分向后注入骶淋巴结或主动脉下淋巴结。子宫的淋巴管与膀胱、直肠的淋巴管间互有交通（图 1-7）。

3. 神经　分布于子宫的神经来自盆丛发出的子宫阴道丛。其含有下腹下丛发出的交感神经节前纤维和盆丛的副交感神经节前纤维及腰骶交感干的纤维。

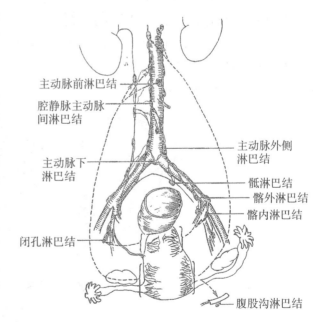

主动脉前淋巴结
腔静脉主动脉间淋巴结
主动脉下淋巴结
主动脉外侧淋巴结
骶淋巴结
髂外淋巴结
髂内淋巴结
闭孔淋巴结
腹股沟淋巴结

图 1-7　子宫的淋巴流向

三、输卵管

输卵管（fallopian tube）为卵子与精子相遇受精的场所，受精后的孕卵由输卵管向子宫腔运行。

（一）输卵管的形态与结构

输卵管呈细长而弯曲的管道，左右各一。内侧与子宫角相通连，开口于子宫腔，称输卵管子宫口。外端游离，接近卵巢上端，开口于腹膜腔，称为输卵管腹腔口。全长 8～14cm（左侧 6.3～12.5cm，右侧 7.1～16.3cm）。整个输卵管由内向外分为四部分：间质部或称壁内部（interstitial or intramural portion），位于子宫壁内的一段，在子宫角处穿入子宫壁，平均长度 1～1.2cm，管腔狭小，管径平均 0.4～0.5cm；峡部（isthmic porion），间质部外侧的一段，细直而短，长 2～3cm，管壁厚，管腔小，管径 0.1～0.3cm。壶腹部（alpull），在峡部外侧，长 5～8cm，管腔较宽大，管壁薄，管径 0.6～0.7cm，卵细胞在此受精，再经输卵管入子宫着床；漏斗部（infundibulum）或伞部（fimbria），为输卵管末端，长约 1.5cm。开口于腹腔，游离端呈漏斗状，漏斗周缘有许多指状突起称输卵管伞，有"拾卵"作用。

输卵管壁由三层构成：外为浆膜层，为腹膜一部分即阔韧带上缘，如前述；中层为平滑肌纤维，平滑肌收缩，输卵管从外端向近端蠕动，协助孕卵向子宫腔运行；内层为黏膜层，由单层柱状上皮组成，上皮细胞分纤毛细胞、无纤毛细胞、楔状细胞及未分化细胞四种。纤毛细胞的纤毛向子宫方向蠕动，协助运送卵子；无纤毛细胞有分泌作用；楔形细胞可能为无纤毛细胞的前身，二者随月经周期变化；未分化细胞为上皮的储备细胞。黏膜层有许多皱襞，以壶腹部最多。输卵管的黏膜层受激素影响，有周期性的组织学变化，但不如子宫内膜明显。

（二）输卵管的位置和毗邻

输卵管行于阔韧带上缘，前后叶两层之间。在输卵管与卵巢系膜之间有输卵管系膜，系膜内含有输卵管的血管、淋巴管和神经。输卵管为腹膜内位器官，移动度大，其位置随子宫位置和大小而变化。左侧输卵管与直肠和乙状结肠毗邻；右侧输卵管与小肠、阑尾和右输尿管盆段相邻。

（三）输卵管的血管、淋巴与神经

1. 血管　输卵管的动脉来自子宫动脉的输卵管支和峡支、卵巢动脉的伞支。各分支间相互吻合，并发出 20～30 支小支分布于管壁。输卵管的静脉与同名动脉伴行，一部分入卵巢静脉丛，一部分入子宫阴道丛。动 - 静脉间毛细血管网分布于输卵管黏膜、肌层和浆膜层（图 1-8）。

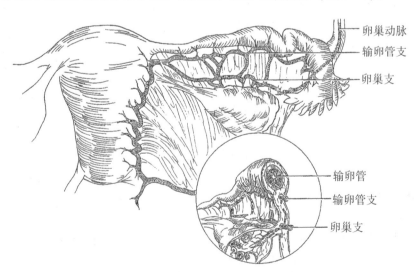

卵巢动脉
输卵管支
卵巢支
输卵管
输卵管支
卵巢支

图 1-8　卵巢、输卵管的血管分布

2. 淋巴　如下所述。

（1）输卵管的器官内淋巴管：在输卵管的黏膜层、肌层及浆膜层均有毛细淋巴管网。黏膜层毛细淋巴管网位于上皮下结缔组织内。在黏膜皱襞处，毛细淋巴管较密集；输卵管各部黏膜层毛细淋巴管的分布亦有不同，输卵管间质部和峡部毛细淋巴管密集；壶腹部淋巴管分布稀疏。肌层的毛细淋巴管网位于肌纤维束间的结缔组织内；浆膜层纤维组织内也存有毛细淋巴管网，其在网的深侧吻合成淋巴管丛；并发出集合淋巴管，与来自肌层的集合淋巴管汇合，注入局部淋巴结。输卵管各层间毛细淋巴管网互有交通；并存在年龄上的差异，以黏膜层毛细淋巴管网最为明显。

（2）输卵管的淋巴流向：集合淋巴管注入腰淋巴结是最恒定的淋巴流向。由输卵管浆膜层淋巴管丛发出 3～5 条集合淋巴管，走向输卵管系膜内，与卵巢的集合淋巴管汇合后沿卵巢动脉走行，经卵巢悬韧带上行至肾下极高度，转向内侧注入腰淋巴结。其中左侧输卵管的集合淋巴管注入主动脉外侧及主动脉前淋巴结；右侧输卵管的集合淋巴管注入主动脉腔静脉间淋巴结、腔静脉前及外侧淋巴结。

有学者认为输卵管的一部分集合淋巴管可经阔韧带向后外方至盆侧壁，越过脐静脉索，注入髂间淋巴结。还有起自壶腹部的一条集合淋巴管，则注入髂内淋巴结主群。上述输卵管的淋巴下行入盆部淋巴结的流路出现率较低，很可能属潜在性通路，如上行至腰淋巴结的主要流路受阻，其可能起到代偿作用。

3. 神经　输卵管由来自卵巢神经丛及子宫阴道丛的交感神经和副交感神经支配。

四、卵巢

卵巢为女性生殖腺，产生卵子和激素，是重要的内分泌器官。

（一）卵巢的形态与结构

卵巢（ovary）左右各一，呈扁椭圆形。青春期前，表面光滑；青春期排卵后，表面逐凹凸不平。卵巢的形态和大小随年龄变化。成年女子的卵巢约 4cm×3cm×1cm 大，重 5～6g，呈灰白色。绝经期后，可缩小到原体积的 1/2 并变硬。卵巢前缘有卵巢系膜附着，称卵巢系膜缘。该缘对向前外方，中部有一凹陷称卵巢门（hilum of ovary）。卵巢的血管、淋巴管和神经由此出入。卵巢后缘游离，称独立缘。卵巢外侧以骨盆漏斗韧带连于骨盆壁，内侧以卵巢固有韧带与子宫连接。

卵巢表面无腹膜，由单层立方上皮覆盖称生发上皮（germinal epithelium），其内有一层纤维组织，称为卵巢白膜（tunica albuginea）。再往内的卵巢组织可分为皮质和髓质。皮质在外层，其中有数以万计的始基卵泡及致密的结缔组织；髓质是卵巢的中心部分，含有疏松的结缔组织及丰富的血管、神经、淋巴管及少量与卵巢韧带相连续的平滑肌纤维；后者对卵巢的运动具有作用。髓质内无卵泡。

（二）卵巢的位置和毗邻

卵巢位于子宫两侧，输卵管后下方。卵巢的移动性较大，一般位于卵巢窝内；此窝在髂内、外动脉分叉的起始部之间，前界为脐动脉索，后界为输尿管和髂内动脉，窝底腹膜外有闭孔血管和神经，闭孔肌及其筋膜。卵巢以很短的系膜固定于阔韧带，还借骨盆漏斗韧带及卵巢固有韧带与盆腔侧壁和子宫相连。正常情况下卵巢不易扭转，但在卵巢肿瘤时，有时将卵巢系膜拉长，致使 10% 卵巢肿瘤发生蒂扭转。

（三）卵巢血管、淋巴与神经

1. 血管　卵巢有卵巢动脉（ovarian artery）及子宫动脉的卵巢支分布。卵巢动脉在肾动脉起点的稍下方起自腹主动脉。在腹膜后沿腰大肌前下行至骨盆腔，跨过输尿管与髂内动脉下段，经骨盆漏斗韧带入卵巢系膜，然后进卵巢门。卵巢动脉还在输卵管系膜内分出若干支供应输尿管，其末梢在子宫角附近与子宫动脉的卵巢支吻合。卵巢髓质内的静脉出卵巢门前形成卵巢静脉丛，然后汇集成卵巢静脉，与同名动脉伴行。右卵巢静脉注入下腔静脉，左侧注入左肾静脉。

2. 淋巴　如下所述。

（1）卵巢的器官内淋巴：卵巢的被膜及皮质内是否有毛细淋巴管网仍无最后定论。但多数人认为在黄体中有毛细淋巴管，它随着黄体的发育和退化而变化。在黄体萎缩退化形成的白体内，不存在毛细淋巴管。卵巢皮质的毛细淋巴管网与髓质的毛细淋巴管网相通。髓质的淋巴管伴随血管走向卵巢门。

（2）卵巢的淋巴流向：自卵巢门穿出4～10条集合淋巴管，进入卵巢系膜，与子宫及输卵管外的集合淋巴管汇合，经骨盆漏斗韧带，伴卵巢血管上行，横跨输尿管及髂外动脉起始部的前面，至肾下极高度，再次横过输尿管前面注入腰淋巴结。右卵巢的集合淋巴管，主要注入主动脉腔静脉间淋巴结，一部分入腔静脉前淋巴结。左卵巢的集合淋巴管，注入主动脉外侧及主动脉前淋巴结。

如卵巢上行的淋巴流路受阻，卵巢可发出1～2条集合淋巴管，沿阔韧带走向盆壁，注入髂内、髂外、髂间及髂总淋巴结。有学者认为在正常情况下即存在这一下行通路，并非只在上行受阻后才起作用。另外在比较少见的情况下，卵巢的淋巴可沿圆韧带引流至髂外及腹股沟淋巴结（图1-9）。

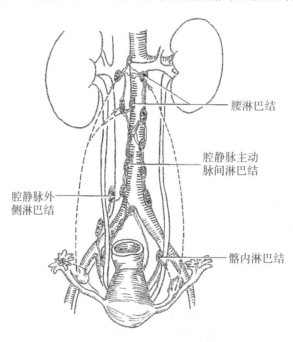

图 1-9　卵巢的淋巴流向

3. 神经　来自卵巢神经丛。该丛大部分纤维来自腹主动脉丛，少数纤维来自肾丛。在阔韧带内与卵巢血管伴行支配卵巢，并有分支至输卵管。

（郭明彩）

第四节　盆部的血管、淋巴与神经

一、盆部的血管

（一）盆部的动脉

1. 髂总动脉（common iliac arter）　腹主动脉在第4腰椎体或第4～5腰椎体之间的稍左侧分为左右髂总动脉。左髂总动脉较右侧稍长稍细。其在成人女性平均长度为4.30cm±0.19cm，其前方有腹下丛、左输尿管、乙状结肠及其系膜根和直肠上血管等经过。外侧与腰大肌相邻，内后方与同名静脉伴行。右髂总动脉其长度成人女性平均值为4.5±0.22cm。其前方有腹下丛通过，右输尿管则越过髂总动脉末端或髂外动脉起端；其外与下腔静脉起始端和右髂总静脉末端邻接，内上与左髂总静脉末端相毗邻，下部有同名静脉伴行。

2. 髂内动脉（internal iliac artery）　左右髂总动脉各在骶髂关节上端分为髂内及髂外动脉。髂内动脉是盆腔内脏及盆壁的主要血供来源，其位于腰大肌内侧，为一短干，长约4.5cm。下降至小骨盆、平坐骨大孔上缘时分前干和后干。前干发出脏支即脐动脉、膀胱上动脉、直肠下动脉、阴部内动脉、子宫动脉营养盆内脏器；还发出闭孔动脉及臀下动脉分布于盆壁及臀部；后干发出髂腰动脉、骶外侧动脉分布于盆壁，后干的末端延为臀上动脉分布于臀部。

3. 髂外动脉（external iliac arery）　在骶髂关节前面，起自髂总动脉分叉处，沿腰大肌内缘向下外至腹股沟中点处，经腹股沟韧带后方的血管腔隙入股部，移行于股动脉。左髂外血管腹侧有乙状结肠，右髂外动脉起始部的前方有右输尿管和回肠末端经过；卵巢血管、子宫圆韧带、生殖股神经的生殖支，均经过髂外血管的前方；旋髂深静脉过髂外动脉的末端注入髂外静脉。髂外动脉发出腹壁下动脉和旋髂深动脉。

4. 骶中动脉（median sacral artery）　胚胎期为腹主动脉干的直接延续，后退化；出生后末端已萎缩形成细小的骶中动脉。约在腹主动脉后壁、距两髂总动脉分叉处的上方1~1.5mm处发出，行于腹下丛，在第4~5腰椎体的前面、直肠后面进入骨盆经于尾骨球，其发出最下腰动脉供应髂肌和腰方肌。并发出分支与骶外侧动脉、髂腰动脉支、臀上动脉及直肠上、下动脉相吻合。

5. 直肠上动脉　起自肠系膜下动脉主干向下的延续支，其离开乙状结肠系膜后，在直肠后方、髂总血管的前方盆筋膜内下行。发出1~4支乙状结肠直肠动脉，分布于直肠上段与乙状结肠末端。直肠上动脉下降至第3骶椎平面，分左右两终支分布至直肠壶腹部。

6. 卵巢动脉　已如前述。

（二）盆腔血管的侧支循环

髂内动脉的分支主要供应营养盆内脏器，同时也营养盆壁、盆底和臀部肌肉等。两侧髂内动脉分支除在脏器上相互对称、吻合，还与髂外动脉及腹主动脉之间有侧支吻合。当水中遇严重子宫出血或盆腔出血，可结扎髂内动脉，减少盆腔血流量，降低盆腔内动脉的压力。盆腔脏器则可借侧支循环的建立供应血运。主要的吻合支（图1-10）。

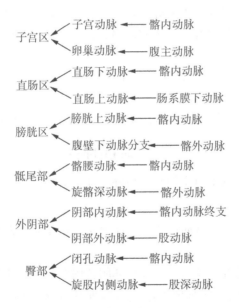

图1-10　盆部动脉的侧支循环

（三）盆部静脉

左右髂总静脉是收纳盆部和下肢静脉血的总干。髂总静脉（common iliac vein）由髂外静脉和髂内静脉在骶髂关节前方组成。右髂总静脉较短，初在同名动脉后方，垂直上行，至第5腰椎的右前方，在右髂总动脉的外侧与左髂总静脉汇合构成下腔静脉。左髂总静脉较长，在其同名动脉内侧向正中线上升至右髂总动脉的后方，与右髂总静脉结合。

1. 髂内静脉（internal iliae vein）　是髂总静脉最大的属支之一，起始于坐骨大孔的上部，经同名动脉后内侧上行，至骶髂关节前方与髂外静脉汇合成髂总静脉。髂内静脉的属支可分脏支和壁支两类。壁支中除髂腰静脉可汇入髂总静脉末段或髂内静脉外，其余属支均入髂内静脉。脏支起于盆腔脏器，先于各脏器周围形成静脉从，再集合成静脉干。

2. 髂外静脉（external iliac vein） 平腹股沟韧带下缘后方，续接股静脉起始，沿小骨盆上口外缘与同名动脉伴行向上。左髂外静脉全程行经同名动脉的内侧；右髂外静脉初经同名动脉内侧，向上逐转向其后方。髂外静脉的属支有腹壁下静脉、旋髂深静脉和耻骨静脉。

3. 骶正中静脉（median sacral vein） 由骶骨前面两支静脉汇合而成，与同名动脉伴行，多汇入左髂总静脉。

（四）盆部静脉丛

盆部静脉丛多位于盈虚变化较大的脏器周围的疏松结缔组织中，静脉丛的壁很薄，面积为动脉的 10～15 倍，彼此吻合的静脉丛似网篮样围绕在各脏器周围。在静脉之间有动脉穿过，呈海绵状间隙。由于上述特点，静脉丛损伤后压迫、缝扎止血时应特别注意。

1. 膀胱静脉丛（veresical venous plexus） 在膀胱两侧及底部，并可延伸到尿道起始部，收集膀胱、阴道下部和尿道的静脉血，并与阴道静脉丛相交通，汇合后注入髂内静脉。

2. 子宫静脉丛（uterine venous plexus） 位于子宫两侧，子宫阔韧带两层之间。阴道静脉丛（vaginal venous plexus）环绕阴道周围，同子宫静脉丛相延续，并与膀胱丛和直肠丛相通。子宫和阴道静脉丛收集子宫、阴道以及输卵管的静脉血，汇合成子宫静脉，最后注入髂内静脉。该丛中有一部分血液经子宫静脉的卵巢支与卵巢静脉的卵巢支相交通，经卵巢静脉注入下腔静脉。子宫阴道静脉丛的静脉瓣膜不发达，该静脉丛的管腔变化与数量的增减同卵巢、子宫等器官的周期性变化有关。

3. 阴部静脉丛 位于耻骨联合后方，收集阴蒂背静脉、膀胱前壁、膀胱间隙及阴道壁的小静脉，与膀胱静脉丛吻合，经膀胱静脉注入髂内静脉。

4. 直肠静脉丛 位于直肠周围及直肠壁内外，位于齿状线以上区域的直肠黏膜下层的静脉丛为直肠内丛，位于直肠肌层以外的静脉丛为直肠外丛；二丛相通。直肠内丛形成直肠上静脉，注入肠系膜下静脉。直肠外丛一部分合成直肠下静脉，注入髂内静脉，另一部分汇成肛门静脉和阴部内静脉注入髂内静脉。

5. 骶前静脉丛 在骶前由骶外侧静脉与骶中静脉的分支形成，与椎静脉丛有交通吻合；从而形成上、下腔静脉的沟通路径。

6. 蔓状丛 由卵巢门、输卵管、圆韧带的小静脉在子宫阔韧带内组成静脉丛，然后合成卵巢静脉。

二、盆部神经

盆部神经主要有骶神经丛和盆部自主神经。另外，通过盆腔的重要神经还有闭孔神经。

（一）骶丛

位于骨盆后壁、盆筋膜后面，梨状肌前方，由腰骶干、第 1～3 骶神经的前支及第 4 骶神经前支的一部分组成。

骶丛有如下分支：①臀上神经；②臀下神经；③闭孔内肌神经；④肌神经；⑤梨状肌神经；⑥肛提肌神经；⑦尾骨肌神经；⑧肛门括约肌神经；⑨阴部神经（又分出会阴神经、阴蒂背神经、肛门神经）；⑩股后皮神经；⑪坐骨神经；⑫盆内脏神经。其中坐骨神经始于腰$_4$至骶$_3$的神经根，经坐骨大孔在臀大肌深面的梨状肌下孔出骨盆腔，经股骨大转子和坐骨结节之间降至大腿后面，在腘窝上方分成胫神经和腓总神经。

（二）盆部的自主神经

交感神经在腹主动脉前形成腹主动脉丛，后者的部分纤维形成卵巢丛和骶前丛即上腹下丛（superior hypogastric plexus）。卵巢丛分布于卵巢及输尿管，上腹下丛发出部分纤维分布于子宫、直肠和膀胱。上腹下丛的主干和来自腰交感神经节的纤维在第 5 腰椎前方向下延伸至盆腔后接受骶交感干的节后纤维，以及骶 2～4 神经的副交感神经即盆内脏神经（pelvic splanchnic nerve）纤维，在宫颈两旁形成下腹下丛（inferior hypogastric plexus），也称盆丛（pelvic plexus）。盆丛形成膀胱丛、子宫阴道丛、直肠丛，支配子宫体、宫颈、膀胱上部、阴道上段及直肠等。盆内脏神经主要由副交感神经的节前纤维组成，其起自骶 2~4 髓段，参加盆丛形成，并通过盆丛到达盆腔各脏器。直肠、膀胱的充盈等引起的感觉经副交感神经干内的内脏感觉神经的传入纤维来传递，排尿排便主要受副交感神经控制，故脊髓骶段以下受损可引起大小便失禁。病理状态下，盆腔内脏过度膨胀引起的牵张痛或平滑肌痉挛产生的内脏痛觉，则经与盆腔交感神经伴行的部分内脏感觉传入神经传递。

（三）闭孔神经（obturator nerve）

从腰丛分出，多始于腰 2~4 神经根部，在髂总动、静脉的后方，经骶髂关节进入盆腔，沿髂内动、静脉外侧缘，在闭孔血管的上方至闭孔内肌的内侧，穿闭膜管至股内侧部，支配股内收肌群和闭孔外肌。如术中损伤该神经，则患侧大腿不能内收、内旋，并出现股内侧皮肤感觉障碍。

三、女性内、外生殖器的淋巴回流

女性内外生殖器官具有丰富的淋巴管及淋巴结，淋巴管多注入盆部淋巴结、腰淋巴结及腹股沟淋巴结。还有学者将内生殖器淋巴分髂淋巴组、腰淋巴组及髂前淋巴组三组；外生殖器淋巴分深、浅二部分即腹股沟浅、深淋巴结。

（一）盆部淋巴结

依据其所在部位分为盆壁（壁侧）淋巴结及盆部内脏（脏侧）淋巴结。

1. 盆壁淋巴结（pelvis - parietal lymph nodes） 位于盆壁内面，多沿盆部的动、静脉主干及其分支排列，可分为髂总淋巴结、髂外淋巴结、髂间淋巴结及髂内淋巴结四群，各群由多个淋巴结组成（表1-1）。

表 1-1 盆壁淋巴结

淋巴结	分群	位置	收纳淋巴	注入淋巴结
髂总	髂总外侧淋巴结	髂总动脉外侧	髂外、髂间、髂内及骶淋巴结的输出淋巴管	腰淋巴结群
	髂总内侧淋巴结	髂总动脉前内侧		
	髂总中间淋巴结	髂总动、静脉后		
	主动脉下淋巴结	腹主动脉分叉处下方		
髂外	髂外外侧淋巴结	髂外动脉外侧	腹股沟淋巴结的输出淋巴管	髂总淋巴结腰淋巴结
	髂外内侧淋巴结	髂外动脉内侧		
	髂外中间淋巴结	髂外动、静脉后		
髂内	主群	髂内动脉起始干内侧	内生殖器淋巴	髂间、髂外、髂总淋巴结
	臀上淋巴结	臀上动脉起始部	阴道中上部淋巴	
	臀下淋巴结	臀下及阴部内动脉始部	会阴部、直肠、盆后壁淋巴	主动脉下淋巴结
	闭孔淋巴结	闭膜管内口处		
	骶淋巴结	骶骨前、骶中动脉周围		
髂间		髂外动脉与髂内动脉起始部之间	髂外、髂内及盆腔脏侧淋巴结的输出管	髂总淋巴结

髂总淋巴结（common iliac lymph nodes）可分为髂总内侧、髂总中间、髂总外侧淋巴结和主动脉下淋巴结。收纳来自下肢、盆内脏器的淋巴，接受髂外、髂间、髂内和骶淋巴结的输出淋巴管。右侧髂总淋巴结的输出淋巴管多注入主动脉腔静脉间淋巴结，部分入腔静脉前、腔静脉外侧淋巴结；左髂总淋巴结的输出淋巴管多注入主动脉外侧淋巴结，部分入主动脉前淋巴结和主动脉腔静脉间淋巴结。

髂外淋巴结（external iliac lymph nodes）沿髂外动、静脉排列。可分为髂外外侧、髂外中间、髂外内侧淋巴结 3 群。接受腹股沟淋巴结的输出淋巴管，收纳来自下肢、会阴部、肛门和外生殖器的淋巴，还收纳宫颈和宫体下部、阴道上部、膀胱等处的淋巴。髂外淋巴结输出淋巴管注入髂总和髂间淋巴结。

髂内淋巴结（internal iliac lymph nodes）除沿该动脉主干排列的主群外，沿其壁支排列的有闭孔、臀上、下及骶淋巴结。收纳宫颈、宫体下部、阴道上部、中部、臀部、会阴部、股后部、骨盆后壁、直肠等处的淋巴；集合淋巴管注入髂间、髂外、髂总淋巴结，部分注入主动脉下淋巴结。主动脉下淋巴结收纳下肢、会阴、盆腔脏器的淋巴，接受骶淋巴结、臀上淋巴结、髂总淋巴结的输出淋巴管。主动脉下淋巴结的输出淋巴管注入主动脉前或主动脉旁淋巴结。该组淋巴结因位于腹主动脉分叉处的下方，故有的作者将其归于髂总淋巴结群。

髂间淋巴结位于髂总发出髂外与髂内动脉的分叉部位，有 1～2 个淋巴结。接受髂外、髂内淋巴结及盆腔器官旁淋巴结的输出淋巴管；收纳来自下肢、会阴、外生殖器、肛门及腹壁下半部、腰背部淋巴。髂间淋巴结的集合淋巴管注入髂总淋巴结。

2. 器官旁淋巴结（脏侧淋巴结）　多位于盆内脏器周围，沿髂内动脉的脏支分布，淋巴结的数目、大小不恒定。可分为膀胱旁淋巴结（paravesical lymph nodes）、子宫旁淋巴结（parautenine lymph nodes）、阴道旁淋巴结（paravaginal lymph nodes）及直肠旁淋巴结（pararectal lymph nodes）。膀胱旁淋巴结分为膀胱前淋巴结（prevesical lymph nodes）和膀胱外侧淋巴结（lateral vesical lymph nodes）。位于膀胱前方和闭锁的脐动脉周围，接受膀胱和阴道的集合淋巴管，其输出淋巴管注入髂内和髂间淋巴结。

子宫旁淋巴结接受子宫颈和宫体下部的集合淋巴管，其输出淋巴管注入髂间或髂内淋巴结。阴道旁淋巴结接受阴道上部和宫颈的集合淋巴管，其输出淋巴管注入髂内淋巴结。直肠旁淋巴结分为上、下两群，主要接受直肠壶腹部淋巴，直肠上群的输出淋巴管注入肠系膜下淋巴结，下群的输出淋巴管注入髂内淋巴管。

（二）腰淋巴结群（即主动脉旁淋巴结群）

腰淋巴结（lumbar lymph nodes）位于腹膜后间隙内，沿腹主动脉和下腔静脉周围分布，30～50 个，按其位置分为 3 群：左腰淋巴结群（left lumbar lymph nodes）、中间淋巴结群（intermediate lumbar lymph nodes）及右腰淋巴结群（right lumbar lymph nodes），各淋巴结群借淋巴管相交通（表 1－2）。

表 1－2　腰淋巴结群

淋巴结	亚群	位置	收纳淋巴输出管
左腰	主动脉外侧淋巴结	腹主动脉左侧	左髂总淋巴结、主动脉下淋巴结的输出淋巴管，左侧
	主动脉前淋巴结	腹主动脉前方	卵巢、输卵管、肾、肾上腺及子宫底左侧半、左输尿管集合淋巴管
	主动脉后淋巴结	腹主动脉后方	左髂总及主动脉外侧淋巴结
中间	主动脉腔静脉间淋巴结	腹主动脉与下腔静脉之间	髂总、腔静脉前、主动脉前淋巴结及卵巢、子宫、输卵管肾的集合管
右腰	腔静脉外侧淋巴结	下腔静脉右侧	右髂总淋巴结的输出淋巴管
	腔静脉前淋巴结	下腔静脉前面	右卵巢、输卵管、肾、肾上腺及子宫底右侧半的集合淋巴管
	腔静脉后淋巴结	下腔静脉后面	右髂总及腔静脉外侧淋巴结的输出淋巴管

主动脉外侧淋巴结（lateral aortic lymph nodes）及主动脉前淋巴结（preaortic lymph nodes）收纳左卵巢、左输卵管、子宫底左侧半、左肾、左肾上腺及左侧输尿管的集合淋巴管；接受左髂总淋巴结及主动脉下淋巴结的输出淋巴管。有时腹腔淋巴结、肠系膜上、下淋巴结的输出淋巴管也注入主动脉前淋巴结。主动脉外侧淋巴结的输出淋巴管形成左腰淋巴干。主动脉前淋巴结的输出淋巴管注入主动脉外侧淋巴结及主动脉腔静脉间淋巴结。

主动脉后淋巴结（postaortic lymph nodes）主要接受左髂总淋巴结及主动脉外侧淋巴结的输出淋巴管。主动脉后淋巴结的输出淋巴管形成左腰淋巴干或入乳糜池。

中间腰淋巴结亦即主动脉腔静脉间淋巴结（interaorticocaval lymph nodes）收纳右卵巢、右输卵管、子宫右半、右肾上腺及肾的集合淋巴管，接受髂总淋巴结、腔静脉前淋巴结和主动脉前淋巴结的输出淋巴管。

腔静脉前淋巴结（precaval lymph nodes）及腔静脉外侧淋巴结（lateral caval lymph nodes）收纳右侧

卵巢、输卵管、子宫底右侧半、右肾及肾上腺的集合淋巴管，接受右髂总淋巴结的输出淋巴管；腔静脉前淋巴结的输出淋巴管注入主动脉腔静脉间淋巴结及腔静脉外侧淋巴结。后者的输出淋巴管注入腔静脉后淋巴结或直接注入右腰淋巴干。

　　腔静脉后淋巴结（postcavai lymph nodes）接受右髂总及腔静脉外侧淋巴结的输出淋巴管，然后其输出淋巴管形成右腰淋巴干（图1-11）。

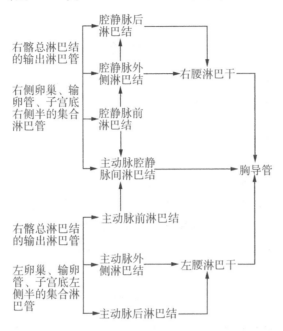

图1-11　腰淋巴结群间的联系

（三）腹股沟淋巴结

　　女性外生殖器的淋巴多注入腹股沟淋巴结群（inguinal lymph nodes），其位于腹股沟韧带、大腿根部的前面，以阔筋膜为界，分浅、深两群，即腹股沟浅淋巴结（super ficial inguinal lymph nodes）及腹股沟深淋巴结（deep inguinal lymph nodes）。

　　1. 腹股沟浅淋巴结　沿腹股沟韧带下方和大隐静脉末段排列，位于阔筋膜上面，数目不恒定，10~20个，大小相差亦很大。可分上、下两组；上组沿腹股沟韧带下方平行排列，收容外生殖器、会阴、阴道下段及肛门部的淋巴；下组沿大隐静脉上端排列，收纳会阴及下肢的淋巴。也可将腹股沟浅淋巴结分为4群：即沿腹股沟韧带平行排列的上群，以大隐静脉注入股静脉处向上的垂直线为界分为腹股沟上内侧浅淋巴结及腹股沟上外侧浅淋巴结；沿大隐静脉末段纵行排列的下群以大隐静脉为界分为腹股沟下内侧浅淋巴结和腹股沟下外侧浅淋巴结。腹股沟浅淋巴结的输出淋巴管大部分经卵圆窝入腹股沟深淋巴结。另有一部分经股管注入髂外淋巴结，两侧腹股沟浅淋巴结之间，通过外阴部丰富的淋巴吻合可有交通。

　　2. 腹股沟深淋巴结　位于大腿阔筋膜的深侧，在股管内沿股动、静脉内侧及前面分布，上部常为腹股沟韧带覆盖。在腹股沟韧带与旋髂深静脉交叉的三角区内侧的股环内有股管淋巴结（Cloquet's node），外阴部的淋巴在注入髂外淋巴结之前多先经此淋巴结。腹股沟深淋巴结收纳阴蒂、股静脉区淋巴及腹股沟浅淋巴。其输出管分别注入髂外、闭孔及髂内淋巴结，再转至髂总淋巴结。

（郭明彩）

第五节　邻近器官

女性内生殖器与盆腔其他器官如尿道、膀胱、输尿管、直肠、阑尾等相邻近，解剖关系密切；而盆腔脏器的炎症粘连、肿瘤浸润均可累及周围器官，故了解邻近器官的解剖层次、毗邻、变异对正确的鉴别诊断和手术操作非常重要。

一、尿道

女性尿道（urethra）为一肌性管道，始于膀胱的尿道开口，在阴道前面、耻骨联合后方，穿过泌尿生殖膈，终于阴道前庭部的尿道外口，长3~5cm。尿道肌壁内层为环行纤维，外层为纵行纤维；环形肌为膀胱颈部环行肌的延续，其在颈部增厚形成内括约肌，为不随意肌；纵行纤维与会阴深横肌密切融合，形成尿道外括约肌，为随意肌。尿道中、下部黏膜为复层鳞状上皮，上部为移行上皮，尿道口为鳞状上皮。尿道黏膜及黏膜下层形成尿道黏膜皱襞，黏膜下层与肌层之间有疏松结缔组织，其中还有许多小腺体，导管开口于尿道黏膜表面，其中较大的腺体开口于尿道两侧，称为尿道旁腺（paraurethral gland）即Skenis腺。女性尿道在尿生殖膈以上的部分，前面有阴部静脉丛；在尿生殖膈以下的部分，前面与阴蒂脚汇合处相接触，后为阴道，两者间有结缔组织隔，即尿道阴道隔（urethrovaginal septum）。尿道的血管主要有膀胱下动脉、子宫动脉及阴部内动脉的分支供应，静脉血流入膀胱静脉丛和阴部静脉丛，最后注入髂内静脉。

二、膀胱

膀胱（bladder）为一肌性空腔器官，位于耻骨联合之后子宫之前，其大小、形状、位置及壁厚均随其盈虚及邻近器官的情况而异。成人平均容量为400mL（50~500mL）。其上部为膀胱尖，下部为膀胱底，尖与底之间的大部分为膀胱体。各部间无明显界限。膀胱底呈三角形，其两侧后上角部有输尿管开口，前方最低点为尿道内口。膀胱壁有浆膜、肌层和黏膜三层组成。浆膜即腹膜的一部分，前壁腹膜覆盖膀胱顶在膀胱子宫之间形成膀胱子宫陷凹，已如前述。膀胱底部位于左右输尿管及尿道口之间的三角区黏膜与下层肌肉紧密愈着，无黏膜下组织、平滑、无皱襞，称膀胱三角（trigone of bladder）；是膀胱壁病变的好发部位。膀胱尖及颈部各有脐正中韧带、耻骨膀胱韧带、耻骨膀胱侧韧带与脐部、尿道上部及耻骨相连。膀胱底有膀胱后韧带，其间有膀胱静脉丛及汇成的膀胱静脉、膀胱下动脉、膀胱神经丛等。

1. **膀胱的血管**　膀胱的血供丰富，直接或间接来自髂内动脉的分支。膀胱上动脉由脐动脉未闭合的部分发出，供给膀胱上中部。膀胱下动脉由髂内动脉发出，分布于膀胱下部和底部。另有子宫动脉和阴道动脉的膀胱支及闭孔动脉和臀下动脉的膀胱支滋养膀胱。膀胱静脉有瓣膜，不与动脉伴行，在膀胱壁内或其表面形成丰富的静脉网和静脉丛，向下汇集于膀胱下外侧面，在膀胱底部外面形成膀胱静脉丛，向下与阴道前壁的静脉丛交通，合成膀胱阴道静脉丛，并与子宫阴道丛相吻合。膀胱静脉丛最后合成1~2条膀胱静脉，注入髂内静脉。在注入髂内静脉前，膀胱静脉的小分支可与闭孔静脉相连；借闭孔静脉耻骨支与腹壁下静脉交通。如髂内静脉阻塞，盆腔静脉可经此循环途径，绕经股静脉和髂外静脉至下腔静脉。

2. **膀胱的淋巴**　膀胱淋巴管多注入髂外淋巴结；有少数淋巴管注入髂内淋巴结、骶淋巴结和髂总淋巴结。膀胱三角区的淋巴注入髂外和髂内淋巴结。

3. **膀胱的神经**　膀胱的神经支配来自膀胱神经丛，其位于膀胱两侧，由下腹下丛的交感神经纤维和来自骶髓2~4段的副交感神经纤维组成。从膀胱神经丛发出纤维组成膀胱上神经和膀胱下神经，分布于膀胱上部和下部。副交感神经可兴奋膀胱逼尿肌、抑制膀胱括约肌，使膀胱颈松弛，膀胱排空。交感神经兴奋使膀胱逼尿肌松弛、膀胱括约肌收缩，使膀胱颈收缩而储尿。膀胱充盈感的感觉纤维由副交感神经的传入纤维传导，经骶2~4节进入脊髓，终于脊髓丘脑侧束。膀胱过度膨胀或收缩引起的痛觉冲动亦经副交感神经传递，途径同上。但膀胱三角区、膀胱底和膀胱壁的痛觉传入纤维则沿交感神经传导，经盆丛最后终于脊髓丘脑束。膀胱本体感觉纤维经脊髓后索（薄束）走行。

三、输尿管

　　输尿管（ureter）为左右成对的肌性管道，起自肾盂，开口于膀胱，各长25~30cm；右侧输尿管较左侧的约短1cm。输尿管自肾盂起始后在腹膜后。沿腰大肌前面偏中线侧下行（腰段）；在骶髂关节处跨越髂外动脉起点的前方进入骨盆（盆段）；并继续在腹膜后沿髂内动脉下行，达阔韧带基底部，向前内方行，在于宫峡部外侧约2cm处；子宫动脉下方与之交叉。再行阴道侧穹窿顶端绕向前内方，穿越主韧带上方的输尿管隧道，进入膀胱底，在膀胱肌壁内斜行1.5~2.0cm（壁内段）开口于膀胱三角底的外侧角。在输尿管与肾盂移行处，跨越髂外动脉及在膀胱壁内部，各有三个生理性狭窄，是结石最常见的嵌塞部位。

　　输尿管的异常较常见为数目异常，如一侧或双侧的双输尿管，可为全长重复或部分重复。少见的异常还有输尿管异位开口，在女性多开口于阴道前庭、尿道下段或阴道。异位的输尿管口无括约肌控制，可造成持续性尿漏。如为下腔静脉后输尿管，则此异位输尿管易发生梗阻，需手术治疗。

　　1. 输尿管的血管　输尿管的血液供应有不同来源，综合管径粗细及发出率高者主要来源为肾动脉－腹主动脉、髂总动脉、髂内动脉、卵巢动脉、膀胱下动脉、子宫动脉等分支供应。在女性以子宫动脉发出率最高约95%。供应输尿管的动脉一般分升、降两支，其余相邻的分支彼此吻合形成输尿管动脉网。输尿管的静脉与动脉伴行，汇入同名静脉。

　　2. 输尿管的神经　支配来自主动脉丛、肾丛及腹下丛。

　　3. 输尿管的淋巴管　始于黏膜下、肌层及外膜的淋巴丛，其互有交通。腰段输尿管的淋巴管注入主动脉旁淋巴结及髂总淋巴结；盆段的淋巴管注入髂总、髂内或髂外淋巴结。

四、直肠

　　直肠（rectum）上于第3骶椎平面接乙状结肠，下穿盆膈延续为肛管（anal canal）。成人直肠与肛管的平均长度为16cm（13.0~19.1cm）；直肠上1/3段用腹膜间位器官，腹膜覆盖直肠前面及两侧面，中1/3段为腹膜外位器官，仅前面被腹膜覆盖；直肠下1/3段全部位于腹膜之外。直肠中段腹膜折向前上方，覆于阴道后穹窿及宫体上形成子宫直肠陷凹，已如前述。在盆腔腹膜外，直肠后壁与骶尾骨之间有骶中动、静脉，直肠上动、静脉；直肠上神经丛、骶淋巴结等；直肠外侧有梨状肌、第4~5骶神经的前支和尾神经、骶交感干、骶外侧动静脉、尾骨肌和肛提肌。在女性直肠下段的前方还有阴道。

　　1. 直肠的血管　直肠血供丰富，血供来源不恒定，变异较多。血供多源性及在肠壁内外有丰富的吻合是其供血特点。一般由直肠上、下动脉，肛门动脉及骶中动脉供给血液；但在直肠中、下段还接受髂内动脉的二级分支或三级分支供血；其分支来源、数目及分支的粗细个体差异很大。直肠上动脉为肠系膜下动脉主干向下的延续支，是直肠动脉中最大的主要支，供给直肠上2/3段血液，其走行恒定，极少变异。直肠下动脉是髂内动脉的二级分支，来自髂内动脉前干，或自阴部内动脉、膀胱上下动脉、闭孔动脉分出，供应直肠壶腹部前下方及两侧部的肠壁，与直肠上动脉和肛门动脉有吻合，女性有小分支至阴道上部。肛门动脉是阴部内动脉的分支。分2~3支至肛提肌、肛门内外括约肌、肛管末端及肛门皮肤；骶中动脉为单支动脉，在腹主动脉分叉处的稍上方后面发出，分布于直肠下，1/3段的后壁，与直肠上下动脉吻合，此分支有无不恒定。直肠静脉在直肠内外壁形成直肠内静脉丛（痔内静脉丛）与直肠外静脉丛（痔外静脉丛）。前者在直肠外面合成直肠上静脉，经肠系膜下静脉入门静脉系。而直肠外静脉丛以肛提肌为界分为上、下两部，上部静脉丛收纳直肠下段和中段黏膜下丛及肠壁的静脉血；一部分汇成直肠上静脉注入门静脉系；另一部分汇成直肠下静脉，注入髂内静脉。直肠外静脉丛的下部，收纳肛提肌、肛门内外括约肌及肛门周围组织静脉血，汇成肛门静脉，注入阴部内静脉，再入髂内静脉。各部静脉丛有丰富的吻合相交通。

　　2. 直肠的淋巴　经肠壁外的淋巴网汇集成输出淋巴管流向4个途径：

　　（1）直肠旁淋巴结的输出淋巴管注入直肠上淋巴结，后者同时接受直肠上段淋巴集合管，其输出淋巴管沿直肠上血管及肠系膜下血管，注入肠系膜根部淋巴结。

（2）向两旁沿直肠下血管，在肛提肌上面注入髂内淋巴结。

（3）直肠外淋巴丛的一部分淋巴集合管注入骶淋巴结，其输出管注入主动脉下淋巴结及髂总淋巴结。

（4）向下可至肛提肌上的淋巴结或穿过肛提肌注入肛门淋巴结或臀下淋巴结，输出淋巴管伴肛门血管及阴部内血管注入髂内淋巴结。齿状线以下的淋巴也可经会阴部汇入腹股沟淋巴结。

3. 直肠的神经支配　直肠的神经支配在齿状线以上为交感和副交感神经；在齿状线以下为阴部神经的分支。交感神经来自肠系膜下丛及盆丛。交感神经兴奋可抑制直肠蠕动并使肛门内括约肌收缩。副交感神经起自骶 2～4 神经前根，其分支组成盆内脏神经；并与来自上腹下丛的交感神经纤维相互交织组成盆丛（下腹下丛）。副交感神经兴奋可增加直肠蠕动，促进腺体分泌，肛门内括约肌舒张。直肠的痛觉经副交感盆内脏神经传入，其中还含有一种对排便反射和意识控制排便作用的感觉神经纤维。阴部神经发出肛门神经分布于肛提肌、肛门外括约肌、肛管及肛门皮肤。

五、阑尾

阑尾（appendix vermiformis）上端连接盲肠游离端的后内侧壁。为一细长盲管。阑尾的长度国内外报道不一。国内资料统计正常阑尾长度一般为 6～7cm，直径 0.5～0.6cm。国外教科书记载 9～10cm。但其长短与粗细个体差异很大。成人阑尾腔很细，其上端开口于盲肠后内侧壁回盲瓣下方 2～3cm 处即阑尾口（orifice of vermiform appendix）。开口处可有一半月形黏膜皱襞，称 Cerlach 瓣或阑尾瓣（valvula procelssus verniformis）。据国内教科书记载，此瓣出现率在成年人仅为 13%，但此瓣有阻挡异物、粪便坠入阑尾腔的作用。阑尾的浆膜包于整个阑尾表面，于阑尾系膜缘形成阑尾系膜（mesenteriolum processsus vermiformis）。系膜基底部附着于回肠末段的左侧，因阑尾的位置、长短与方向不定，阑尾系膜的长短、宽窄、形态随之而异。盲肠后位阑尾无系膜。阑尾的血管、淋巴管及神经走行于阑尾系膜内。

1. 阑尾的位置　阑尾基底部在盲肠上的位置较恒定，通常位于右髂窝内。阑尾末端所指的方向颇不一致。因盲肠位置活动性较大，故阑尾根部的体表投影可在：①McBurney 点：即右髂前上棘至脐连线上的中、外 1/3 交点，此为最常见的位置；②Lanz 点：在左右髂前上棘连线的右、中 1/3 交点处；③Sonnenioerg点：右髂前上棘至脐的连线与右侧腹直肌外缘交点处。

2. 阑尾方向的变异　阑尾尖端所指方向变化很大，据其所指方向可将阑尾分为：

（1）盆位（回肠下位）：约占 41.3%，阑尾自盲肠下端的后内侧壁起始后斜向内下方，尖端垂向小骨盆边缘或骶岬附近。

（2）盲肠（结肠）后位：约占 29.4%，阑尾位于盲肠后壁与后腹壁腹膜之间，尖端向上。阑尾位置较深，炎症时症状不典型。

（3）盲肠下位（髂窝位）：约占 17.4%，起自盲肠后内侧壁，经盲肠下端的后面，尖端伸向外下方，全部位于右髂窝内。

（4）回肠后位：约占 4.4%，起自盲肠下端的后内侧壁、在回肠的后方，尖端指向内后上方。

（5）回肠前位：约占 7.5%，起自盲肠下端的后内侧壁，横过回肠末端前面，其尖端指向内前上方。其前面可直接与腹壁相贴，或有大网膜间隔。

（6）其他：除上述阑尾位置，少数病人由于胚胎发育过程中的旋转异常，阑尾出现特殊位置：①腹膜外位，少见，阑尾部分或全部位于盲肠后、腹后壁腹膜外，直接与髂腰肌、髂腹股沟神经、生殖股神经相邻。急性阑尾炎时，炎性渗出物刺激上述邻近结构，引起右侧髋关节伸直时疼痛加重或表现为股前部、会阴部疼痛等；②高位阑尾，约占 1.29%，多位于肝脏下方。与胚胎发育过程中肠旋转异常，盲肠处于异常部位有关；③盲肠壁浆膜下位阑尾（壁内型阑尾）。

3. 阑尾的血管　阑尾动脉起自回结肠动脉之回肠支。主干沿阑尾系膜的游离缘走行至阑尾尖端，其分支在系膜内分布于阑尾。阑尾动脉与周围动脉无吻合支。阑尾静脉与动脉伴行，经回结肠静脉注入肠系膜上静脉。阑尾壁内有丰富的淋巴网，淋巴管沿血管注入回结肠淋巴结，而后注入肠系膜淋巴结。

阑尾受肠系膜上神经丛支配，其由腹腔神经节和肠系膜神经节的交感神经节后纤维及迷走神经的副交感神经纤维共同组成。

（郭明彩）

第六节 女性盆部断层解剖

人体断层解剖学是以人体各个部位的不同断面为单位，研究每一断面上的各种器官、结构的形态、位置及其相关关系毗邻的一门科学。研究女性盆部断层解剖，即可从盆部横断断层、矢断断层、斜断断层及冠断断层等不同断面上研究女性盆腔器官的结构和毗邻，为临床影像学诊断提供形态学依据。

（一）人体断层解剖学与医学影像学（medical Imageology）

随着现代医学科学技术的发展，超声、X线计算机断层摄影（CT）及磁共振成像（MRI）三大影像学诊断技术以其无创、精确、清晰显示人体器官断面解剖与毗邻的优势，成为临床疾病诊断重要的辅助手段。特别是对肿瘤病灶的早期定位，并在一定程度上进行定性，大大提高了肿瘤早期诊断的正确率。影像学诊断进一步向形态学和功能学诊断的一体化发展，为临床应用开辟了更广阔的前景，并逐渐形成新的学科——医学影像学。尤其是CT与MRI有较高的软组织分辨力，其通过计算机系统处理重建的多方位、多切面的器官断层图像是以不同深浅的灰阶黑白影，精确反映器官的解剖、病变部位、性质及其毗邻的关系，故要想正确识读CT与MRI片，辨认各脏器的结构，必须熟知人体正常三维断面解剖与变异。掌握女性盆部断层解剖学，是得以通过CT及MRI诊断妇科肿瘤的基础和前提。

（二）CT及MRI在妇科领域的应用

虽然超声诊断在妇科应用广泛，但CT与MRI仍有其特点，如判断宫体癌的肌层内浸润和颈管浸润；区分肿瘤与正常组织；判断邻近器官有否受累；盆腹腔淋巴结转移；宫颈癌与宫体癌手术及放疗后的随访，对复发病灶的显示；了解卵巢恶性肿瘤的盆底、盆腔播散与浸润，腹膜及腹膜后淋巴结转移及监测治疗后复发情况。在上述诸方面CT及MRI有较超声更高的准确性，故妇科医生掌握人体断层解剖学，可将盆部CT及MRI的断层图像连续识读以获得器官结构的整体印象，触类旁通，协助影像学医师对妇科疾病作出正确无误的诊断。值得注意的是，断层解剖的图示与CT、MRI图像并非同一个体，其中对应性可稍有差异。

（三）盆部断层辨别

一般的教科书将女性盆部自上向下分为23个断层，每一断层厚度为1.0cm。下述列举横断断层为第5腰椎平面（图1-12）、子宫底平面（图1-13）、第5骶椎平面（子宫体平面）（图1-14）和子宫颈平面（图1-15）的解剖轮廓简图。

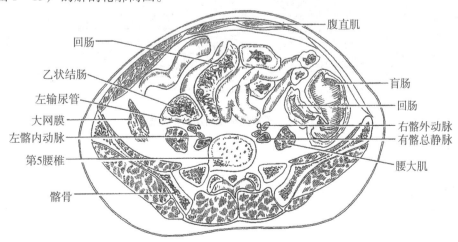

图1-12 平第5腰椎骨盆入口平面断层解剖示意图

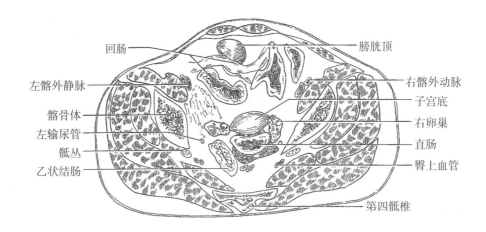

图 1-13 子宫底平面断层解剖示意图

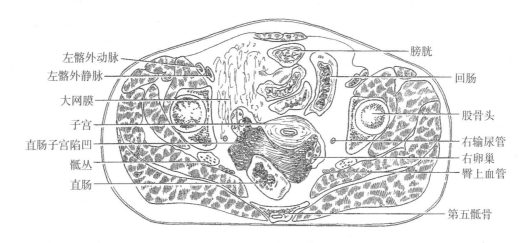

图 1-14 平第五骶椎子宫体层面断层解剖示意图

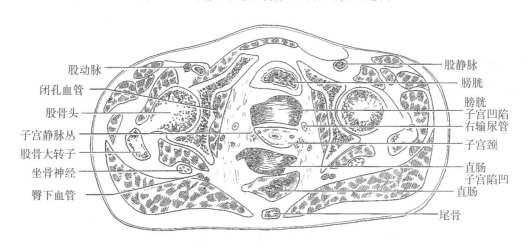

图 1-15 子宫颈平面断层解剖示意图

（郭明彩）

第二章

输卵管畅通性检测

输卵管因素导致不孕占不孕症的 12% ~33%。输卵管通畅性检测是不孕症检查的重要步骤。目前的检查方法有：输卵管通液术、子宫输卵管碘油造影术（HSG）、子宫输卵管超声造影术、B超介入宫腔镜输卵管插管通液术、腹腔镜下通液术、宫腹腔镜联合检查。

第一节　输卵管通液术

通液术为初步评估输卵管通畅性的筛选方法：将带有圆锥形橡皮塞头的金属导管，经子宫颈口插入子宫颈管内，外端连接装有 0.5% 普鲁卡因液 20mL 的针筒，将此溶液缓慢地以每分钟 5mL 的速度推入子宫腔内，注意推注时阻力的大小以及橡皮塞头是否紧塞子宫颈管，并注意在无液体从子宫颈管向外溢出的条件下，放松针管时有无液体回流入针筒中。根据子宫腔仅能容纳 5mL 容积的特点，如无阻力能顺利地推注入全部 20mL 溶液，放松针筒后无液体回流入针筒，提示溶液已通过子宫腔、输卵管进入腹腔中去，表明输卵管通畅；如阻力很大，放松针管后有 10mL 以上的液体回流入针筒，表明输卵管阻塞不通；如虽有阻力，尚能注入大部分液体，仅有少量回流，表明输卵管通而不畅。

有用酚红（phenolsulfonphthalein）液做检测者。术前排空尿液，饮水 200 ~300mL 以利尿，然后用 0.6% 酚红 2mL（内含酚红 12mg）加入生理盐水至 20mL，用针筒经带有橡皮塞头的金属导管，以每分钟 5mL 的速度，缓慢推注入子宫腔，随后维持针管在推注状态 10 分钟，以防液体流出，注射后 15 分钟排尿，在原尿中加入氢氧化钠后，如尿液变成玫瑰红色，提示酚红液经输卵管进入盆腔，经盆腔腹膜吸收后，由肾脏排出，表明输卵管通畅。

通液法的优点是简便、安全易行、患者痛苦轻，即使在设备简陋的基层卫生单位，只要具备放置宫腔避孕环或人工流产吸宫条件的，都可进行。缺点是：易出现假阴性和假阳性现象，出现假阴性则可能是由于宫腔、输卵管管腔增大如输卵管积水所造成的假象，例如输卵管积水时，液体进入积水腔中，如能顺利注入 20mL，实际上输卵管是不通畅的。另外液体也可进入血窦造成通畅的假象。出现假阳性可能是输卵管炎症、痉挛或是宫腔内膜碎片造成的输卵管暂时性阻塞。为避免出现假阳性操作过程，推液速度要慢，以避免推液过快，使压力迅速升高，输卵管细小不能适应而回流增多，或使液体进入血窦或造成输卵管痉挛的结果。因为通液是一种盲性操作，无直视指标，它不能确定是一侧还是双侧输卵管病变，也不能准确判定病变的具体部位及是否有粘连，所以不能进行不孕的病因诊断。

（田　慧）

第二节　输卵管通气术

此法最为古老，系于 1920 年由 Rubin 首先报道，用来检测输卵管的通畅性，开始时采用空气，因曾发生空气肺栓塞导致死亡，以后改用 CO_2。方法为将带有圆锥形橡皮塞头的金属导管，经子宫颈口插入子宫颈管内阴道内注入生理盐水液，浸没橡皮塞头，以检测通气时有无漏气，漏气时有气泡逸出。外端连接装有压力表及调节器的 CO_2 贮气瓶，以每分钟注入 60mL 的速度徐徐注入 CO_2 压力上升至 13.3kPa 时停止注入 CO_2。观察压力的变化，如自然下降至 4.0～6.7kPa，提示输卵管通畅；如压力不下降，则继续注入 CO_2，当增至 26.7kPa 而仍不能下降时，提示输卵管阻塞不通。注气时术者用听诊器置两侧下腹部直接听诊，在注气时如在该侧听到气泡通过声，而阴道内无漏气时，提示气体通过输卵管伞端逸入腹腔，该侧输卵管通畅。通气完毕后坐起，进入腹腔的 CO_2 上升积聚于如横膈膜下，刺激横膈膜有肩酸不适，这时进行腹部透视，如横膈下有游离气体，则进一步证实输卵管是通畅的。

此法的优点：①设备简单，基层医疗单位可进行检测；②输卵管腔内有轻度粘连时，可被 CO_2 冲击分开。缺点是：①通气时偶有胸闷、气急、抽搐、昏迷等气栓可能；②输卵管通畅者，术后 CO_2 进入腹腔刺激横膈膜，有时可产生难以忍受的肩部酸痛；③如阻塞不能提示在何处阻塞。

（田　慧）

第三节　子宫输卵管碘油造影术（HSG）

本法在不孕症的诊断中已近百年，由于其具有操作简单、价格低廉、安全且兼有诊断等优点和一定的治疗作用，目前仍为评价输卵管功能最经典的方法。主要是利用造影剂注入宫腔和输卵管后摄片显示宫腔和输卵管的形态。除了了解输卵管通畅外，还能了解宫腔和输卵管内黏膜皱襞的病变。

一、适应证

（1）不孕症是丈夫精液检查无异常，患者 BBT 为双相且黄体功能良好已连续 3 个月经周期，仍未能受孕者。

（2）曾有下腹部手术史如阑尾切除术、剖宫产术，曾有盆腔炎史如淋球菌感染、产褥感染，曾有慢性阑尾炎史或腹膜炎史，现患子宫内膜异位症等，因不育而诊治，怀疑有输卵管阻塞者。

（3）观察子宫腔形态，确定有无子宫畸形及其类型，有无子宫腔粘连、子宫黏膜下肌瘤、子宫内膜息肉及异物等。

（4）腹腔镜检查有输卵管腔外粘连。拟作输卵管整形手术时的术前检查，因 HSG 能进一步提供输卵管腔内情况。

（5）多次中孕期自然流产，怀疑有子宫颈内口闭锁不全者，于非孕时观察子宫颈内口有无松弛。

二、造影剂

自 19 世纪 20 年代起即采用碘化油作造影剂，为 40% 碘的罂粟子油（poppy seed oil），药名 Lipiodol，此造影剂黏稠度高、刺激性少、显影清晰，缺点是吸收缓慢，偶可刺激局部使发生肉芽肿。另有采用 38% 碘溶液即泛影葡胺者，泛影葡胺为水溶液，黏稠度较低、能吸收后从肾脏排出，缺点是消失快、显影不够清晰。故以碘化油为常用。

三、造影前准备

（1）造影时间：选择月经干净后 3 日至排卵前进行，即月经周期的第 7～14 日间。如过早月经干净，则子宫腔内膜可能尚留有创面，造影剂可能从内膜创面进入子宫周围血管，造成肺栓塞；或将宫腔内尚残存的子宫内膜碎屑挤入盆腔，人为造成子宫内膜异位症，如过晚在排卵期后。则子宫内膜已明显增厚，可能在输卵管入口处增厚的子宫内膜，遮盖输卵管口，造成阻塞假象；同时，分泌期子宫内膜碎屑脱落，阻塞输卵管入口，或被挤入盆腔造成子宫内膜异位症；也可能将受精卵挤入输卵管，引起异位妊娠。欲了解子宫颈内口情况者，应在排卵期后造影。

（2）无急性或亚急性盆腔炎，如两侧附件处无炎性肿块或压痛，体温在 37.5℃ 以下者。

（3）白带悬液检查示阴道无滴虫或假丝酵母菌感染。

（4）造影前 3 日及造影后 2 周内，忌性交及深水盆浴，以防感染。

四、造影方法

排空尿液，取膀胱截石卧位。做妇科检查，摸清子宫大小、位置及屈度，更换手套，造影在无菌操作下进行。为避免将空气气泡注入宫腔，先将造影剂充满导管，然后将此带有圆锥形橡皮塞头的金属导管，经子宫颈口插入子宫颈管内，注意金属导管不应插入过深，以免造成创伤。圆锥形橡皮塞头应紧密堵住子宫颈外口，以防造影剂漏出。导管放妥后，将两腿放平。注释造影剂前先做透视，观察盆腔内有无异常阴影，再于透视下缓慢注入造影剂，所用的推力不可过大，如遇阻力或患者疼痛难受时，应立即停止推注，总量一般为 5~10mL。边注碘油，边在透视下观察宫腔充盈情况，如见有灌注缺损立即停止推注，并摄片，以了解缺损情况，然后再继续推注，待子宫腔、输卵管腔充盈后摄片。24 小时擦洗阴道，清除可能积留在阴道内的碘剂，再摄平片一张，观察造影剂有否进入腹腔，以确定其通畅情况。如用泛影葡胺做造影剂者，于注药完毕及 20 分钟各摄片一张，次日不再摄片。

五、造影图像

（一）正常图像

（1）输卵管腔道：输卵管全长 10~12cm，形态柔软。间质部指被包裹在子宫肌壁内的一段，长 0.5~1cm，阴影呈棱形或三角形；峡部管腔直径一般在 2mm 以下，有时一小段不显影，似中断而不相连接；壶腹部宽而长，管腔直径约为 5mm，有时可见纵形条状皱纹。输卵管通畅者，24 小时片上输卵管管腔中无造影剂残留，造影剂已通过输卵管伞端进入盆腔，散在地涂抹在肠曲周围。

（2）子宫腔道：子宫腔呈倒置三角形，三角形的底部即上边微凸，有时呈马鞍形，但其凹陷深度一般不超过 1.5cm，两侧壁由于子宫收缩，可呈不同形态的锯齿形；宫腔内圆形灌注缺损常为空气气泡，有时因推注造影剂时用力过大，可在子宫腔见造影剂进入血管的网状阴影。

（3）子宫颈内口：有时子宫颈内口较明显地显示环形狭窄，但往往分界并不明显，使子宫腔与子宫颈管之间呈管状通道相连，故较难根据内口宽大而诊断子宫颈内口闭锁不全。此内口于卵泡期较大、黄体期较小。

（4）子宫颈管腔道：未生育妇女的子宫颈管长度为 2.5~3.0cm，子宫颈管内膜为一层高柱状形上皮，该上皮向内凹陷而形成分歧的管道，造影显示侧面凹凸不平，或呈羽绒状，或呈锯齿状，这是正常表现，并非子宫颈管炎。

（二）生殖道结核

子宫腔粘连变形，失去原有的倒三角，呈三叶草状，或仅存一盲腔；输卵管或如生锈的铁丝，或如结节状的串珠，或僵直末端圆钝如棍棒；有时盆腔有钙化阴影。

（三）输卵管积水

输卵管远端扩张呈长形囊状，油剂进入积液中成圆形油珠，24 小时后复查油珠仍在盆腔两侧堆聚，盆腔内无造影剂涂抹。

（四）子宫器质性病变

根据子宫腔形态，可诊断双子宫、双角子宫、单角子宫、中隔子宫、子宫内膜下肌瘤或息肉、宫腔粘连等。

六、治疗意义

Palmer（1960）报道，HSG 显示输卵管通畅者，一年内的受孕率高达 75%，较未做 HSG 检查者高 3 倍。HSG 对不孕症的治疗作用可能是由于：

（1）注入的造影剂有机械性的冲洗输卵管作用。

（2）造影时对子宫颈的牵拉作用。

（3）碘油黏稠且易于乳化，能均匀涂抹在输卵管黏膜表面，可充分发挥碘的局部杀菌作用。

（4）可改善宫颈管黏液环境。

（5）碘化油在体外实验时有减缓单核细胞的吞噬作用，可能在体内有减少单核细胞对精子的吞噬作用。

油造影剂对不孕症的治疗效果优于水造影剂，如 Schwabe 报道采用油造影剂后的 9 例中有 7 例妊娠，而采用水造影剂的 10 例中仅有 1 例妊娠。Gillespie 报道用油造影剂造影后，1 年内妊娠率为41.3%，而用水造影剂后仅为 27.3%。

用油造影剂后，由于吸收缓慢，较长时间对局部的慢性刺激，有可能引起肉芽肿；也可能进入血管引起栓塞，但 Bateman 报道 533 例油造影剂造影，13 例碘油进入血管，这些病员都无明显症状或病率。

HSG 操作简单、方便、安全、并发症少、无创伤且相对便宜，是目前临床应用最广泛，诊断价值较高的方法。通过造影可以了解输卵管的形态、走行、通畅情况、梗阻部位的情况，还可以清楚地显示宫颈管、子宫腔的形态和轮廓，但对子宫输卵管以外的盆腔病变常不能做出相应的诊断。HSG 也有一定的局限性，除了由于器械操作或造影剂的刺激、手术时患者紧张、疼痛等使输卵管平滑肌收缩、痉挛或一过性血块、黏液栓的堵塞或输卵管开口处的内膜、息肉的堵塞等使造影剂不能很好地弥散，造成输卵管梗阻的假象；或因部分病例行 HSG 时，因宫腔内气囊管偏向一侧宫角，或双侧输卵管通畅度不一致，通而不畅侧不显影，造成一侧间质部阻塞的假象或未能使造影剂完全充盈输卵管，以致壶腹部远端未见造影，而造成误诊。

HSG 较严重的并发症是肺栓塞，在推注造影剂 1～3 分钟后患者出现呛咳、胸闷、气促、冷汗、口唇发绀，有的于 8～12 小时后出现寒战、发热，体温 38～39℃。X 线胸片提示肺纹理增粗，部分肺动脉分支显影，24 小时再次摄片显示双肺弥漫性细小针状密集阴影和网状阴影。肺栓塞发生和患者年龄及病程长短无显著性。发生栓塞的主要原因为：①HSG 检查的适应证、禁忌证掌握不严。860 例患者中有743 例在 HSG 前未做通液术，在没有证实输卵管通畅与否的情况下推注碘油时盲目加压；诊断性刮宫术后 6 周内 HSG 检查，子宫内膜修复不良；HSG 检查前未行心肺功能常规检查；输卵管炎治疗不彻底。②HSG 检查时间选择不当。月经周期较长者发生率较高，月经干净 3～4 天子宫内膜未完全修复，尤其是月经周期长的患者子宫内膜修复慢且发生栓塞的危险更大。③机械损伤。术者技术不熟练，操作粗鲁，损伤子宫内膜或宫颈内膜。因此对子宫发育不良、畸形者按正常子宫操作，容易造成机械损伤发生栓塞。④HSG 检查时碘油用量过多（10～15mL），注药太快，压力过高，宫腔粘连，输卵管堵塞，术者在无压力控制系统的监测下全凭手的感觉操作，压力一旦过高时将造影剂压入血管、淋巴管；慢性炎症刺激，尤其是结合患者血管脆性增加，在增加压力注射时致血管破裂，发生造影剂逆流。

造影剂发生逆流后患者处于危急状态，立即停止操作，吸氧，肌内注射 654－2，静脉推注地塞米松，静脉点滴 10% 葡萄糖加维生素 C、低分子右旋糖酐，发热者给予抗生素治疗。经上述治疗 2～3 天症状明显缓解，1 个月后复查肺部有少部分阴影存在，3 个月复查肺部阴影消失。

预防措施：①严格掌握 HSG 检查的适应证、禁忌证。不孕症，一般经 3 次通液术不通者再行 HSG检查；常规心肺功能检查，对心肺功能不全者不用 HSG 检查；急、慢性输卵管炎，应经系统抗感染治疗3～6 个疗程后再行 HSG 检查；疑为生殖器结核的患者应常规腹部拍片、子宫内膜病理检查，确诊后可慎用或不用 HSG 检查。②造影时间应选择在月经干净后5～10天进行。因此时子宫内膜创面修复，即使月经周期长的患者月经干净 8～10 天内膜也已修复；正常分娩，孕中、晚期早产，自然流产，人工流产，诊断性刮宫术者应在 2 个月后进行；子宫手术（子宫肌瘤剔除术）后 6 个月进行。③操作轻柔，插宫颈导管不宜过深，以导管进入宫颈内口 2～3cm 为宜。如子宫发育不良或畸形，导管进宫颈内口即可。④造影剂应控制在 10mL 以内，推注压力不宜过大，速度要缓慢。推注压力与静脉推注 50% 葡萄糖相同即可，推注时间应控制在 5～10 分钟。遇有阻力应停止 3～5 分钟，肌内注射阿托品、普鲁卡因等解痉药后用相同的压力推注，仍有阻力时应停止操作以防碘化油逆流引起栓塞。

国外也有对不孕症妇女分别做 HSG 和腹腔镜检查进行对比，结果 HSG 判断输卵管近端阻塞的准确性为 70%，但对输卵管周围粘连的准确性仅 11%。也发现 HSG 有较高的假阳性率，此可能是由于 HSG检查中输卵管痉挛以及子宫输卵管开口处宫腔侧的小息肉或较厚的子宫内膜所致。

HSG 还能根据输卵管腔内黏膜的显影情况判断输卵管腔的破坏程度，若输卵管远端有"鹅卵石"样表现的黏膜结构，常提示不可逆性输卵管黏膜破坏。

英国皇家妇产科医师协会（RCOG）在 2004 年的指南中建议，对没有明显盆腔炎和子宫内膜异位症的不孕患者，HSG 应作为评价输卵管通畅性的首选筛查方法，而对疑有盆腔炎或子宫内膜异位症等患者应将腹腔镜作为第一线的诊断手段。

（田　慧）

第四节　子宫输卵管超声造影术

子宫输卵管超声造影术（hysterosalpingo – constrastsonography，HyCoSy）是在超声监视下，通过向宫腔注入各种阴性和阳性造影剂，实时观察造影剂通过宫腔、输卵管时的流动及进入盆腔后的分布情况，以判断输卵管的通畅性，同时观察子宫、卵巢及盆腔情况。HyCoSy 造影剂一般分为两类：一类为阴性造影剂如生理盐水，另一类为阳性造影剂如过氧化氢或 Echovist（一种由半乳糖制成的，能产生回声的微气泡造影剂）。国外常使用 Echovist。方法：患者术前肌内注射阿托品 0.5mg，阴道消毒后由宫颈旁注射 1% 利多卡因阻滞麻醉，向子宫腔置入双腔乳胶管并固定，经该管注入生理盐水 20～40mL，推注过程中注意观察宫腔阻力大小，宫颈口有无渗液，导管内有无液体回流及患者腹痛情况，如注水阻力大，患者不能耐受则停止。检查明确后应用 1.5% 的过氧化氢或超声晶氧生理盐水溶液或 Echovist 行输卵管通液，继续观察气液体通过输卵管情况，判断其通畅性。判断标准是：

（1）输卵管通畅：①推注液体过程中阻力小或无，无渗液及回流；②子宫腔无扩张，肌层积气少或无；③输卵管无扩张或增粗、输卵管内无积气或串珠状改变、伞端气泡溢出多且快；④盆腔积液明显。

（2）输卵管欠通畅：①推注液体过程有阻力或有少许回流；②宫腔扩张小于 4mm，肌层有少量积气；③输卵管管腔扩张或有积气，伞端气泡溢出少且较慢；④盆腔积液少。

（3）输卵管不通：①推注液体过程中阻力大，有渗液，回流多甚至将气囊从宫腔内迫出；②宫腔明显扩张大于 4mm，肌层积气明显，患者疼痛难忍；③输卵管明显扩张或输卵管不显影；④盆腔内无积液；⑤输卵管伞端无气泡逸出。

为观察输卵管、卵巢及盆腔情况，同时向盆腔内注入液体。方法是：于初次宫腔推注生理盐水后，用 17G 穿刺针经阴道 B 超探头指引刺入后穹窿达盆腔积液部位，避免损伤周围组织及血管。穿刺成功后向盆腔灌注 37℃生理盐水 1 000～1 500mL，使子宫和输卵管在水溶液中显影。随后用阴道 B 超扫描盆腔情况，完成后取出通液管，检查穿刺点无出血后术毕。主要观察输卵管的游离度，与周围组织有无粘连；特别是伞的指状突起是否存在，伞的活动情况，有无粘连，从而比较全面地判断输卵管功能。卵巢与子宫的位置，周围有无粘连，盆腔内粘连情况。最后观察宫腔情况，排除腔内占位等。

手术完毕休息 1 小时后，预防应用口服抗生素。观察其盆腔灌注的生理盐水在术后 3～4 天内全部吸收。

用生理盐水做造影剂的 HyCoSy 在对宫腔判断上与宫、腹腔镜通液近乎相似，而对输卵管评价时 HyCoSy 的敏感度和阴性预测值均为 100%，特异度和阳性预测值仅分别为 66% 和 57%；而阳性造影剂 Echovist 在超声下能较好显影，比使用阴性造影剂在特异性和阳性预测值上均显著提高，分别为 77% 和 70%；然而与宫、腹腔镜通液比较，仍有显著差异。

生理盐水在 HyCoSy 中了解输卵管形态和黏膜病变困难（对子宫内膜息肉、黏膜下肌病诊断较准确），直肠子宫陷凹内的积液仅提示至少有一条输卵管通畅，无法判断两条输卵管的情况；Echovist 在超声下为强回声，能较好显示造影剂通过输卵管的情况，从而了解输卵管阻塞部位。

影响 HyCoSy 检测结果准确性除了造影剂外，超声仪的分辨率也十分关键，彩色多普勒超声、三维超声的准确率高，一般使用的二维超声图像上较难区分输卵管情况。

HyCoSy 在超声引导下能综合评价盆腔情况，尤其观察子宫肌层组织、附件、卵泡成熟度具有 HSG

无法比拟的优势，且无 X 线对人体的损害，故目前逐渐成为不孕症的检测手段。

（田　慧）

第五节　B 超介入宫腔镜下输卵管插管通液术

方法：患者取膀胱截石位，常规消毒、铺巾、膨宫后用外鞘直径 6.5cm 的宫腔镜检查。检查顺序观察宫腔前后壁、双侧角部及输卵管开口、宫底，退镜时检查宫颈管，将外径 1.4～1.6mm 医用塑料导管插入输卵管开口 2～3mm，向插管注入 1：40 的亚甲蓝稀释液，同时 B 超检测通液情况。

诊断输卵管性不孕的分类标准：Ⅰ类：管腔丝状粘连或通畅：注入亚甲蓝稀释液 20mL，顺畅无阻力，镜下无反流，直肠子宫陷凹迅速出现液性暗区或原有暗区迅速扩大。Ⅱ类：输卵管间质部或峡部阻塞：注入亚甲蓝稀释液时阻力大，立即出现镜下反流，宫腔蓝染，经加压推注无改善，直肠子宫陷凹无液性暗区出现。Ⅲ类：输卵管周围粘连、管腔不畅：注入亚甲蓝稀释液时，阻力不大，注入 40～60mL 后可见少许反流或无反流，直肠子宫陷凹处缓慢出现小片液性暗区。Ⅳ类：输卵管伞端粘连、闭锁：注入亚甲蓝稀释液无阻力，注入 60～80mL 后直肠子宫陷凹处仍无液性暗区，镜下亦无反流。

理论上输卵管容积是十分有限的，但当输卵管伞端阻塞闭锁时，腹腔镜发现，输卵管可容纳 60mL 液体，宫腔镜下无反流。并且随着推液后输卵管压力的升高，注液可进入输卵管血液循环，故而感觉推注无阻力。此时如无腹腔镜或 B 超实验室检查，极易误认为输卵管是通畅的。故而有人认为单纯宫腔镜下输卵管插管注液 20mL 顺畅无反流、无阻力即提示输卵管通畅的观点是片面的。宫腔镜下输卵管插管通液术有助于排除输卵管痉挛、组织碎屑填堵等因素导致的输卵管暂时性梗阻，因此诊断输卵管通畅度有更高的价值。宫腔下输卵管插管 B 超介入检查能够从双重角度全面客观地反映输卵管通畅情况，且创伤小、无放射污染、过敏、无油栓形成之虞。较易被医患双方接受。其敏感性、特异性、阳性预测率、阴性预测率与腹腔镜检查相似。

（田　慧）

第六节　腹腔镜下通液术

方法：于月经干净 3～7 天内在气管插管加静脉麻醉下行腹腔镜检查术。患者取头低足高膀胱截石位，注入 CO_2 形成气腹，于脐轮下缘经切口置入腹腔镜，再于左右下腹切口分别插入辅助器械，暴露盆腔脏器，经子宫颈插入双腔气囊通水管后注入稀释的亚甲蓝液，边注液边在腹腔镜直视下观察双侧输卵管的充盈、形态、功能状况，周围组织器官的关系及伞端有无亚甲蓝溢出。判断输卵管的通畅度：①通畅：将亚甲蓝液缓慢推入 6～10mL 见伞端有亚甲蓝流出；②通而不畅：注射亚甲蓝液时有一定阻力，加大压力推注 15～20mL 后，伞端有少量蓝色液体流出，输卵管呈蓝色，有明显扩张者为伞端狭窄，输卵管无染色亦无明显扩张者为峡部狭窄；③阻塞：注射亚甲蓝液时阻力大，加大压力亦未见伞端蓝色液体流出。输卵管明显扩张者为伞端阻塞，无明显扩张者为宫角部阻塞或峡部阻塞。

腹腔镜下通液不但能观察亚甲蓝液通过输卵管的全过程，了解输卵管的通畅情况、梗阻部位，而且也能观察输卵管的游离程度、蠕动情况和活动范围。根据输卵管注液时的阻力，宫腔内的逆流，输卵管充盈和膨胀的程度及伞端溢出的情况，对生殖能力做全面的分析和评估。腹腔镜检查对不孕症的病因可得到多因素的诊断，精确度高并兼有治疗作用。因此在经济条件许可时，及时行腹腔镜检查是早期诊断输卵管性不孕的重要手段。它绝不是应该首选采用的，最好在其他无创性检查手段如 HSG 检查不能提供充分信息的情况下，再考虑使用腹腔镜。腹腔镜检查不但可判断输卵管通畅度，同时可对其进行相应的治疗，可见腹腔镜在诊治输卵管性不孕中有着广泛的应用前景。但腹腔镜的不足之处为设备和器械较昂贵，技术要求较高，操作较复杂，须有一定专业水平的医师才能熟练掌握；加之医疗费用较高，有些患者难以承受。因而，在我国目前情况下，腹腔镜还不能替代 HSG。

（田　慧）

第七节 腹腔镜联合宫腔镜输卵管通液术

腹腔镜联合宫腔镜输卵管通液术（hysteroscopic hydrotubation）在全麻下进行，患者取膀胱截石位，常规消毒铺巾后宫腔镜、腹腔镜同时进行。宫腔镜、腹腔镜检查方法见前，在输卵管开口处插管注入稀释亚甲蓝时，于腹腔镜观察亚甲蓝通过输卵管的情况，从而判断输卵管的通畅性。结果分3类，①通畅：注入亚甲蓝即可见大量亚甲蓝从伞端溢出；②伞端阻塞：推注时亚甲蓝直达伞端，伞端扩大而盆腔无亚甲蓝液；③间质部阻塞：推注阻力大，有反流，子宫角隆起而输卵管无亚甲蓝液。

宫腔镜下输卵管插管通液术诊断输卵管通畅度也有一定的局限性，如在确定病变部位方面可能不如HSG，而且宫腔镜下插管通液术诊断的是解剖意义上的输卵管通畅，并不能代表其功能也是正常的。同时结合腹腔镜检查可避免上述情况。所以宫腹腔镜联合检查较HSG更准确，被认为是诊断输卵管梗阻最可靠的方法。此外宫腔镜、腹腔镜还各有优势，腹腔镜联合宫腔镜输卵管通液可用于直接观察内生殖器和获知输卵管的通畅度，了解有无盆腔粘连、盆腔结核及子宫内膜异位症时的病变、范围和程度，还可通过活检了解其病理情况及卵巢功能，获得可靠诊断。宫腔镜还可以评价导致不孕的子宫、宫颈因素，可以直接检视宫腔和宫颈，对某些占位病变可以直接进行手术治疗且无放射线损伤。

（田　慧）

第三章

妇产科内镜检查

第一节　宫腔镜检查

宫腔镜是将子宫腔镜经子宫颈管插入子宫腔，主要观察子宫腔内病变、形态、输卵管开口、子宫内膜有无赘生物以及子宫颈管有无病变，必要时可取组织作病理学检查，借以明确诊断，同时也可配以各种不同的特殊器械，在直视下进行各种手术操作，做相应治疗。宫腔镜已成为诊断和治疗某些妇科疾病的重要诊治手段之一。宫腔镜目前有直型和可弯型两种，也可分诊断用宫腔镜和诊断、治疗两种功能均具有的宫腔镜。

一、宫腔镜诊断的适应证

（1）各种异常子宫出血的诊断。
（2）子宫颈管和子宫腔内赘生物性质的检查和鉴别：如子宫黏膜下肌瘤、息肉等。
（3）不孕症原因的检查：有无子宫内膜结核、宫腔粘连、宫腔畸形或黏膜下肌瘤或其他赘生物等。
（4）子宫内膜癌的诊断和鉴别。
（5）宫内节育器的定位和取出。
（6）重新评估子宫输卵管碘油造影的异常结果。
（7）评估超声检查的异常宫腔回声和占位病变。
（8）宫腔镜手术后随访，也可评估手术后的效果。
（9）观察月经周期不同阶段的子宫内膜变化，间接了解卵巢内分泌变化和子宫内膜的变化。

二、宫腔镜治疗的适应证

（1）宫腔镜下疏通输卵管（宫腔注射）。
（2）宫腔镜下输卵管通液试验。
（3）宫腔镜下注药，治疗输卵管妊娠。
（4）宫腔镜下粘堵输卵管绝育术。
（5）子宫内膜电切割、摘除息肉，黏膜下肌瘤切除。
（6）电凝止血，子宫内膜切除。
（7）宫腔粘连分离术。
（8）子宫纵隔切除术。
（9）宫腔、宫颈粘连闭锁切除。
（10）输卵管内人工授精或孕卵移植术。
（11）子宫颈内赘生物的切除、电凝止血等。

三、操作步骤

（1）一般不需麻醉，精神紧张者术前肌注哌替啶 50mg，若行宫腔镜下手术，则需麻醉，常采用硬膜外麻醉或骶麻，也有全身麻醉者。

（2）排空膀胱取膀胱截石位，外阴阴道常规消毒，阴道窥器暴露宫颈，再次消毒用宫颈钳牵持。

（3）以子宫探针探明子宫曲度和深度。

（4）用 Hegar 扩张器扩张宫颈口到 7 号。

（5）将宫腔镜顺宫腔方向送入子宫颈内口，先用生理盐水冲洗宫腔。

（6）宫腔镜接上膨宫液管，注入膨宫液（10% 羟甲基纤维素钠中分子右旋糖酐液或 5% 葡萄糖液），充盈宫腔，顺序观察宫腔，先观察四壁，再观察输卵管开口，最后观察宫颈管内膜，再徐徐将宫腔镜退出颈管。

（7）若宫腔镜下治疗，则选用各种不同器械，可做切、割、摘除、诊刮子宫内膜及电凝等各种操作。

（8）检查或操作后观察 1 小时，酌情应用抗生素预防感染。

四、注意事项

（1）术前询问病史，全身检查：包括腹部和妇科检查，常规宫颈刮片和阴道分泌物检查。

（2）检查时间：宜在月经干净后 5～10 天内进行，特殊情况例外。

（3）注意无菌观察，严格无菌操作，防止上行性感染。

（4）防止并发症发生：如盆腔感染、损伤、出血、宫颈裂伤、子宫穿孔等。

（5）膨宫液个别患者有过敏。

（6）扩张宫颈时注意是否引起迷走神经反射。

（7）宫腔镜下手术，为防止孔、损伤等，可在 B 超或腹腔镜监视下进行。

（8）宫颈癌、瘢痕子宫、宫颈裂伤或松弛者不宜行宫腔镜操作。

（陈旺香）

第二节　腹腔镜检查

腹腔镜检查是将腹腔镜自腹部插入腹腔（妇科主要为盆腔）内观察病变的形态、部位、必要时取有关组织做病理学检查，借以明确诊断的方法。辅以各种不同的特殊器械，同时可在腹腔镜下进行手术操作，此称腹腔镜手术。

一、临床应用

（1）各种原因不明的盆腔疼痛的诊断和鉴别。

（2）盆腔肿块的诊断。

（3）生殖器畸形的诊断：如子宫畸形、两性畸形等。

（4）异位妊娠的诊断和鉴别诊断。

（5）盆腔子宫内膜异位症的诊治：镜下电凝，分离粘连，抽吸卵巢子宫内膜囊肿等。

（6）盆腔恶性肿瘤：盆腔液抽吸、细胞学、染色体和生化检测。

（7）滋养细胞疾病：卵巢黄素囊肿囊内液的抽吸，黄素囊肿扭转的复位，子宫病灶内抗癌药物注射等。

（8）计划生育中应用：绝育术包括 Falope 圈、Hulk 夹和电凝输卵管绝育术；穿孔后异位的宫内节育器的取出；子宫穿孔的检查和电凝或缝合治疗，复孕手术后评价等。

（9）不孕症患者的诊治：输卵管通畅性、粘连的检查和评价及其有关治疗。

（10）辅助生育技术：采卵，配子输卵管移植至输卵管壶腹部。

二、禁忌证

（1）严重心血管疾病，肺功能不全者。

（2）脐疝、膈疝。

（3）腹壁广泛粘连或其他原因所致腹腔粘连者。

（4）腹腔肿块大于妊娠 4 个月或中、晚期妊娠者。

（5）相对禁忌证为肥胖、晚期恶性肿瘤、腹腔手术史等。

（6）年龄大于 60 岁妇女。

三、方法

（1）术前准备：同一般腹部手术的术前准备。包括病史和有关检查，特别强调心电图、胸部 X 线检查和肝功能检查，术前晚少食，检查前 4 小时禁食，术前晚灌肠，术前排尿或留置导尿管。外阴及阴道消毒、冲洗。

（2）麻醉：硬脊膜外麻醉（单次或持续）或全麻为宜。不提出单用局麻。

（3）膀胱截石位：消毒外阴、阴道，放置阴道窥器，再消毒宫颈和阴道后，置入举宫器或 Rubin 探头，可使子宫随意运动或子亚甲蓝注入等，观察输卵管通畅程度。

（4）腹部皮肤常规消毒：在脐缘下做一小切口，约 1cm，插入 Veress 针进入腹腔，行人工气腹，注入 CO_2 气体，压力不超过 2.94kPa（30cmH$_2$O），充气总量达 2 000~3 000mL。

（5）插入套管针，拔出套管芯，将腹腔镜自套管插入盆腔，接上光源，即可顺序观察盆腔。

（6）观察时寻找子宫、输卵管、卵巢、直肠子宫陷凹或盆、腹腔内病灶，观察其性状、部位，必要时嘱手术台下助手移动举宫器或注入亚甲蓝液。

（7）若需操作，则可在脐耻中点下或双侧脐与髂前上棘连线中、外 1/3 交界处穿刺第二套或第三套管针，抽出套芯，置入各种不同器械，可作有关操作。

（8）操作结束，取出窥镜前，先排出 CO_2 气体，再拔除套管。

（9）术后 4 小时内严密观察血压、脉搏和呼吸。

四、并发症

（1）腹部气肿，形成假气腹。

（2）腹部血肿或大网膜血管损伤或盆、腹腔内大血管损伤所致内出血。

（3）脏器损伤（肠管、子宫、膀胱损伤等）。

（4）心律不齐，血压下降，心搏骤停。

（5）气体栓塞。

（6）腹壁和腹腔感染。

（陈旺香）

第三节　羊膜镜检查

羊膜镜检查是在胎膜完整未破前以镜插入子宫颈，在强光照射下观察羊水的色泽、量的技术。

一、适应证

（1）妊娠期高血压疾病：因妊娠期高血压疾病的病理变化，使胎盘缺血、梗死，包蜕膜血管壁呈现粥样化及纤维素样坏死，易导致胎盘功能不良，引起胎儿宫内窘迫，甚至胎死宫内。羊膜镜检查时，3%~5% 的患者发现羊水内胎粪，或羊水出现黄绿色，尤其是羊水Ⅱ度以上污染时，是终止妊娠的指征。

（2）过期妊娠：过期妊娠时胎盘有各种病理变化，过期儿易呈缺氧状态，故产前羊水粪染率很高，20%~40%。而用羊膜镜检测时，胎粪的发现率也可高达 10%~20%。

（3）临产孕妇足月妊娠入院待产而未破膜者：宜进行一次羊膜镜检查，以发现虽无高危因素的隐性胎盘宫内不全病例，也能检查前因素中有无脐带，以防破膜后引起脐带脱垂。

（4）诊断胎膜早破：对有移动流液而 pH 试纸及其他检查不能确定是否破膜者，可做羊膜镜检查。

（5）羊膜镜下人工破膜：在先露高浮时，破膜前先作羊膜镜检查，然后用细针高位破膜，控制羊水流出，以防脐带脱垂。

二、操作步骤

（1）受检查者排空膀胱，取膀胱截石位，消毒外阴，铺巾。

（2）先行阴道检查，经穹窿触摸先露部位，除外前置胎盘可能，同时检查子宫颈的位置、方向及软硬度，子宫颈开大情况以及先露下降程度，同时也注意前羊水中及羊膜囊中有无脐带。

（3）根据宫口开大情况及软硬度，分别选不同直径的已消毒的羊膜镜。

（4）以阴道检查的手指导入羊膜镜，放入子宫颈管内，逐渐深入宫颈内口，通过内口后再进入约 1cm，然后取出探芯，连接冷光源，即可检查。若有宫颈黏液或血性分泌物，则用消毒棉球擦净。正常羊水澄清或半透明，或可见有胎脂在羊水中漂浮，或因胎脂的细小浮浊化呈乳白色。当发现羊水为黄色、褐色或绿色，或胎膜紧贴胎头，看不到羊水，这些均为羊膜镜检查阳性发现，有其临床意义。

三、注意事项

（1）凡外阴、阴道有炎症，宫颈重度糜烂同时伴有活动性出血，前置胎盘，性传播疾病，子宫颈癌，臀位，子痫发作或未控制和稳定时，均不宜行羊膜镜检查。

（2）检查前、中、后均应注意外阴、阴道消毒，以及羊膜镜的严格消毒和无菌观念，防止感染。

（3）检查动作必须轻柔，防止因羊膜镜检查时硬质金属器械使胎膜破裂或引起出血，动作粗暴也易引起宫缩，甚至引起早产等。

（陈旺香）

第四节　胎儿镜检查

胎儿镜是应用内镜技术以了解胎儿生理解剖，可为优生和产前诊断的一种技术。因为是直视，故可弥补影像学方面某些不足，也可直接采取脐血标本，皮肤或肝脏取材做组织学检查，也可识别性别，对某些遗传性疾病的诊断有助，但该检查法有一定创伤性，所以目前临床未能普遍应用。

一、适应证

主要是可直接观察胎儿外形，采集胎儿血样标本和取胎儿皮肤作病理诊断。

（1）直接观察某些出生缺陷（畸形）：如多指（趾）畸形、唇裂、腭裂、神经管畸形、面部和肢体畸形、软骨发育不全，以及少数连体婴儿、内脏外翻、腹壁裂等。

（2）直接采集胎儿血样：用于血液疾病、血型测定、地中海贫血、镰状细胞贫血、血友病 A、血友病 B、假血友病、胎儿营养不良症以及胎儿宫内感染等。

（3）直接取胎儿皮肤做病理检查：对某些先天性皮肤病，如先天性大疱性鳞状红皮病、大疱性表皮松解症等及早作出诊断。

（4）直接观察胎儿性别：对少数遗传性疾病决定胎儿去留。

二、操作步骤

（1）孕妇排空膀胱，取平卧位。

（2）超声定位胎盘位置。

（3）常规消毒腹部皮肤，铺巾。

（4）在脐轮下缘切开皮肤，插入已消毒的带有套管的穿刺针，穿过腹壁、子宫壁，直插至羊膜腔，在超声指引下更为安全和准确。也可在开腹后直接从子宫壁插入。

（5）进入羊膜腔后，抽取 15mL 羊水作检测，测定 AFP、染色体或其他相应检查，同时观察羊水性状。

（6）取针芯，置入胎儿镜，逐步观察胎儿外形、体表。包括颜面、耳郭、手指、足趾、生殖器等。也可观察胎盘面血管，也可从脐血管采集血样，或直视下从胎儿腹部或大腿部取皮肤活组织检查。

（7）检查结束立即取出胎儿镜，并拔出套管。皮肤小切口可用创口贴粘敷，也可缝合一针。

（8）结束后应超声监测，观察胎儿血管采集血样的穿刺点有无出血渗入羊水，若见血管有喷血，应立即向羊膜腔内注入无菌生理盐水 20~50mL，一般喷血现象即可停止。若采用管径较大的胎儿镜在拔除后也可有羊水自子宫壁溢出。

（9）术后需观察胎动、孕妇腹痛、宫缩，必要时用胎儿监护仪监测，一般至少观察 24 小时。

三、注意事项

（1）胎儿镜检查一般最佳时机为 20 周，过早因胎儿小，胎儿血管过细，观察和采集血样会受影响。某些先天性疾病也要孕 18 周后才表达，否则易造成误诊。孕 26 周以后胎儿发育速度快，使羊膜腔相对变小，空间相对小，也不宜操作和诊断。

（2）孕妇体温应正常，无全身和宫腔感染，无出血倾向。

（3）胎死宫内者禁忌作检查。

（4）因属创伤性诊断和操作技术，所以可有一定并发症（如早产、脐血管大出血、胎盘早期剥离、羊膜炎症等），应注意。

（陈旺香）

第五节　输卵管镜检查

输卵管镜是检查输卵管腔的显微内镜，是目前唯一对输卵管黏膜病变进行直接评价的方法，准确性较传统技术高。根据输卵管通畅程度、上皮及异型血管的类型、粘连及扩张程度、输卵管腔内异物等一系列参数进行评分，可对输卵管成形术和预测妊娠可能性进行前瞻性评价。

应用输卵管镜的适应证：不孕症妇女行 HSG 后疑有输卵管内粘连、阻塞，或对造影剂过敏、HSG 禁忌者。

输卵管镜有两种类型。

（1）经伞端输卵管镜（salpingoscopy）：通过腹腔镜放置输卵管镜，观察伞端至壶腹部－峡部结合处的输卵管黏膜。

（2）经宫腔内输卵管开口输卵管镜（falloposcopy）：其可分为两型。①同轴型，包括输卵管镜和柔性宫腔镜，由宫腔镜导入输卵管；②线型外展导管系统，无须宫腔镜，可经宫颈向输卵管内置入输卵管镜体。

由于输卵管镜费用昂贵，技术上难掌握，因而限制其使用。

（陈旺香）

第六节　阴道镜检查

当前，随着宫颈癌防治工作的广泛关注，宫颈病变（主要指宫颈癌及其癌前病变，CIN）筛查、早诊早治的深入开展，阴道镜检查在宫颈癌的三阶梯诊断种居重要地位。现介绍阴道镜检查常规及注意事项，旨在规范阴道镜检查，提高阴道镜诊断水平，在宫颈病变的诊断中发挥应有的作用。

一、阴道镜检查中存在的问题

近年，阴道镜推广应用势如破竹，这无疑是件好事，但在阴道镜技术应用中发现不少问题亟待解决。

（一）不了解或不重视阴道镜检查的原理、基础知识和基本技能

对鳞柱交界（SCJ）、转化区（TZ）和化生等概念不清；因此，不能识别 SCJ 和 TZ，也就无法鉴别阴道镜检查满意和不满意；又有人将醋白上皮（即用醋酸后宫颈呈不同程度的白色）视为病变，给予过度治疗；有报道醋白上皮诊断宫颈病变的特异性仅为 25%，薄层醋白上皮仅 10% 有异常病变。未成熟化生、炎症、修复愈合与再生、HPV 感染、湿疣、白斑及 CIN 和早期宫颈癌均可出现醋白反应，可见不是所有的醋白上皮都是病变，无醋白上皮的也未必没有病变，应加以鉴别。

（二）阴道镜检查指征把握不好

传统的阴道镜检查是评价异常细胞学；目前阴道镜检查的指征为宫颈癌筛查试验和（或）临床可疑病变均可转至阴道镜检查。但有些医师在阴道镜检查前不做细胞学涂片，直接做阴道镜检查，或仅根据阴道镜所见加以处理，而对直接做宫颈活检即可确诊的明显宫颈癌患者也做阴道镜检查，反映这些医师并不明确阴道镜检查的指征是什么？不了解阴道镜检查的目的是什么。现今宫颈病变的诊断中阴道镜检查是继细胞学初筛后的第二步检查，阴道镜检查的目的是发现肉眼不能识别的癌前病变及无体征的早期宫颈癌，镜下定位多点活检，最后病理组织学检查确诊。

（三）阴道镜检查操作不规范，包括醋酸、碘溶液的配制不统一

不少单位用 2% 或 3% 醋酸溶液，2% 的碘溶液，更有甚者用碘酒或聚维酮碘代替碘溶液。观察时间短，涂上溶液后即做检查，不了解阴道镜检查需动态观察，醋酸反应有一定的时间，不仅影响观察，且易漏诊高度病变；阴道镜检查不按步骤操作，放大倍数过大，或开始即用绿色滤光等。

（四）使用的阴道镜术语不统一

目前有人还沿用 1978 年阴道镜术语及分类，如白斑基质、白斑镶嵌等，文献中白嵌、白嵌点，这种缩写不恰当。阴道镜名称常与细胞学混淆如低度/高度宫颈鳞状上皮内病变（LSIL/HSIL），阴道镜检查名称宜与病理一致。阴道镜术语统一便于国际、国内资料的可比性。

（五）阴道镜诊断标准不一致

尽管都根据病变的颜色、边界与轮廓、血管或碘试验（若采用 REID 评分法）进行诊断，鉴于检查者对阴道镜所见图像的解释、判断的标准不同及掌握的程度各异，因而评估的准确性差异很大，当然在很大程度上取决于检查者的自身经验和诊断水平。因此有可能漏掉病变或误判为有病。

二、阴道镜检查常规

1. 阴道镜检查指征　如下所述。

（1）细胞学异常：细胞学巴氏 ≥Ⅱ级或 TBS 报告中 ≥ASC/AGC；或 ≥ASC 伴高危型 HPV－DNA 检测阳性。

（2）临床可疑病史或体征：如接触性出血、异常排液、宫颈外观异常如慢性宫颈炎：宫颈假性糜烂（宫颈柱状上皮移位或不对称糜烂）、息肉，白斑，湿疣，红区或可疑癌等。

（3）高危型 HPV：DNA 检测阳性或 VIA、VILI 肉眼观察阳性。

（4）下生殖道湿疣。

（5）外阴或阴道可疑病变。

（6）CIN 和宫颈癌治疗后随诊。

（7）追踪观察宫颈、阴道和外阴病变的动态变化。

（8）其他：如 CIN 及早期宫颈癌术前了解阴道壁受累情况，妊娠合并 CIN 的管理等。

2. 阴道镜检查步骤　如下所述。

（1）检查外阴、阴道有无病变。

（2）窥阴器轻轻置入阴道，充分暴露宫颈阴道部及阴道穹窿部。

（3）眼检查宫颈形态、大小、色泽，有无糜烂、白斑、赘生物及分泌物性质等。

（4）球涂于宫颈表面并拭去黏液和分泌物，切勿重擦，以免引起出血。

（5）调节焦距（20~30cm），用白光检查宫颈表面的血管，用5%的醋酸棉球浸湿宫颈表面约30秒，去除黏液，等待一分钟后进行观察至少2~3分。

（6）阴道镜检查：推荐按宫颈的四个象限（以宫颈外口为中心按钟表的顺时针方向划分）仔细检查并动态观察：①识别新鳞柱交界（SCJ）的位置；②确认转化区（TZ）的范围；③鉴别转化区内有无病变；④仔细观察异常转化区上皮和血管的微妙变化，以确定病变的性质；⑤加用绿色滤光镜进一步观察血管的特征；⑥按诊断标准解读阴道镜下所见图像的意义。

（7）阴道镜观察一般从4倍开始，逐渐放大到8~10倍，必要时可放大15倍以上，取活检时缩到4倍。

（8）阴道镜检查满意，在异常部位或可疑区取多点活检（推荐四象限），在每个象限病变最重的部位取活检。如阴道镜检查正常，必要时在每个象限的鳞柱交界或转化区邻近鳞柱交界处取活检。

（9）若采用Reid评分法，最后涂碘液，了解不染色区和病变范围，尤其在阴道镜检查无异常时，碘试验可提示活检部位，在碘不着色区取多点活检（不推荐常规用碘试验）。

（10）鳞柱交界内移至颈管或病变伸入颈管时，可用颈管窥具或长棉签协助检查，并常规作颈管内膜刮取术（ECC）。

（11）记录阴道镜所见图像或图像摄取、资料保存。

（12）阴道镜初步诊断，或采用Reid评分法进行诊断，并提出处理建议。

3. 阴道镜检查的技术关键 如下所述。

（1）如何识别转化区（TZ）：几乎所有的宫颈病变都发生在转化区内，如何鉴别转化区是阴道镜学者必须掌握的基本功。第11届IFCPC会议上提出三类转化区：①转化区，全部在外宫颈（ectocervical，宫颈阴道部），即整个转化区均可见（为阴道镜检查满意），即整个转化区均可见（为阴道镜检查满意）；②转化区部分在内宫颈（endocervical），但可见部分转化区；③转化区在内宫颈（颈管内）看不见（即阴道镜检查不满意）。

（2）确定转化区内有无病变：转化区有正常和异常转化区两种（详见新术语、分类），根据宫颈涂抹醋酸后上皮和血管的变化（详见诊断依据），确定正常转化区或是异常转化区。

a）正常转化区：可见平坦、光滑、粉红色的鳞状上皮，和典型葡萄状结构的柱状上皮，或腺开口、纳囊、柱状上皮岛及舌状或指状突起的化生鳞状上皮，后者有轻度醋白反应。碘试验，鳞状上皮呈黑色或棕褐色，柱状上皮不着色或轻度染色，化生上皮可见部分着色。

b）异常转化区：醋白上皮、点状血管和镶嵌是异常转化区最常见的图像。①醋白上皮菲薄，雪白或亮白，边界模糊或不规则呈羽毛状、指状、锯齿状等，表面光滑平坦，无血管或见细小点状血管/细小镶嵌，提示低度病变（HPV感染或CINⅠ）。②醋白上皮致密浓厚，污浊不透明，灰白、牡蛎白或灰黄色等，边界清晰，表面隆起不规则，可呈云雾状、脑回状，醋白区可见粗大点状血管和（或）粗大镶嵌，血管形状不一，间距不等，常为高度病变（CINⅡ/Ⅲ）。③致密醋白上皮，边界清楚，表面隆起呈猪油状、脑回状甚至菜花、结节状，并伴有螺旋状、逗点状、废线头样或奇形怪状的异型血管等。多为早期浸润或可疑浸润癌的征象。碘试验不着色，可呈亮黄色、芥末黄或土黄色等。

c）腺上皮病变：原位腺癌（AIS）和腺癌迄今尚无广为接受的阴道镜诊断标准，多数AIS和早期腺癌是在检出CIN时偶然发现。可提示腺上皮病变的阴道镜下特征有：①柱状上皮绒毛上有致密的醋白上皮；②柱状上皮的醋白上皮呈芽状突起或乳头状隆起，表面不规则；③致密的醋白上皮上有多个异常增大、增多袖口状腺开口；④醋白上皮上有树枝状或根茎状或执笔状血管；⑤网状结构伴大量黏液是粘液腺癌的特有表现。

d）确定病变性质时强调几点：①把握醋酸作用和观察时间3~5分钟，因醋酸反应的高峰时间约2分钟。②病变大小病变范围越广即所占宫颈的象限越多，表明病变越重。严的病变常延伸至颈管，甚至堵住宫口。③病变是否邻接鳞柱交界高度CIN常与鳞柱交界相邻，低度CIN邻接或接近鳞柱交界，

HPV感染病变大多远离SCJ。④阴道镜图像复杂多样，致密的醋白上皮内有有粗大点状血管或镶嵌，所谓"三联症"图像的出现，提示高度CIN或早浸。

（3）阴道镜下如何取材

a）取材部位：取材部位不准确直接影响宫颈病变的病理诊断，推荐宫颈四象限多点活检，在下列部位取材：①阴道镜可疑或异常区域（即异常转化区）；②每个象限病变最重的部位，可取1~2个活检；③若阴道镜检查正常，细胞学异常或HPV检测阳性或临床可疑，应常规在四个象限的SCJ或接近SCJ的转化区内活检（如2?、4?、8?、10?）；④若无阴道镜设备，可在肉眼醋酸试验（VIA）或肉眼碘试验（VILI）后取材；⑤建议常规行宫颈管刮术（ECC）。

b）取材工具：选择适宜的活检钳，活检钳要锐利。

c）取材技术：取材部位正确，若取到破碎组织或极少的上皮，也会影响标本的病理取材及诊断，故要讲究取材的技巧。即能保证病理，又能减少不必要的损伤。

①建议从宫颈的第Ⅱ象限开始，按Ⅱ、Ⅲ、Ⅳ、Ⅰ象限顺序取材；②将活检钳下槽固定于活检部位，然后快速咬取；③要稳、准，不要滑动、拧取；若用宫颈钳等协助固定，切忌钳夹病变及取材部位；④活检标本有一定的深度，包括上皮和间质，至少2~3mm；⑤取材后立即将每个标本分别放入已备好的甲醛小瓶内（建议用10%中性甲醛溶液），并有标记。

4. 阴道镜的诊断标准　如下所述。

（1）诊断依据：阴道镜图像的评估主要依据四个方面：①病变区域分布（topography）即在转化区内、外或颈管内；②颜色和混浊度（colour and opacity）即醋白上皮的厚薄、白色程度、透明度；③表面构型（surface configuration）包括表面轮廓和边界；④血管结构（angioarchitecture）包括血管形态、大小、走向、排列和间距。

（2）阴道镜术语（或命名）及分级

a）阴道镜术语繁多，推荐采用最新术语（2002年第11届国际宫颈病理与阴道联盟会议修改的术语）（见表2-1）。

b）阴道镜图像分级：分级是根据阴道镜下所见特征，对其图像与组织学关系进行概括，以助对病变的评估和处理的选择。Coppleson（1986）对转化区的分级标准较简便实用。

c）阴道镜Reid评分法（RCI）：是Reid和Scalzi于1985年提出的改良的Reid评分法，以颜色、边界、血管和碘试验四个特征作为评分标准，用于评估宫颈病变，此量化评分法旨在便于初学者掌握阴道镜技术和减少主观性。可采用Reid评分系统但不强调常规应用。

d）阴道镜诊断记录表格：阴道镜检查结果可分为六类：①正常（或阴性）；②低度CIN（CINⅠ/HPVⅠ）；③高度CIN（CINⅡ/Ⅲ）；④可疑癌/癌；⑤不满意阴道镜所见；⑥其他（如炎症、湿疣、白斑……等）。

表2-1　国际阴道镜新分类和命名（2002）

Ⅰ正常阴道镜所见	Normal colposcopic findings
原始鳞状上皮	Original squamous epithetlium
柱状上皮	Columnar epithetlium
转化区	Transformation zone
Ⅱ异常阴道镜所见	Abnormal colposcopic findings
扁平醋白上皮	Flat acetowhite epithetlium
致密醋白上皮※	Dense acetowhite epithetlium
细小镶嵌	Fine mosaic
粗大镶嵌※	Coarse mosaic
细小点状血管	Fine punctation
粗大点状血管※	Carse punctation

碘试验部分阳性	Iodine partial positiveity
碘阴性※	Iodine negativity
非典型血管※	Atypical vessels
Ⅲ阴道镜特征提示浸润癌	Colposcopic features suggestive of invasive cancer
Ⅳ不满意阴道镜检查	Unsatisfactory colposcopy
鳞柱交界看不见	Squamocolumnar junction not visible
严重炎症、严重萎缩、创伤	Severe inflammation, severe atrophy, trauma
看不见宫颈	Cervix not visible
Ⅴ各种杂类所见	Miscellaneous findings
湿疣	Condyloma
角化	Keratosis
糜烂	Erosion
炎症	Inflammation
萎缩	Atrophy
脱落	Deciduosis
息肉	Polyps

※：为较重的变化 Major chang。

5. 试剂配制　如下所述。

（1）5% 醋酸溶液

成分：量

a）冰醋酸 5mL

b）蒸馏水 95mL

配制：5mL 冰醋酸小心加入 95mL 蒸馏水中充分混合。

储存：当天未用完的醋酸应丢弃。

标签：5% 醋酸溶液

注意：记住要稀释冰醋酸，因为未稀释的醋酸可导致上皮严重的化学烧伤。

（2）5% Lugol 碘溶液

成分：量

a）碘化钾 10g

b）蒸馏水 100mL

c）碘（晶体）5g

配制：

a）10g 碘化钾加入 100mL 蒸馏水中。

b）慢慢加入 5g 碘，充分摇动混合。

c）滤过和储存在棕色瓶中，拧紧。

储存：1 个月

标签：5% Lugol 碘溶液（应用日期）

三、阴道镜检查注意事项

1. 应熟悉阴道镜检查的主要形态学基础　如下所述。

（1）宫颈被覆上皮：鳞状上皮和柱状上皮

（2）鳞柱交界（SCJ）和转化区（又称移行带，TZ）

2. 了解两个试验的原理　醋酸试验和碘试验。

3. 一般注意事项　如下所述。

（1）阴道镜检查前，应告知病人阴道镜检查的目的，检查中可能有的不适感及活检后有少量阴道出血等，并签署知情同意书。

（2）阴道镜检查前应有细胞学检查结果，至少24小时内不宜作阴道冲洗、细胞学刮片、妇检、用药及性生活，以免损伤上皮，影响阴道镜观察。

（3）宜在月经干净3～4后天进行。

（4）严重炎症时，应先行抗感染治疗，绝经后妇女宫颈萎缩，必要时补充雌激素后再行阴道镜检查。

（5）全面观察宫颈、颈管下段、阴道或外阴，以防遗漏病变。

（6）用5%醋酸1～2分钟后，呈现白色变化，低度病变醋酸反应慢，消失快，相反高度病变醋酸反应快，持续时间长2～4分钟。3分钟后可重复涂抹醋酸，若观察时间太短，会影响评价。

（7）对病变区域上皮或血管观察有异议时，应该与周围正常黏膜进行对比观察。

（8）细胞学≥LSIL或≥AGC，阴道镜检查未发现异常或未见鳞柱交界时，应常规作颈管内膜刮术（ECC），必要时锥切，以明确诊断，但不主张"see and treat"（即看即治）。

（9）根据图像中多方面特征，结合临床有关信息，加以综合评估，力求获得较符合组织学的阴道镜诊断，但最后确诊必须根据组织病理学检查。

（10）妊娠期妇女，阴道镜所见图像较为夸张，必要时才取活检，但禁做颈管刮术。

4. 认识阴道镜检查的局限性　如下所述。

（1）阴道镜不能观察颈管内病变，尤其绝经后妇女或治疗后的宫颈，鳞柱交界上移至颈内，或病变伸入颈管超过阴道镜检查视野，可造成假阴性（10%左右）；

（2）阴道镜不能确定间质有无浸润，在上皮缺损、基质裸露时影响阴道镜判断；

（3）对阴道镜图像解释有一定主观性，影响活检部位的选择和诊断；

（4）掌握阴道镜技术需要专门培训和在不断实践中总结经验，并具有相应的细胞学和病理组织学知识。

5. 醋酸肉眼观察（VIA）能否替代阴道镜　VIA是宫颈涂抹5%醋酸后，根据宫颈对醋酸的反应即醋白上皮厚薄、颜色强度、边界与轮廓，是否邻接SCJ，进行宫颈病变的初步诊断；是用于宫颈癌筛查的一种经济实用、简单易行，立即获得结果的初筛方法。中国医学科学院在1999年一项中美协作随机研究中，VIA诊断≥CINⅡ宫颈病变的灵敏度和特异度均低于阴道镜检查（灵敏度71% VS 81%，特异度73% VS 77%），此外，VIA对反映宫颈病变的上皮和血管的图像不能微妙观察和综合评估等，因而不能代替阴道镜检查，仅为经济落后地区有望代替传统细胞学的初级筛查方案或无阴道镜设备条件的地区或单位，或结合碘试验（VILI）指导活检。

6. 再次强调的　阴道镜检查是一种诊断性检查，但依然不能作为宫颈病变确诊和治疗的依据，最后必须依赖组织病理学检查确诊。

（陈旺香）

第四章

妇产科内镜治疗

第一节　宫外孕的腹腔镜手术治疗

目前，宫外孕的诊断并不困难，结合超声波检查以及血或尿 β–HCG 或 HCG 检查，可以使许多异位妊娠患者能够在未发生腹腔内大出血的情况下得到诊断。而腹腔镜手术则能够在及早、准确诊断异位妊娠的同时，选择最恰当的方法治疗异位妊娠，从而避免患者发生腹腔内大出血等严重后果，同时由于其创伤小、恢复快，使患者住院时间明显缩短。因此，腹腔镜手术已作为诊治异位妊娠的主要手段。

（一）适应证

1. 陈旧性宫外孕　对容易患宫外孕的患者，如有慢性盆腔炎、不孕症、曾有过宫外孕、输卵管曾做过整形手术等，在妊娠早期及对行超声波检查，同时发现有盆腔包块，阴道流血，血 HCG 升高不明显，疑诊陈旧性宫外孕者。可以行腹腔镜检查及手术。

2. 流产型宫外孕　生育年龄妇女出现下腹疼痛或不规则阴道出血，应常规行血或尿 HCG 检查，对 HCG 呈阳性者，应进一步行超声波检查。排除宫内妊娠后，如在宫旁发现囊实性包块，或腹腔有积液，则可疑宫外孕，应尽早安排患者接受腹腔镜检查。

3. 宫外孕破裂出血　对有剧烈腹痛伴有一过性昏倒者，应高度怀疑有腹腔内出血，应及时行腹腔穿刺或后穹隆穿刺，如抽出不凝固的较新鲜血液即可诊断，如此时尿 HCG 阳性，更可确诊为宫外孕，应及时行腹腔镜手术治疗。

4. 其他　对于 HCG 反复阳性，刮宫无绒毛组织，刮宫后 HCG 仍为阳性，而不能确诊为妊娠滋养细胞肿瘤者，应行腹腔镜检查以排除宫外孕。

（二）禁忌证

1. 绝对禁忌证　①盆腔严重粘连，不能暴露病变部位的输卵管。②腹腔大量积血、患者处于严重休克状态。

2. 相对禁忌证　妊娠包块大小及部位等，如间质部妊娠包块较大者手术较困难，为相对禁忌证。之所以称为相对禁忌证，是因为这要根据手术医师的经验及手术技能而定，对一个医师来说不能用腹腔镜完成的手术，另一个医师可能能够完成。

（三）手术方法

气腹成功后首先经脐部放入腹腔镜，确诊为输卵管妊娠并可行镜下手术后，在下腹两侧或同侧放入两 5mm 穿刺套管，用于放入手术器械，一般情况下 3 个穿刺孔即可完成手术，如有必要，可在左侧腹直肌外缘再放一个穿刺套管。先吸净盆腔内积血，如遇盆腔粘连可先分离粘连，充分暴露病变输卵管，并观察对侧输卵管情况，以决定选择手术方式。手术结束时用大量生理盐水将盆腔彻底冲洗干净。

1. 输卵管切除术　如果患者不需要保留生育能力，或输卵管已严重破坏，应选择输卵管切除术。如果同侧输卵管曾有过一次妊娠，或该侧输卵管曾行过伞端造口术，一般认为应行输卵管切除术。

将举宫器放入宫腔，使子宫保持前倾位，充分暴露患侧输卵管，用一把抓钳提起输卵管伞端，自伞端开始用双极电凝钳靠近输卵管钳夹、电凝输卵管系膜，然后用剪刀剪断系膜，直至输卵管宫角部，切除患侧输卵管。靠近输卵管电凝系膜的目的是减少电凝对卵巢系膜及其血液供应的影响。也可使用一种带刀双极电凝钳（PK刀），其优点是电凝组织后可立即下推刀片，将组织切断，无须反复更换手术器械，从而缩短手术时间。

输卵管切除也可逆行进行，先钳夹切断输卵管峡部近宫角处，再逐步电凝切断输卵管系膜至输卵管伞端，逆行切除病变输卵管。

2. 输卵管部分切除术或电凝术　输卵管部分切除术主要适用于输卵管峡部或壶腹部妊娠破裂不能修补，而患者又不愿切除输卵管者。输卵管切开取胚胎及修补术失败者也可考虑输卵管部分切除术或电凝术。病灶切除后输卵管剩余部分将来可以行输卵管吻合术以获得生育能力。

首先用双极电凝钳将妊娠部位两侧的输卵管电凝后剪断，用抓钳将病变部分提起，再电凝并剪断其系膜，从而将妊娠部分的输卵管切除。如使用缝线结扎的方法行输卵管部分切除术，则先缝合结扎妊娠部位两端的输卵管，然后切断。具体做法为先用抓钳提起该段输卵管，继而缝扎并切断系膜，切除病变部分输卵管。与电凝方法相比，缝线结扎的方法操作较困难，费时较长。

无论使用何种方法，在病变部分输卵管切除后均应仔细检查创面有无出血，如发现出血仍可用电凝或缝合止血。

输卵管妊娠部位电凝术与输卵管部分切除术相似，只是将病变部分使用电凝完全凝固而不切除。这种方法的缺点是无法取得组织行病理学检查。

由于输卵管切开取胚胎术及局部注射MTX的方法广泛使用且有效，因此输卵管部分切除术或电凝术很少使用。

3. 输卵管切开取胚胎及修补术　该手术适用于需要保留生育能力的患者。有报道输卵管切开取胚胎及修补术后再次宫外孕的机会有所增加，但这种手术对需要保留生育能力的患者仍具有一定价值。在决定行输卵管切开取胚胎及修补术前，应向患者交代手术后要注意以下情况，如术后持续性宫外孕需再次手术或用药物治疗，手术后应定期检查尿或血HCG浓度，直到正常为止。

输卵管壶腹部妊娠最适合行输卵管切开取胚胎及修补术，部分峡部妊娠也可行这种手术，无论妊娠部位是否破裂，只要病例选择恰当，均可使手术顺利完成。

用抓钳或分离钳拨动并提起输卵管系膜，暴露拟切开的部位。切口部位应选在输卵管系膜对侧缘及妊娠包块最突出部分。一般应沿着输卵管长轴纵行切开，切口不必过长，以可顺利将管腔内绒毛及血块取出为度，切口过长可导致输卵管壁过多的血管损伤，出血量增多且不易止血。单极电针是切开输卵管最常用、最方便的手术器械，它在切开管壁的同时还有凝固组织和止血作用。剪刀、超声刀也可用于切开输卵管。

管壁切开后即见管腔内血块及绒毛组织，用抓钳取出绒毛及胚胎等妊娠组织，尽量保持组织的完整，防止夹碎组织增加残留机会，同时如钳夹损伤了输卵管黏膜，则导致管壁出血而不易止血。另外有人用水压分离排出妊娠组织，具体操作方法如下：用一把无损伤抓钳将输卵管壁切口缘提起，将5mm冲洗吸引管沿管壁放入管腔，利用水压将绒毛及血块与管壁分离，并在水流的带动下，使绒毛及血块自切口完整排出。如绒毛及血块与管壁粘连较紧，水压不能完全分离，可用5mm抓钳将绒毛及血块抓出。用生理盐水反复冲洗输卵管腔，以确定有无绒毛组织残留。绒毛及血块先放于子宫直肠窝处，待手术结束时取出。

输卵管内绒毛及血块取出后管壁即塌陷，如无活动性出血，切口可自动对合并愈合，此种情况切口不需要缝合。输卵管切口不缝合有形成瘘管的机会，但可能性很小。如切口有活动性出血，常用止血方法有电凝和缝合两种，电凝止血虽简单，但对输卵管有损伤，有时整个管壁组织均被凝固破坏。腹腔内缝合虽然操作较困难，但对输卵管的损伤较小，使切口准确对合，有利于切口愈合。有时管腔内有活动性出血，电凝无法止血时，可将切口缝合后，任血液积聚在管腔内，对管壁起压迫止血作用，管腔内的血块可待日后自行吸收。缝合方法为用3-0~4-0 Dexon或Vicryl带针缝线，在输卵管切口间断缝合数针，使切口对合良好。

绒毛及血块可用 10mm 勺状钳经 10mm 穿刺套管取出，或用 10mm 的吸引管吸出，并送病理检查。

4. 输卵管妊娠挤出术　输卵管妊娠挤出术主要用于输卵管伞部妊娠及近伞部的壶腹部妊娠。伞部妊娠常自然排出，即输卵管妊娠流产。如术时发现伞部妊娠，可将妊娠组织用抓钳轻轻拉出，此时可将绒毛全部取出。水压分离有助于妊娠组织的取出。如果妊娠位于壶腹部近伞端，则不易将妊娠组织从伞端取出，可引起组织残留和出血，这种情况下可将输卵管伞部切开，取出妊娠组织并用电凝止血。

5. 腹腔镜下输卵管局部注射 MTX　腹腔镜下输卵管局部注射 MTX 用于以下两种情况：一种是不切开输卵管壁取出绒毛组织，直接将 MTX 注射到妊娠病灶内；一种是在行输卵管切开取胚胎后怀疑有绒毛残留，在将管壁缝合后向妊娠部位管腔内注射单剂量 MTX。前者可保持输卵管的完整性，对输卵管损伤小，手术操作容易。但术后患者 HCG 降为正常的时间长达 20~40d，成功率仅有 83%。后者作为对输卵管切开胚胎及修补术的一种补充治疗，比较难把握何种情况下需要使用。因此，笔者认为如果使用腹腔镜确诊为输卵管妊娠，即应行镜下手术（输卵管切除术或输卵管切开取出胚胎及修补术）治疗，可使患者术后住院时间明显缩短，尿或血 HCG 浓度迅速恢复正常。注射方法是将单剂量 MTX（10~40mg）溶于 3~5mL 生理盐水或注射用水中，使用腹腔镜专用注射针头将药物注入，也可用 18 号或 20 号腰穿针穿过腹壁，再刺入输卵管妊娠病灶内注药。推药前应回抽注射器，避免针头进入血管。术后严密观察血 HCG 变化。

（四）术后处理

手术后的处理，包括腹腔引流管的管理和观察，注意引流物的量和颜色，以便及早发现腹腔内出血或其他器官或组织损伤的征象。适当使用抗生素，必要时输注红细胞悬液或血浆。嘱患者尽早下床活动，早期即可进食。定期复查血 HCG 定量。

（五）常见并发症及处理

腹腔镜手术治疗输卵管妊娠，除腹腔镜手术本身并发症以外，还有其特有的并发症。主要包括以下两个方面。

1. 出血　腹腔镜手术治疗输卵管妊娠所引起的出血主要发生于保留输卵管的手术，如输卵管切开取胚胎及修补术，切开输卵管时出血多少与妊娠绒毛的活性有关，绒毛组织越新鲜，输卵管组织充血越明显，出血越多。术前超声检查有胎心搏动，血或尿 HCG 浓度很高，提示绒毛活性高，术时可能遇到活跃出血。术时出血可通过缝合、电凝、内凝等方法止血，如果止血效果不理想，可转为输卵管切除术，一般情况下极少因不能止血而中转剖腹手术者。如术时止血不彻底，也有可能术后继续出血，甚至引起术后腹腔内大出血。如发生术后腹腔内出血，可重复腹腔镜手术或转为剖腹手术。此时切除输卵管是比较恰当的手术方式。

2. 持续性宫外孕　指腹腔镜下输卵管切开取胚胎及修补术时未清除干净绒毛组织，术后滋养细胞继续生长。患者表现为阴道出血持续不止，尿或血 HCG 在术后 3~6 天有所下降，但下降到一定程度后又上升或反复呈阳性反应。部分持续性宫外孕患者甚至可再发生腹腔内大出血。因此在腹腔镜下非手术治疗输卵管妊娠术后，应严密观察患者血 HCG 的变化，直到正常为止。如发现持续性宫外孕应及时治疗。

持续性宫外孕的治疗可以再次行腹腔镜手术或开腹手术，再次手术时仍可行保留输卵管的手术，而不切除输卵管。但是再次手术对患者的创伤及打击均较大，因此目前多采用非手术治疗，其方法包括 MTX 肌内注射或使用中草药治疗。多数情况下 MTX 用一个疗程已能够杀死残留的滋养细胞，使血 HCG 恢复正常。

（六）讨论

输卵管切除术常用于输卵管峡部、壶腹部和伞部妊娠。妊娠包块越大，手术难度也越大。有时须先将输卵管切开，取出管腔内血块及绒毛组织，然后再切除输卵管，但这样会引起较多出血。另一种情况是如果输卵管卵巢间有严重粘连，难分开时，则可考虑行输卵管切除术切除或输卵管切开取胚胎术。

与剖腹手术治疗宫外孕一样，腹腔镜手术治疗输卵管妊娠也可使用输卵管切除和保留输卵管的手术两种方法。然而，腹腔镜手术却有着剖腹手术无法比拟的优点。它可以明显缩短住院时间、降低住院费用，对患者创伤小，使患者术后迅速恢复正常生活和工作。术后患者再次妊娠的可能性也与剖腹手术一样。因此，腹腔镜手术无疑应成为治疗宫外孕的首选方法。

（渠力平）

第二节　输卵管疾病的腹腔镜手术治疗

一、盆腔粘连分离与输卵管成形术

随着盆腔感染性疾病和性传播性疾病的增加，输卵管因素已经成为引起不孕症最重要的原因。在临床上，经开腹显微外科方式进行输卵管重建手术治疗输卵管疾病已经成为主要的手术方式。目前，大多数的输卵管重建术可以在腹腔镜下实施。尽管辅助生育技术的发展完善使不孕症的手术治疗面临挑战，但是，输卵管性不孕的手术治疗仍然广泛地应用于临床，尤其是在一些辅助生育技术尚未开展的地区。

（一）适应证

输卵管伞端、壶腹部不通及输卵管粘连导致不孕症者。

（二）禁忌证

全身及腹部急性炎症，或不能耐受腹腔镜手术的患者。

（三）手术方法

患者取截石位，放置举宫器以便操作子宫和术中通液。腹腔镜自脐轮部置入，大多数情况下，分别在下腹部两侧置入5mm的辅助穿刺套管即可完成手术，对一些比较复杂的病例，在左侧腹直肌外沿可以再增加穿刺套管及手术器械进行组织切割和分离。输卵管粘连分离和成形手术的目的不仅仅是为了恢复输卵管的解剖形状，同时还要恢复其生殖功能，提高不孕症患者的生育率。因此，减少手术以后分离面的粘连和粘连的再形成非常重要。为了达到这一目的，必须最大限度地减少术中对组织的干扰，显微妇科手术的各种原则适用于腹腔镜手术。

腹腔镜输卵管成形手术步骤与普通显微妇科手术步骤并没有本质的区别。通常情况下都要首先对输卵管及其周围组织的粘连进行分离，充分暴露输卵管和卵巢的位置，手术方式及步骤取决于输卵管的病变和解剖改变情况。手术步骤如下。

1. 盆腔粘连的分离　首先分离输卵管与周围组织和器官的粘连，从暴露最充分的部位开始，按照由简单到复杂的顺序进行。一般情况下，首先分离膜状粘连，然后再分离致密粘连。对于有肠管粘连的患者，在进行输卵管卵巢粘连分离以前，要首先分离肠管的粘连，然后将肠管向上腹部推开，以便充分暴露盆腔器官，以免在进行附件区的粘连分离操作中误伤肠管。

在分离操作过程中，尽量用抓钳提拉受累的器官或粘连带，使其保持张力，这样不仅有助于辨别粘连的界限，而且在分离过程中还可以避免对粘连器官浆膜的损伤。分离致密的粘连部位时，可以先在粘连上做一个小的切口，找出粘连组织的平面层次以后，用剪刀或超声刀进行切割分离。

粘连分离的范围以能够完全恢复输卵管的正常解剖为度。在手术结束前，要冲洗盆腔并吸净组织块和凝血块，在盆腔冲洗的同时，还可以借助液体的灌注冲洗，重点检查出血区域和输卵管伞端内微小的粘连，必要时进行相应处理。

2. 伞端成形　输卵管伞端成形是指重建远端闭合的输卵管，使其恢复正常的解剖结构，这种方法适用于治疗那些输卵管伞部阻塞而输卵管伞的外形正常，输卵管伞的黏膜皱襞依然可以辨别的患者。输卵管伞部病变的范围很广，包括伞端周围的粘连、伞端部分或全部黏合以及输卵管伞端开口处的闭锁。

输卵管伞端成形手术包括切开粘连部位的浆膜面和扩张伞端开口，手术操作只限于在浆膜表面进行。但是，通常情况下，输卵管伞端的粘连与附件区域的粘连并存时，也必须进行输卵管卵巢的粘连分离。进行分离时可用无损伤抓钳将输卵管拉向子宫或盆腔侧壁，经宫颈用亚甲蓝液体进行输卵管通液使壶腹部膨胀，并辨别伞端开口，如果开口部位被瘢痕组织覆盖，要先将瘢痕组织分开，然后经伞端开口处插入分离钳慢慢张开钳嘴，扩张伞端开口后再缓缓退出，可以重复此动作数次，直到输卵管伞完全游离为止。这种手术操作比较简单，大多数情况下不需要止血。

输卵管伞端开口部位闭锁非常少见。这个部位的粘连通常是由于输卵管远端的瘢痕狭窄环所致，而输卵管伞的外形一般正常。在粘连分离时，浆膜面的切口自输卵管伞的末端开始，沿着输卵管的浆膜层向壶腹部分离，直到通过狭窄环为止。在分离前先在输卵管系膜内注入适当浓度的血管收缩剂，然后用针状电极或锐性剪刀切开或剪开，为了保持输卵管的通畅，用 5 - 0 缝线将分离后的伞端分别外翻缝合，或像输卵管造口术一样电凝伞端的浆膜面。术毕进行输卵管通液确定输卵管的通畅度。

3. 输卵管造口　是在封闭的输卵管上创建新的开口。这种手术方法通常用于远端有积水的闭锁输卵管，在尽可能靠近原有闭锁输卵管开口处创建新的开口。在进行造口手术以前，首先分离输卵管周围的粘连组织，以便充分暴露术野，使输卵管充分游离，然后进行输卵管通液检查，一方面排除输卵管近端阻塞，另一方面也使远端闭锁的输卵管末端膨胀，用无损伤抓钳固定输卵管远端，在尽可能靠近原输卵管开口的部位做一新的切口。有时，也可以用通液的方法增加输卵管腔内的压力，使原输卵管开口开放，待新的开口形成，将抓钳插入张开扩张开口，反复操作几次，以进一步扩大开口。

输卵管闭锁远端的切口可用剪刀、激光或超声刀在该部位划开全层管壁 1～2cm，形成新的放射状切口。第一个切口通常朝着卵巢方向，使其日后便于拾卵，然后用抓钳提拉切缘，寻找其内的黏膜皱襞，沿着黏膜皱襞间的无血管区分别再做切口，这些新切开的管壁将形成新的输卵管伞。将切开的管腔瓣膜外翻是防止新造开口再度粘连和保持其通畅度的重要步骤。外翻的方法可用分散式激光束、点状凝固或低功率双极电凝凝固管腔瓣膜的浆膜面，也可以用很细的可吸收缝线将这些管壁瓣膜外翻缝合，术中出血可用微型双极钳凝固止血。

4. 输卵管吻合术　腹腔镜输卵管吻合手术步骤与显微妇科手术方法基本相同，其技术关键在于进行输卵管的分离操作时尽可能减少损伤，术中尽量少用双极电凝止血，以避免对输卵管黏膜的热损伤，并在无张力状态下准确对合输卵管的吻合端。

用剪刀分离绝育段的输卵管浆膜，进行通液使其近端管腔膨胀，在靠近阻塞部位使用剪刀锐性以垂直方向横向剪断输卵管，注意不要伤及管腔下方的血管，仔细检查剪开的断面是否有正常的黏膜皱襞，彻底去除阻塞部位有瘢痕的黏膜。注意在上述操作中不能切断或损伤输卵管系膜内的弓形血管，对于其他部位出血，要使用微型双极电极或超声刀止血，输卵管浆膜表面的渗血常能自行停止，尽量减少使用电极凝固止血。

经宫颈注入亚甲蓝溶液，观察输卵管近端是否通畅，远端输卵管部分可以通过伞端逆向通液使其管腔膨胀，按照上述方法横行剪断阻塞处的末端，然后将近端和远端输卵管的断端合拢，尽可能使管腔准确对合，这时再将剪开的阻塞段略多于输卵管自其下方的系膜上剪掉，切缘要尽量靠近输卵管，以避免损伤系膜内的血管。

用 5 - 0～6 - 0 缝线缝合近端和远端输卵管的黏膜与肌层，第 1 针缝线在相当于管腔的 6 点外，沿输卵管系膜缝合，这是保证输卵管管腔准确对合的重要一步，所有的缝合线结要打在管腔的外面，缝线打结不宜过紧，以保证两端输卵管肌肉无张力对合为度。根据管腔大小，一般黏膜和肌肉需要缝合 3～4 针，以保证输卵管完整对合。

缝合输卵管浆膜层，缝合后即进行输卵管通畅度检查。

（四）术后处理

手术后近期无特殊处理，建议在手术后第 1 次月经来潮后进行 1 次输卵管通液术，以判断输卵管是否通畅或防止创面愈合过程中的再粘连。

（五）讨论

腹腔镜下进行输卵管成形术具有与普通腹腔镜手术相同的优点，包括组织损伤小，与切口有关的并发症少，住院时间短，术后恢复快，费用少，而且可以同时进行诊断和治疗。由于手术是在密闭的环境下进行，盆、腹腔内器官不暴露在空气中，减少了组织干燥和感染的机会，也减少了异物进入腹腔的危险，例如，手套上的粉末等，因此减少了术后粘连形成的机会。

腹腔镜输卵管成形术的局限性在于，通过屏幕进行手术操作缺乏立体视觉，使用较长的手术器械使操作者的感知觉降低，进而失去了提拉和操纵组织的准确性。由于手术要通过套管进行，这样会增加组织的张力，甚至对组织造成不必要的损伤，另外腹腔镜下缝合或吻合也比较困难，对操作者技术要求较高。尤其是使用细缝线和在腔内打结时。

腹腔镜输卵管吻合手术的主要技术困难是进行准确的管腔对合和腔内缝合技术，随着摄像技术的不断完善和手术技巧的改进，术后妊娠率也会相应地增加。有报道腹腔镜输卵管吻合手术，双侧输卵管同时进行吻合的患者术后宫内妊娠率为87%，而只进行单侧输卵管吻合的术后妊娠率为60%。也有研究报道介绍两针缝合法（第1针先缝合输卵管系膜，然后于管腔12点处全层缝合1针）能够显著缩短手术时间，术后妊娠率达53%~70%。其他吻合方法包括组织黏合和焊接技术也有报道，但术后效果均有待进一步观察和评价。

输卵管绝育后腹腔镜吻合手术是一种有效可行的输卵管复通方法，虽然在技术操作上有一定难度，但是避免了开腹，尤其是减少了对盆腔组织的干扰和不必要的损伤，因而明显地减少了术后粘连形成，随着技术和设备的不断更新改进，手术步骤也将会更加简单易行。

二、输卵管绝育术

输卵管绝育术可经腹小切口完成，亦可经腹腔镜完成。腹腔镜下输卵管绝育术开始于20世纪30年代，经不断发展完善，目前已经成为一种安全可靠的绝育方式，被人们广泛接受。

（一）适应证

完成生育使命要求绝育的育龄期妇女。

（二）禁忌证

不适合行腹腔镜手术者。

（三）手术方法

腹腔镜绝育可以通过单点穿刺，将绝育器械经穿刺套管置入腹腔，其弊端是观察视野受限。大多数妇科医师更喜欢采用双点穿刺方法，以便于获得清楚的观察视野，以提高手术操作的准确性和安全性。双点穿刺法的第1个套管针经脐部切口穿刺，10mm的腹腔镜由此处的穿刺套管置入腹腔，第2个套管针通常选在腹中线耻骨联合上方2~3cm处。

1. 高频电凝法 如下所述。

（1）单极电凝：单极电凝最早应用于腹腔镜绝育手术，用电极凝固部分输卵管峡部组织，达到绝育目的，但是这种方法曾有误伤腹壁甚至肠道损伤的危险，尽管后来人们发现肠道损伤是由套管针造成而非电极损伤，但是对单极电凝的使用却明显减少。横断或切除电凝部分的输卵管并不减少手术失败率，而且有撕伤输卵管系膜和增加出血的危险。

认清输卵管伞端以后，夹住输卵管近端和中间1/3处，向前腹壁提出盆腔，然后接通作用电极，设置功率50W进行电凝，输卵管的凝固部分颜色变白，肿胀，然后萎缩，组织的损伤延伸到侧方0.5~1cm，其下附着输卵管系膜血管丰富，也应电凝至少长达0.5cm，以促进此段输卵管的萎缩，必要时可在局部多次凝固，使输卵管破坏长度至少长达3cm。手术操作时，尽量避免在子宫输卵管连接处（输卵管间质部）进行电凝，以减少该处瘘管形成所致术后妊娠的可能。由于电流向阻力最小的方向流动，所以使用时作用电极要放在靠子宫近端方向，以便预防电极作用时间电流向输卵管末端传导，因为有时输卵管的末端常与肠管接触，很容易造成对肠管的热损伤。

（2）双极电凝：使用双极电凝进行输卵管凝固时，电流只在钳夹于电极中间的组织产生破坏作用，一般不会导致周围组织损伤。经典的双极电凝输卵管部分不需要横断或切开，否则可能造成出血和输卵管瘘。双极电凝输卵管绝育的成功与否取决于破坏输卵管的长度。

使用双极电凝系统减少了单极电凝作用时造成的电流向周围组织蔓延现象，但在实际操作中，必须保证充分破坏拟绝育的输卵管片段，凝固次数要多于单极电凝，电凝部位要在离开子宫至少2cm处，并需要同时凝固其邻近组织，与单极电凝相同，绝育部分输卵管的破坏长度要达到3cm，并尽可能破坏其下方输卵管系膜的血管，减少手术失败的可能。手术时的合适电极功率设置为切割波形50W，电极作用时间以保证钳夹部位全段输卵管完全破坏为度，一般被凝固组织完全干燥即可达到目的。偶然电极钳也会黏附在凝固的输卵管上，此时不要强行硬拉，以免撕裂输卵管系膜，造成不必要的出血，正确的方法是适当旋转钳子而小心取下，或当电极作用时将钳叶打开，使与电极黏合的组织凝固干燥而与电极分离。

通常使用5mm的双极钳进行电凝操作。近期美国食品药品管理局批准3mm Molly双极钳作为腹腔镜绝育器械，此钳小而薄，呈卵圆形，钳端的外缘具有双层能量密度，能够安全、无损伤地夹住输卵管组织，在短时间内即可造成深度的组织损伤。

2. 超声刀切割法　使用超声刀进行绝育手术相对比较安全和简单，它兼具有单、双极电凝的优点，所以效果更确切。具体方法是先于距子宫角约3cm处切开输卵管表面的浆膜，游离输卵管长1.5~2cm，先用超声刀的钝面使游离的输卵管脱水，再用刀面将脱水的输卵管切除，长度不低于1cm。残端可以用超声刀继续脱水止血。

3. 腹腔镜Pomeroy输卵管结扎术　Pomeroy手术是标准的开腹输卵管结扎手术。这种手术也能在腹腔镜下实施，一般需要3个穿刺点，双侧下腹部分别置入5mm穿刺套管或术者侧同时置入2个操作穿刺套管，由一侧套管置入套圈后放在输卵管中部，对侧的套管内置入无损伤抓钳钳夹输卵管峡部，收紧套圈，套圈上方至少有1~2cm的输卵管，用另外一个套圈加固后，剪断套扎线。对侧同法处理。

有研究比较腹腔镜Pomeroy手术和硅橡胶环的手术效果，两种方法术后发病率和疗效没有差别。虽然没有技术上的困难，但这种方法并不比使用电凝绝育更优越，其失败率尚须观察。

4. 机械套扎法　如下所述。

（1）硅化橡胶环：目前广泛应用的Falope环是一种硅化弹性环，内含少量的钡，可以供放射检查用。确认输卵管后，将输卵管峡部夹住，套入环内。要小心操作，避免拉断输卵管或撕破系膜，造成出血，另外如果环仅套在远端，因输卵管宽度大，可能环仅套在管腔的上部，而未能阻塞全部管腔。

拉断输卵管是上环时最常发生的并发症，发生率为1.5%。最常见的症状是出血，可以将Falope环套在每个断端上止血或用电凝止血。由于环可以造成急性输卵管组织坏死，故套夹术后腹痛的发生比电凝更高，但是并没有对照研究支持这一结论。

（2）绝育夹：①Hulka夹子：Hulka-Glemens夹子是一个塑料夹子，两个臂上附有小的弹簧，应用时可以将下臂张开，夹住需要阻断的输卵管即可。其主要优点是仅破坏5mm的输卵管，便于日后输卵管吻合。夹子应当垂直钳夹在距宫角2~3cm处输卵管的峡部。当夹子位置放好后，慢慢挤压推夹器，关闭锁住夹子后张开退出推夹器，检查确保输卵管完全夹住，否则需要重复上夹。手术中要避免夹子掉入腹腔，万一夹子掉入腹腔应当取出。②Filshe夹：也是一种硅橡胶钛夹。这种钛夹可使输卵管腔完全闭合而管壁受硅橡胶的保护不致破裂。是目前应用最为广泛的普通腹腔镜绝育方法。利用持夹器，将夹子放在要阻塞的输卵管部位，一般在输卵管峡部，推夹锁住该处输卵管，被阻塞部分的输卵管仅4mm，也有利于以后吻合输卵管。

用Filshe夹的并发症少见，而且撕破输卵管系膜的损伤也比Falope环的机会少。

（四）术后处理

手术后近期无须特殊处理，需要注意的是手术后第1次月经来潮之前仍要求避孕。

（五）讨论

虽然绝育术是一种有效的避孕方法，而且被公认是永久性的避孕措施，但发生在输卵管绝育术后的妊娠仍有出现。多数研究报道术后妊娠率为0.2%~0.5%。绝育术后失败率为18.5/1 000，与以前的报道不同的是大多数失败发生在绝育后1~2年，失败率与绝育方法、绝育年龄、人种和研究地点有关。

最高的累计失败率是弹性夹绝育（3.65%）；其次是双极电凝（2.45%）、Falope环（17.7%）；最低累计失败率是产后绝育和单极电凝绝育（0.75%）。在30岁以前绝育的妇女累计失败率较高，特别是双极电凝（5.43%）或绝育夹（5.21%），对双极电凝，失败率与电凝点的多少有关，电凝少于3处的失败概率为1.29%；而3处或以上者为0.32%。

　　必须重视绝育术后发生宫外孕的可能，如果绝育后妊娠，宫外孕发生率是30%～80%，10年累计在所有绝育妇女中宫外孕的概率是0.73%。在各种不同方法中，双极电凝有最高的失败可能性（1.71%），绝育夹方法（0.85%），生育间歇期部分输卵管切除术为（0.75%），单极电凝和产后部分输卵管切除最低（0.15%），妇女在30岁以前用双极电凝绝育的比同年龄产后输卵管切除者患宫外孕的可能性高27倍。

（渠力平）

第三节　卵巢囊肿的腹腔镜手术治疗

　　卵巢囊肿传统的外科治疗方法是通过开腹手术部分或完全切除，如果发现恶性肿瘤还能够正确分期。大多数卵巢囊肿是良性的，绝经前恶性者占7%～13%，绝经后占8%～45%。完整的病史和体检可提示囊肿的性质，盆腔超声，尤其阴道超声，可以进一步帮助诊断囊肿病因并指导治疗。

（一）术前评估

　　手术前应该对囊肿的良、恶性进行预测，以确定是否适合行腹腔镜手术。因此，除详尽的病史可以提示卵巢囊肿的性质外，体检可以提供囊肿是否固定，外形不规则或质地特性，所有这些都可能提示恶性。出现腹水或上腹部包块应高度怀疑恶性。

　　盆腔超声是诊断卵巢囊肿的可靠方法，预示良性包块的精确度为92%～96%。阴道超声可提供更清晰的图像，并可与腹部超声结合，超声发现囊肿边界不清、有乳头状突起或赘生物、实性区域、厚壁的分隔、腹水或肠管缠结则须高度注意恶性的可能。如可疑恶性，最好行开腹手术。子宫内膜异位囊肿、出血性囊肿、皮样囊肿和持续功能性囊肿经常有特异性的超声表现，结合患者病史和体检，可以选择合适的腹腔镜手术。皮样囊肿在超声上的表现不同，有厚壁回声和提示包括皮脂、毛发、牙齿或骨骼等不同物质的回声。

　　相关抗原CA_{125}水平升高的小于50岁患者中，85%有良性肿瘤。许多良性病变包括子宫内膜异位症、结核病、皮样囊肿和输卵管炎均可致CA_{125}升高。当与腹部超声和临床体检结合时，尤其是绝经后的卵巢囊肿妇女，CA_{125}水平可以进一步帮助决定是否适于做腹腔镜手术。

（二）手术方法

　　全身麻醉诱导成功后，消毒和铺巾。膀胱内留置尿管，放置举宫器。常规气腹建立后，放入腹腔镜及辅助性腹腔镜套管在直视下插入，两个位于腹壁两侧，一个位于耻骨联合上或左侧腹直肌外缘。盆腔器官按照前述常规检查。明确诊断后行囊肿剥除或切除。用有齿抓钳钳夹卵巢韧带，侧面旋转暴露卵巢。用单极钳在卵巢门系膜边缘，卵巢包膜最薄部分切一个小口，以暴露下面的囊肿壁。用有齿抓钳钳夹卵巢包膜边缘，腹腔镜剪刀尖插入卵巢包膜和囊肿壁之间，轻轻剥离，用锐性切割或单极电切将卵巢包膜上最初的切口扩大，在囊肿的顶端做一个环行切开。然后助手钳夹卵巢包膜缘，术者钳夹囊壁，轻轻向相反方向牵拉。用剪刀钝性和锐性分离，囊肿从卵巢包膜上切割分离。如果在1个部位遇到困难，可在最初切口的另一部分继续操作，直至囊肿完全脱离卵巢为止。将囊肿放在直肠子宫陷凹，检查卵巢出血点，用单极或双极电凝止血，卵巢切口不必缝合。创面用双极电凝止血。取出剥除或切下的囊肿组织。

　　如遇巨大卵巢囊肿，且根据囊肿的外观初步判定为良性囊肿的情况下，可以先将囊肿切一小口，置入吸引器，将囊液吸尽，有利于手术操作和囊肿切除。如为巨大囊肿达剑突下时，可于脐上5cm处穿刺第一套管针，便于观察和腹腔镜内手术操作。

如果囊肿在分离时突然破裂，并已确知其为良性，囊肿可用有齿抓钳钳夹并剥离开卵巢包膜。Semm 描述了一种卷发技术，即用囊肿随着有齿抓钳反复翻卷，使囊壁脱离卵巢包膜。囊壁可直接通过 10mm 套管鞘取出。

通过一个 10mm 套管鞘将标本袋置入腹腔内，囊肿放入袋中，通过任意 1 个套管穿刺点提出带口，然后刺破囊肿，用连接 50mL 注射器的 14G 针头吸出内容物，再把缩小的囊肿壁用 Harrison 钳通过腹壁取出。患者采取头高臀低位，腹腔和盆腔用生理盐水充分冲洗一吸引。检查手术创面并止血。大的卵巢囊肿还可通过腹腔镜下直肠子宫陷凹切开，从阴道取出。在进行阴道后穹隆切开前，必须认清阴道和直肠之间的解剖关系。前倾子宫用举宫器举起，探棒插入直肠内进一步提示解剖关系，后穹隆用纱布镊夹海绵充填扩张，在突出部位用单极电刀做横切口。完整的囊肿通过直肠子宫陷凹经阴道取出，切口可以经阴道缝合或腹腔镜下用 2 - 0 Vicryl 线缝合。

（三）讨论

腹腔镜下囊肿切除术是一创伤小、效果好的手术方式，具有腹腔镜手术的所有优点。但也存在某些不足，主要在发生恶性囊肿破裂时，有潜在的种植和转移趋向，因而在操作中要特别细心，尽量保持剥除囊肿的完整性，减少肿瘤的种植和转移。肿瘤良、恶性的判定和注意事项如下。

（1）仔细检查囊肿，功能性囊肿是半透明的，良性囊肿表面光滑，无赘生物。

（2）对侧卵巢，盆腔，前腹壁和横膈因为有恶性可能，也应检查。

（3）进行腹腔冲洗，留冲洗液送检。

（4）不刺破囊肿，在可疑部位取活检，进行冷冻切片病理学检查。

（5）不要抽吸囊液，剥除或切除囊肿。

（6）如果发生破裂，打开囊壁，检查内侧面，在可疑部位取活检。

（7）如囊肿为功能性或不能切除时，通常取活检。

（8）用腹腔镜标本袋取出囊肿，以减少恶性细胞在套管针穿刺部位种植的可能。

如术中诊断为恶性，最好在妇科肿瘤专家会诊之后，或立即行开腹手术，以进行分期和治疗。

（渠力平）

第四节 子宫内膜异位症的腹腔镜手术治疗

子宫内膜异位症是子宫内膜腺体及间质异位于子宫体以外的疾病。生育年龄的妇女发病率为 10% ~ 15%。治疗包括手术治疗和药物治疗。近年随着腹腔镜手术的不断发展，大多数子宫内膜异位症可经腹腔镜手术完成。

（一）适应证

子宫内膜异位症手术治疗方法分根治性手术、半根治性手术和保守性手术三种。根治性手术指切除包括子宫及双附件在内的盆腔内所有异位病灶，适用于 45 岁以上近绝经期的重症患者。半根治性手术指切除异位病灶及子宫，而保留一侧或双侧卵巢的手术方式，适用于 45 岁以下无生育要求的重症患者。保守性手术指去除或破坏子宫内膜异位病灶及粘连，保留患者生育功能的手术方式，适用于年轻有生育要求的妇女。

（二）手术方法

腹腔镜置入后常规进行腹腔探查，明确病变部位及病灶浸润深度和广度，根据病变情况及治疗目的选择不同的手术方法。

1. 经腹腔镜子宫内膜异位病灶的处理　如下所述。

（1）盆腔腹膜浅表病灶的处理：一般的腹膜浅表病灶可以切除或直接用激光汽化，微波、热内凝或电凝烧灼病灶，烧灼术可将子宫内膜病灶汽化或凝固。烧灼的方法主要有点状、片状等，必要时在烧灼后完整切除病灶。

1）激光：激光对异位病灶组织具有凝固、碳化、汽化、切割、止血等作用，其优点在于容易控制凝固和汽化的深度，能准确地汽化病灶，而对周围组织的损伤很小。目前国内应用较多的是 Nd：YAG 激光光导纤维、CO_2 激光和半导体激光等。

2）电凝：电凝凝固术利用扁平状电极输出凝固电流可以凝固病灶，但很难准确判断其破坏的程度，往往引起去除不足或过度。

3）微波：微波治疗子宫内膜异位症具有操作简便、容易掌握、安全可靠等优点。与单极电凝、激光比较局部组织烧灼不深，周围脏器损伤机会减少，安全系数较大。但也存在凝固病灶深度不确切的缺点。

4）热内凝：采用 Semm 设计的热内凝器（100℃），利用加热的微型金属片或金属块接触可见病灶，使病灶部位细胞或组织脱水和蛋白质变性，达到破坏病灶的目的。其优点是一些肉眼不易识别的病灶可以用该内凝器探查，并进行凝固破坏。其原理是根据病灶部位的含铁血黄素颗粒在变性后变成棕黑色的原理，用片状或点状内凝器在腹膜表面做扫描式移动凝固盆底腹膜，它可以渗透达 3～4mm 组织，可以探查到无色素病灶。优点是作用局限，无热辐射损伤，能识别凝固肉眼不易辨别的病灶，加上无明显组织反应，手术后粘连机会少。

5）病灶切除术：对于凝固或汽化效果不确切的病灶，可以采用病灶切除术。具体方法有两种：一种是直接用剪刀或超声刀将病灶切除，另一种是于病灶部位浆膜下注入无菌蒸馏水将腹膜与其下的结缔组织分离，再切除病灶。

（2）盆腔腹膜粘连和侵及腹膜下的纤维病灶的处理

1）盆腔粘连分离术：子宫内膜异位症可以导致不同程度的盆腔粘连，如条状、片状、薄而透亮、无血管或致密粘连，以致分界不清。粘连的分离力求创伤小，止血彻底。简单的透亮无血管的片状或条状粘连可以用剪刀或单极电刀将其切断分离。如遇致密粘连，应采用钝锐结合分离的方法，逐一分离粘连，必要时连同病灶一并切除，如遇有血管性粘连可以先电凝后再切断。对于输尿管、肠道及血管附近或周围的粘连，必须辨清解剖结构后才能分离。分离时可以采用水分离术，将腹膜与上述重要器官分离，再将粘连切除。我们在分离粘连时主要采用超声刀，因为超声刀具有凝固和切割的双重功能，且对周围组织的损伤极小，往往能达到止血和分离作用，是目前较为理想的分离工具。

2）侵及腹膜下的纤维化组织病灶的处理：子宫内膜异位病灶有时可以侵入直肠子宫陷凹与阴道直肠隔，引起严重的盆腔粘连和疼痛。有的甚至完全封闭子宫直肠窝，此时往往有较深在的纤维化病灶，要切除阴道直肠隔的子宫内膜异位病灶，则需要切除阴道后壁、直肠和子宫骶骨韧带的纤维变性组织，是子宫内膜异位症手术中最困难的一种。手术中常用的方法是用卵圆钳夹一块海绵放入阴道后穹窿向上推，使腹腔镜下能分辨子宫直肠窝解剖结构和粘连界限，另外可以在直肠内放置探条或手术者的左手中指，可以避免直肠的损伤。手术需将直肠与子宫和阴道分离开，采用超声刀或剪刀钝锐结合分离粘连，直达直肠阴道隔的疏松结缔组织，把阴道后壁和直肠前壁整个病变分离出来再切除。如病灶仅侵及浆膜层，在紧贴直肠壁浆膜下注入蒸馏水形成水垫，用剪刀或超声刀将病灶切除，手术时还要注意防止输尿管的损伤，如果直肠壁已全层受侵，引起经期直肠出血，则可经腹腔镜做直肠切除。

2. 经腹腔镜卵巢子宫内膜异位囊肿切除　如下所述。

（1）卵巢小内膜样囊肿（直径＜3cm）的处理：对于直径在 3cm 以下的卵巢子宫内膜异位囊肿，往往纤维包裹形成不良，手术中不易与卵巢剥离，需要采用切除法。先用抓钳提起卵巢固有韧带，用纱布钳或有创抓钳抓住内膜异位病灶，用剪刀、激光或超声刀切除病灶，创面用激光或电凝止血，电凝的深度可以控制在 3mm 左右，以破坏病灶切除后可能残留的异位灶，卵巢表面无须缝合。

（2）直径在 3cm 以上的卵巢内膜样囊肿的处理：这类囊肿大多数病程较长，已形成了良好的纤维包裹，容易剥离。但这类子宫内膜异位囊肿的卵巢通常与阔韧带后叶有粘连，导致盆腔解剖位置改变，手术应先行粘连分解游离卵巢，恢复卵巢的正常解剖位置，以免伤及输尿管。

（3）子宫内膜异位症致卵巢严重粘连及卵巢功能破坏的处理：当过大的或复发的子宫内膜异位囊肿导致严重的卵巢粘连，以及卵巢功能已遭破坏时，则需要切除卵巢。在处理这类病例时要将卵巢从粘连中分离出来，恢复其原来的解剖位置，其间一定要小心辨认输尿管，再用缝线、双极电灼、钛夹和内结扎圈等手段处理卵巢固有韧带，切除卵巢，然后把卵巢分段取出，或在阴道后壁做一切口取出卵巢，也可以将卵巢置入胶袋，经由下腹切口取出。需要注意的是切除卵巢组织要彻底，以免产生残留卵巢综合征。

3. 腹腔镜子宫切除术　子宫内膜异位症尤其是子宫腺肌症是施行子宫切除术的一个常见的指征，假如和卵巢切除同时施行可以彻底治疗子宫内膜异位症，即所谓的"根治性"手术。在某些严重的卵巢子宫内膜异位症患者行卵巢切除后，子宫已没有其他功能，同时行子宫切除可能防止经血逆流和减少内膜异位的复发。但尚无证据显示子宫切除可确保疾病得以痊愈及防止复发。因此，对于需要施行子宫切除的患者要权衡利弊，再决定子宫切除术。因为子宫切除也有危险性，子宫切除手术的并发症还较高，而病死率尚未能完全避免。由于子宫内膜异位症可引至严重的盆腔粘连，使子宫、卵巢、肠管和膀胱粘连在一起。为避免伤及肠管、输尿管和膀胱，松解时往往需要切除部分子宫壁，而引起子宫出血，这时便需要切除子宫。相对而言，卵巢切除术比较简单，危险性远低于子宫切除术。如能通过卵巢切除可以缓解或治愈子宫内膜异位症，应该首先考虑卵巢切除术，因为若腹腔镜切除卵巢可减低手术所产生的创伤，加速痊愈。腹腔镜子宫切除的方法包括：腹腔镜筋膜全子宫切除术、腹腔镜子宫次全切除术和腹腔镜辅助的阴式子宫切除术。

4. 经腹腔镜切除子宫神经和骶前神经　如下所述。

（1）子宫骶韧带切断术：痛经与性交痛是子宫内膜异位症最常见的症状，尤其当病变位于子宫骶骨韧带内时，症状尤为严重，因为子宫的感觉神经纤维经此韧带传入并分布在子宫下段和部分宫底。在腹腔镜的辅助下可用电灼、激光或超声刀，把子宫与骶骨之间的韧带截断，中断传入感觉纤维，可以明显缓解疼痛症状，切除的范围约2cm长，0.8cm深。但由于输尿管与子宫骶骨韧带并行，手术时应小心，以免伤及输尿管和韧带旁的静脉。手术中用举宫器牵引子宫有助于定位韧带，同时要避免烧灼宫骶韧带外侧。

（2）经腹腔镜做骶前神经切除：对于侵犯范围较宽的子宫内膜异位症病灶，单纯切除病灶往往不彻底或病灶分布超出骶韧带内神经所能管辖的范围者，可以考虑行骶前神经切断术。腹腔镜骶前神经切断术对疼痛的缓解率在80%左右，因此对于严重痛经而病灶范围较广且较深的病例可以选择性采用该术式。但该术式在技术上有一定的难度，因为骶骨岬隆起之前后腹膜间有许多血管行走，特别是在分离神经时有可能伤及髂总静脉，令手术有一定困难，但只要在切开骶前腹膜时注意深度，则可以避免骶前静脉丛的损伤，目前仍不失为治疗严重子宫内膜异位症致盆腔痛的一种手段。

（三）术后处理

近期根据手术的范围采取不同的处理方式，如有直肠切除则需要胃肠减压和禁食，如有输尿管及膀胱切除则需要行输尿管支架置入和留置尿管5d以上。远期需要继续用拮抗雌激素的药物治疗3～6个月，以减少其复发率。

（四）常见并发症及处理

1. 出血的处理　如为创面渗血，则不必特意处理，可以用生理盐水或葡萄糖溶液冲洗创面即可达到止血目的。如为明显的血管出血则需要用电凝或超声刀止血，其中以双极电凝或PK刀止血效果最好。另外还可以采用创面缝合止血法，当然子宫内膜异位症的异位病灶形成的瘢痕很难用缝合止血法，多采用电凝止血，且效果满意。

2. 器官损伤的处理　如为肠道损伤则需要行修补术，如修补术不满意可以行端-端吻合术，直到修复满意。对于输尿管损伤可以采用吻合或输尿管膀胱置入术，手术后于输尿管内放置双J管支架，以免输尿管狭窄。膀胱损伤行直接修补术即可。

（五）讨论

子宫内膜异位症是当前妇科常见病、多发病，在生育年龄妇女中的发病率达10%～15%。长期以来，这种性质良性而行为却类似恶性的疾病，一直使临床医师在处理上带来困惑。尽管有多种方法可以治疗异位症，包括药物治疗和手术治疗，但结果却并不满意，特别是中年患者，药物治疗和开腹手术均有不足之处，复发及再次手术概率均较高，一般认为其5年以内的复发率在40%左右。因此最近多主张将手术治疗和药物治疗相结合，以减少其复发率。

目前，腹腔镜在子宫内膜异位症的诊断和治疗中占有重要地位，它可以对子宫内膜异位症同时进行临床分期并给予适当的治疗。尤其是近年来腹腔镜设备的不断更新和临床经验的不断积累，使大部分手术均能在腹腔镜下完成。由于腹腔镜手术与一般的剖腹探查术比较，有很多优点，如手术后的疼痛较轻，住院的时间缩短，对机体的免疫功能影响较小，以及减少粘连的形成，以加快患者的痊愈和康复。此外，手术后留下的瘢痕较小，对腹部的外观影响不大，已有替代开腹手术的趋势。所以，目前认为腹腔镜手术是诊断和治疗子宫内膜异位症的金标准和首选治疗手段。但对于严重的盆腔粘连、子宫直肠陷窝封闭的子宫内膜异位症需要行病灶切除或根治性手术者，极有可能损伤输尿管、肠道或大血管者，可以考虑开腹手术。总之，手术应该遵循个体化原则，对不同年龄、不同的病变及机体情况采取不同的方法及途径。

不过也应该认识到，腹腔镜手术治疗并不能彻底治愈子宫内膜异位症，其目的只是在于消除或缩减异位的子宫内膜，还原输卵管和卵巢的位置以确保生育能力，切断传入痛觉的神经以减轻月经和性生活的痛苦，以及切除卵巢子宫内膜异位囊肿和子宫肌层异位病灶等。

总之，腹腔镜手术在治疗子宫内膜异位症方面基本可以取代传统的剖腹手术，可以应用于几乎所有需做手术治疗的子宫内膜异位症患者，但腹腔镜手术的操作比较复杂，也有很大的难度，尤其在处理严重粘连或深部病灶时难度更大。因此，子宫内膜异位症的腹腔镜手术者必须具有较丰富的腹腔镜手术经验和良好的腹腔镜手术技巧，方能避免或减少手术并发症的发生。

（渠力平）

第五节　子宫肌瘤的腹腔镜手术治疗

子宫肌瘤是最常见的妇科肿瘤，随着内镜手术的进步，腹腔镜下子宫肌瘤的切除术已经逐渐取代了传统的开腹手术。目前绝大多数的子宫肌瘤均可在腹腔镜或宫腔镜下切除。

一、腹腔镜子宫切除术

（一）手术范围

根据腹腔镜子宫切除术的不同类型有不同的范围（表4-1）。

表4-1　腹腔镜子宫切除分型

分型	手术要点
0型	为阴式子宫切除作准备的腹腔镜手术
Ⅰ型	分离不包括子宫血管
Ⅰa	仅处理卵巢动脉
Ⅰb	Ⅰa+前面结构处理
Ⅰc	Ⅰa+后穹窿切开
Ⅱd	Ⅰa+前面结构处理+后穹窿切开
Ⅱ型	Ⅰ型+子宫动脉分离离断，单侧或双侧
Ⅱa	仅离断卵巢和子宫动脉
Ⅱb	Ⅱa+前面结构处理
Ⅱc	Ⅱa+后穹窿切开
Ⅱd	Ⅱa+前面结构处理+后穹窿切开
Ⅲ型	Ⅱ型+部分主韧带+骶韧带离断，单侧或双侧

续　表

分型	手术要点
Ⅲa	卵巢和子宫血管＋部分主韧带－骶韧带离断，单侧或双侧
Ⅲb	Ⅲa＋前面结构处理
Ⅲc	Ⅲa＋后穹窿切开
Ⅲd	Ⅲa＋前面结构处理＋后穹窿切开术
Ⅳ型	Ⅱ型＋全部主韧带＋骶韧带离断，单侧或双侧
Ⅳa	卵巢和子宫血管＋全部主韧带－骶韧带离断，单侧或双侧
Ⅳb	Ⅳa＋前面结构处理
Ⅳc	Ⅳa＋后穹窿切开术
Ⅳd	Ⅳa＋前面结构处理＋后穹窿切开术
Ⅳe	腹腔镜直接全子宫切除术

（二）手术要点

1. 处理圆韧带和骨盆漏斗韧带　举宫器向一侧推举子宫，同时于靠近子宫角处牵张展开的圆韧带，于距子宫角约2cm处或中段切断圆韧带。然后剪开阔韧带前叶，切割的范围和方向依赖于是否去除卵巢。如行卵巢切除，切除方向应向侧方，平行于骨盆漏斗韧带。韧带内包括卵巢血管，可用双极电凝、超声刀或缝合止血。整个韧带须经双极电凝多次电凝后切割，或直接用超声刀凝切，可获得更好的止血效果，使切割创面干净，解剖结构清楚。

2. 分离子宫与卵巢　对于需要保留卵巢者，则切断卵巢固有韧带而不是切断骨盆漏斗韧带，在切断圆韧带后，于距子宫角约1cm处，凝固切断卵巢固有韧带，分离阔韧带中段，应用双极电凝钳脱水或超声刀直接凝断韧带或组织，如遇到韧带增厚，特别是子宫内膜异位症时，如电凝不充分则可能发生出血而影响手术操作，进行切割时应贴近卵巢。

3. 下推膀胱　自圆韧带断端向子宫颈方向切割阔韧带至膀胱子宫腹膜交界，用抓钳钳夹膀胱子宫腹膜反折并向前腹壁提拉，同时应用举宫器向头端牵拉子宫，剪刀、单极电切或超声刀分离膀胱与子宫、宫颈与阴道上段连接处，下推膀胱。如遇出血可以采用双极电凝止血，在使用超声刀时缓慢切割可以达到很好的止血效果。

4. 子宫血管的处理　我们有两种处理方法，如子宫体积过大，在孕4个月以上，则在处理韧带和分离子宫膀胱反折之前先阻断子宫动脉，如为小子宫，则可以在处理完子宫圆韧带、阔韧带和卵巢固有韧带后，再分离子宫体颈交界处，暴露子宫动脉，同样进行血运阻断。其中以双极电凝最简便，效果好。大量事实表明，这种技术有效且损伤小。

5. 处理主韧带及骶韧带　仅在行全子宫切除术时切割这组韧带，双极电凝加单极电凝分离韧带行之有效，但用超声刀进行切割则更为安全有效。之前应游离直肠及膀胱，并游离子宫直肠陷凹，以使阴道手术更简单，更安全。对于子宫次全切除术及筋膜内全子宫切除术者，则无须处理子宫骶韧带和主韧带。

6. 切开穹窿、取出子宫　用阴道拉钩扩张阴道，暴露前后穹窿及子宫颈，用宫颈钳或组织钳钳夹子宫颈前唇并往外牵拉子宫颈，于距子宫颈口约1cm处切开前穹窿，这是腹腔镜辅助阴式子宫切除的主要步骤，也可经阴式完成，子宫无脱垂或子宫增大时，可在腹腔镜下完成手术。子宫次全切除术者不需要切开阴道穹或子宫颈。

7. 子宫颈的旋切　筋膜内全子宫切除术者也不需要切开阴道穹，待于腹腔内旋切完子宫体以上组织后，从子宫颈口放入校正杆，根据子宫颈有无肥大及子宫颈本身的大小选择子宫颈旋切器的直径，一般选择1.5cm的旋切器，完整切除子宫颈内膜组织。该组织切除后，创面用双极电凝彻底止血，残端分别从阴道和腹腔进行关闭，尽量使子宫颈旋切后的创面完全闭合，不要留无效腔，以免发生子宫颈残端出血或积液。

8. 关闭阴道或子宫颈残端 据医师的经验或临床情况，选择经腹腔镜或阴式缝合来完成阴道穹的关闭。

9. 再次检查 关闭穹窿后，再用腹腔镜来检查盆腔，充分冲洗并吸出血块和碎屑，冲烫可帮助发现一些小的出血，应用双极电凝来进一步止血，必要时，中央缝合一针来止血，根据术中情况决定是否需要完全吸净冲洗液。还应检查输尿管的活动情况。

（三）常见并发症及处理

并发症主要有输尿管损伤和膀胱损伤，对于刚开始做这一手术时，输尿管损伤较开腹手术发生率高，有时出现手术后晚期输尿管瘘，术后 5 个月出现腰痛，伴肾盂积水或无功能肾，这是一种严重的并发症，减少这一并发症是非常必要的。而膀胱损伤相对较少见，且容易处理。另一种并发症为手术中血管损伤后手术后出血，主要因为对解剖结构不熟悉和对腹腔镜器械的使用不熟练，随着时间的推移和技术水平的提高，此类并发症均可以减少到最低水平。

二、子宫肌瘤挖除术

对于有明显出血、疼痛或肌瘤压迫所致的症状，有不孕或习惯性流产病史，盆腔包块增大迅速，年轻、有生育要求或要求保留子宫，子宫肌瘤为单发或多发（一般不超过 6 个）患者可行子宫肌瘤挖除术。

（一）手术要点

1. 剔除肌瘤 于肌瘤突出最明显处，以双极电针或超声刀切开子宫及假包膜至肌瘤内，肌瘤与子宫肌层分界明显。牵引肌瘤，沿假包膜以单极电刀或超声刀切割分离肌瘤。如肌瘤较大时往往切割有困难，可以采用有齿抓钳钳夹肌瘤，并旋转牵拉肌瘤，迫使肌瘤与包膜分离，继续向肌瘤面切割，使肌瘤以较少的出血从子宫上剥离。若切割还有困难则向相反方向旋转肌瘤，游离对侧，最后切割凝断基底部组织，否则有可能破坏内膜。创面一般无活跃出血，若出血活跃以双极电凝止血。有蒂的浆膜下肌瘤则以双极电凝凝固肌瘤蒂部，再以单极电刀切除肌瘤，或用超声刀直接切割肌瘤蒂部。对于较大的子宫肌瘤可以采用先结扎子宫动脉的方法或肌层内注射缩宫素以减少手术中出血。

2. 修复子宫创面 推荐用双极电凝或 PK 刀凝固止血，同时用葡萄糖溶液冲洗创面，帮助寻找出血点，肌壁间及无蒂浆膜下肌瘤剔除后均以可吸收线"8"字缝合全层，若创面穿透子宫内膜，则分 2 层缝合，先缝合子宫内膜，再缝合肌层和腹膜，直接腹腔镜下打结。蒂部 <2cm 的有蒂浆膜下肌瘤创面用双极电凝止血处理即可，蒂部 >2cm 有蒂的浆膜下肌瘤创面仍须缝合，关闭腹膜。

3. 取出肌瘤 有两种方法，即经腹和经阴道。经腹者肌瘤均采取体内肌瘤粉碎，从左下腹 Trocar 切口处取出。如果合并附件病变，则根据病变性质进行囊肿剔除、附件切除或卵管切除。

（二）术后处理

对于子宫全层穿透的患者手术后需要服用孕激素或黄体酮类避孕药，以使可能残留于肌层的子宫内膜细胞彻底萎缩，防子宫腺肌症的发生。对于有生育要求者，一般建议手术后 2 年内不得再次妊娠，以免妊娠时发生子宫破裂。

三、腹腔镜下三角形子宫切除术

对于要求保留子宫形态的单发或多发子宫肌瘤或子宫腺肌症患者，非手术治疗失败的功能性子宫出血患者。有明显出血、疼痛或肌瘤压迫所致的症状，盆腔包块增大迅速，但直径 <12cm 的子宫肌瘤可行腹腔镜下三角形子宫切除术。

（一）手术要点

1. 子宫动脉阻断 先于阔韧带后叶近子宫颈处打开腹膜，暴露子宫动脉，游离后用双极电凝或超声刀凝固子宫动脉，必要时用生物夹或钛夹夹闭子宫动脉，以阻断子宫动脉血流。

2. 子宫体部分切除 经阴道由颈管放入子宫校正器达宫底，由助手配合固定子宫位置。用超声刀在两侧子宫角内侧约 1cm 处向子宫峡部方向三角形切除子宫上段。下界在子宫膀胱腹膜反折上方 0.5 ~ 1cm，如病灶切除不满意或子宫腺肌病患者下界可适当向下延伸，保留的子宫两侧壁厚度 1 ~ 1.5cm。对于有子宫肌瘤且体积较大者，可以先挖出肌瘤再行子宫体切除术。对于 3 个月孕以下大小的子宫肌瘤则按常规手术步骤进行即可。

3. 创面的处理　切除子宫体组织的创面出血处用双极电凝止血，仔细检查两侧壁如有病灶可剔出，特别要注意切净子宫上段内膜。对于子宫颈部内膜可以用双极电凝进行破坏，或不予处理，以便手术后每次有极少量的阴道流血，以提示月经周期。若子宫颈有糜烂者则加筋膜内子宫颈内膜切除术，创面用双极电凝止血，再用 2 - 0 可吸收线关闭子宫颈内腔。

4. 子宫体的重建　止血彻底后用 2 - 0 可吸收线由三角形的下界开始，采用"8"字形对应贯穿缝合子宫创面，缝合后自然形成幼稚或小子宫形状。查有无活动出血，如有活动出血用可吸收线加固缝合至血止。于左侧下腹部靠内侧 10mm 穿刺孔，置入 15mm 扩展器，再置入子宫粉碎器，分次将子宫体及瘤体组织粉碎取出体外。冲洗盆腔，放置橡皮管进行引流。

（二）术后处理

与腹腔镜子宫切除术相同。

四、手助式腹腔镜巨大子宫肌瘤切除术

对于直径在 12cm 以上的子宫肌瘤，或子宫增大超过 5 个月孕大小的子宫肌瘤、子宫腺肌症可行手助的腹腔镜巨大子宫肌瘤切除术。术中需在耻骨联合上方切一小切口（以手术者的左手能进入为度），放置保护套以防气腹泄漏，从保护套内放入术者左手，协助完成手术。目的是使手术操作简便易行，有触觉感。牵拉、压迫、缝合、打结和取出组织等均变得容易，故名为手助式腹腔镜手术。

（一）手术要点

1. 入腹处理　置入腹腔镜后常规检查腹腔，此时看不到子宫的各韧带和子宫颈部，需要手的帮助。于耻骨联合上方约 3cm 处横行切开腹壁，切口长约 7.5cm，能置入手术者的左手为宜。切开腹壁后置入手助腹腔镜手术的保护套，保护腹壁。手术者的左手置入腹腔，向上提起牵拉子宫体，暴露盆侧壁直到看到输尿管的蠕动。

2. 子宫动脉的处理　推开子宫体后暴露盆侧壁腹膜，用剪刀打开腹膜暴露髂外和髂内动脉，顺着髂内动脉向下游离，直到子宫动脉的分支处，游离出子宫动脉，用双极电凝阻断子宫动脉血流，必要时可以使用钛夹或生物夹，以彻底阻断子宫血流。

3. 子宫的切除　阻断子宫血流后子宫变软，且体积缩小。此时通过手助的切口将子宫部分提出或用猫爪钳拉出子宫底部一部分，剖开子宫，并将子宫切成条状，逐一取出子宫组织，有时能完整切除并保持子宫形态。将子宫体大部分组织切除后，余下的手术步骤与开腹手术相同。详见子宫切除术。

（二）术后处理

与腹腔镜子宫切除术相同。

五、综合点评

腹腔镜子宫切除术后患者恢复快，术后发病率如伤口感染、发热等发病率低。痛苦小，住院时间短，深受广大患者和医师的喜爱。但医师在进行腹腔镜子宫切除术之前，应熟练掌握开腹及阴式手术。

筋膜内全子宫切除术既取腹腔镜手术创伤小、出血少、恢复快的优点，又取普通全子宫切除术之优点，可以达到防止子宫颈残端癌，保持盆底、阴道完整性和部分子宫颈的目的，大大提高了患者术后的生存和生活质量。而腹腔镜子宫次全切除术的优点是保留了子宫颈，手术后恢复性生活快，手术后发病率低。

腹腔镜子宫肌瘤挖除术该方法主要适用于有症状或生长快且对生育功能有要求和要求保留子宫的子宫肌瘤患者。一般认为开腹手术是子宫肌瘤剔除的标准术式，而腹腔镜子宫肌瘤挖除术要求腹腔镜手术者有较丰富的经验，且子宫肌瘤以单发和浆膜下为最佳手术对象，是因为腹腔镜子宫肌瘤剥除可能会遗漏小的肌瘤；而且子宫切口止血需要较好的缝合技巧，故不太适合多发及太大的肌瘤。我们在总结前人及本单位的子宫肌瘤腹腔镜手术经验，以及现有单纯子宫肌瘤挖除和子宫动脉栓塞具有的潜在缺点基础上，设计的腹腔镜下子宫动脉阻断和肌瘤挖除术，兼具了两者的优点，临床应用效果良好。

腹腔镜子宫体三角形切除术，本术式切除了子宫体中间部分，创面对应缝合后保留了原有子宫的形状，且子宫的各组韧带保留完好，盆底支持力好，此方法保持了盆底的完整性。因而患者性生活频率和质量不受影响，且有防止内脏脱垂的作用。

对于巨大子宫肌瘤，既往的手术都是开腹行子宫切除术，由于子宫体积大，腹壁的切口均在 20cm 以上，有的甚至超过 20cm。有必要寻求切口和创伤更小的手术方式，腹腔镜的出现以及手助腹腔镜手术在其他学科的成功应用，为手助腹腔镜巨大子宫肌瘤切除术奠定了基础。本手术结合了腹腔镜的微创和手助手术的可靠性高的双重优点，因而有很好的推广应用前景。

（渠力平）

第六节　子宫恶性肿瘤的腹腔镜手术治疗

20 世纪 90 年代以来，随着腹腔镜设备的改进，操作技术的不断熟练，腹腔镜手术已广泛应用于许多妇科良性疾病的治疗，它具有创伤小、术后恢复快及术后发病率低等优点。同时其在治疗妇科恶性肿瘤方面也取得了显著进步，采用腹腔镜可以完成大部分妇科恶性肿瘤的手术治疗和分期。

一、概述

（一）适应证

ⅡB（包括ⅡB）期以内的子宫颈癌和子宫内膜癌，能够耐受麻醉。

（二）禁忌证

严重的心肺疾患或其他系统疾病，但除外糖尿病患者；急性弥漫性腹膜炎；各种腹壁裂孔疝者。

（三）手术范围

根据不同的疾病有不同的手术范围，对 40 岁以下的内膜癌患者若病变属早期，仔细探查卵巢未见异常，可考虑保留一侧卵巢以维持女性生理功能。对于 40 岁以上的子宫内膜癌患者可以常规切除双侧附件。对于子宫颈癌的手术范围早期患者可以保留双侧卵巢，而仅切除子宫、输卵管和盆腔淋巴结，而对于Ⅱ期子宫颈癌且年龄在 40 岁以上者，可以进行双侧附件切除。

（四）入腹处理

腹腔镜镜头置入后常规检查盆腹腔情况，常规环视腹腔，检查肝、胆、膈肌、胃及肠管表面，然后检查子宫及双侧附件形态、大小、活动度及直肠陷窝有无转移病灶、积液等，并抽取腹腔液找癌细胞。

（五）术后处理

手术后处理主要注意腹腔引流管的通畅和引流物的观察，72 小时后可以拔除引流管。导尿管的放置时间较长，8 日左右拔除导尿管，多数患者的小便能自解，但有少部分患者会出现尿潴留，可以采用再次放置导尿管或针灸穴位治疗等，必要时加用药物治疗。

（六）常见并发症及处理

腹腔镜下施行广泛全子宫切除术及盆腔淋巴清除术，是镜下操作难度最大的手术，由于手术范围大，并发症相对较多，特别是镜下操作不熟练时更易出现意外。主要有如下几类。

1. 泌尿系统损伤　如下所述。

（1）膀胱的损伤：腹腔镜广泛子宫切除术治疗子宫颈癌时，最容易损伤的部位是锐性分离膀胱子宫颈间隙及切断膀胱子宫颈韧带。对于子宫颈癌手术治疗时，尽量避免钝性分离膀胱子宫颈间隙，以防促使癌细胞转移，一般情况下采用锐性分离。腹腔镜手术亦应如此，可用电剪刀或超声刀贴近子宫颈前面及阴道前方将粘连组织剪断，游离膀胱于子宫颈外口下 3~4cm。游离膀胱时，必须找准膀胱与子宫颈之间的间隙，在此间隙内分离一般不会损伤膀胱，如分离不在此间隙则容易导致周围组织或器官（如膀胱）的损伤。另外处理在间隙内进行分离外，还要分清膀胱后壁的解剖，切断膀胱子宫颈及膀胱阴道之间的组织时，应逐渐小心进行，特别遇到有粘连较紧时，不得强行剥离，否则将撕破膀胱。对于不慎撕破或切开膀胱者，可以行腹腔镜下修补术，一般用 3-0 的 Vicryl 线分两层缝合，手术后留置尿管不应低于 5 天。笔者对一例子宫颈癌 ⅡB 期的患者腹腔镜下行根治术时，由于膀胱与阴道粘连过紧，界限分不清，在强行分离时将膀胱撕裂，在镜下行修补术成功。

（2）输尿管的损伤：可分为直接损伤和间接损伤两类。

输尿管的直接损伤：其原因是在手术时直接损伤引起，包括剪断、误扎、电灼伤等。在结扎髂总动脉前淋巴结时，如不仔细辨认输尿管，极易将其误扎，甚至在暴露髂总动脉时，将一小段输尿管露出，而误认为淋巴结将其切除，在处理骨盆漏斗韧带及分离子宫颈段的输尿管时，也极易损伤。在分离输尿管时，极易出血，而镜下止血又十分困难，当镜下用超声刀、电刀止血时，特别用单极电凝止血时，往往会误伤输尿管，一旦损伤，须视具体情况行修补、吻合或输尿管移植，术后保留导尿管 7~10 天。

间接性损伤，即输尿管瘘管：多在用弯分离钳误钳输尿管，或输尿管系膜的营养血管损伤或超声刀、双极电凝误灼输尿管所致，多在术后 10~20 天出现，是严重的并发症，虽然有的瘘孔可自行愈合，但大多数需要再次手术处理。因此，避免盲目钳夹，不要过度游离输尿管，以免损伤其营养血管。

2. 术中血管损伤　腹腔镜下直接在盆腔大血管周围手术，极易损伤血管，特别是静脉壁薄韧性差，且静脉分支较多，稍不慎极易导致血管切割和撕裂损伤出血，一般情况下，血管最易损伤和出血的地方有：

（1）清除髂内、外淋巴时，镜下应注意髂内、外动脉分叉处常有一小静脉，在清除淋巴组织时，如盲目撕脱则极易损伤，导致出血。因此，最理想的办法是先暴露该血管，然后双极电凝脱水或用超声刀切断。

（2）深静脉损伤：旋髂深静脉末端的分支，位于腹股沟韧带下方，在清除该部位的淋巴组织时，由于暴露相对困难，因此，极易将该静脉剪断，误伤后，由于血管回缩，止血比较困难，用双极电凝止血效果比较好。

（3）闭孔静脉丛损伤：闭孔静脉丛位于闭孔区的深部，闭孔神经的下方，在清除该部位的淋巴组织时，只要在闭孔神经的前方操作，一般不会引致出血，如超出此范围，有可能损伤闭孔静脉丛，一旦损伤不必惊慌，以前认为止血困难，但笔者体会用双极电凝止血效果良好，也可以用纱布压迫止血，选用可吸收的止血纱布更好。同时有学者认为在分离切割闭孔淋巴结时用超声刀缓慢切割，使闭孔静脉血管充分闭合，可以预防损伤血管引起的大出血。

（4）子宫、阴道静脉丛损伤：子宫静脉在输尿管内下侧段阴道侧壁形成了子宫阴道静脉丛，位于子宫动脉的内侧，在分离输尿管上方的子宫动脉时，如血管钳插入过深即有可能伤及此静脉丛，引起出血，由于术野模糊，止血比较困难，稍有不慎即会损伤输尿管。此时，切忌心慌，否则会导致周围组织或器官的损伤，尤其是输尿管的损伤，这时助手用吸引管将血液吸净，迅速钳夹局部压迫，减少出血，然后输尿管游离后，镜下可用双极电凝止血。如出血在阴道壁则由于阴道壁的张力，一般双极电凝的止血效果欠佳，可以考虑用缝扎止血，效果良好。

（5）髂内、外静脉交叉损伤：髂内、外静脉交叉的地方位于闭孔区内，由于该部位较深，操作极端困难，而且静脉壁又极薄，因此，在切除该处的淋巴组织时会将静脉弓剪破或撕裂，引起大出血。同时在静脉分叉的后方常有一静脉分支，如撕破则止血困难，因此要求对于该处的淋巴结组织需要经双极电凝凝固后或超声刀缓慢切割，以求达到一次止血充分的效果，然后再切割组织。因此，腹腔镜下对该区域淋巴组织清除时，应格外小心。

3. 淋巴囊肿形成　通常是由于切除淋巴组织时没有结扎淋巴管或结扎过松，特别是闭孔淋巴管及腹股沟深淋巴对周围的淋巴管未结扎引起。一般术后 1~2 周于两侧下腹部触及卵圆形，张力大而不活动的淋巴囊肿，<5cm 而无感染者，不必处理。多在术后 2～3 个月自行吸收。如合并有感染者，必须切开引流。腹腔镜下盆腔淋巴结清除后，两侧闭孔窝放引流管从阴道引出，可明显减少淋巴囊肿的形成。

二、广泛子宫切除术手术

1. 高位结扎切断卵巢血管　此时第二助手将子宫摆向盆腔左前方，手术者右手用抓钳提起卵巢血管表面的侧腹膜，剪开腹膜并充分暴露输尿管，游离并推开输尿管，然后于卵巢血管的表面切开腹膜，游离卵巢血管，此时，可清楚地看到此处的卵巢血管及髂总动脉。从输尿管及髂总动脉前方游离右侧卵巢血管，镜下用双极电凝使卵巢血管脱水，用剪刀或超声刀切断卵巢血管。

2. 圆韧带和阔韧带的处理　将子宫摆向左侧，离断卵巢血管后，沿髂外动脉走行切开盆侧壁腹膜，延长右侧后腹膜切口使之与圆韧带断端相连，靠盆壁处用超声刀切断右侧圆韧带，再向前内方向剪开阔韧带前叶至膀胱子宫反折，再向后剪开阔韧带后叶至右侧骶韧带，直达膀胱腹膜反折。至此，右侧盆前、后腹膜已全部打开，充分暴露了髂血管区域，为随后进行的盆腔淋巴结清除做了充分准备。用上述方法处理左侧卵巢血管及圆韧带。

3. 打开膀胱腹膜反折　第二助手将子宫摆放于盆腔正中并推向腹腔，暴露子宫颈膀胱腹膜反折，沿着右侧圆韧带断端边缘，剪开腹膜反折，直至左侧圆韧带靠盆壁的断端。

4. 膀胱和直肠的游离　用超声刀之锐面分离膀胱与阴道间的疏松组织，直达子宫颈外口水平下 3～4cm，用超声刀，切断双侧膀胱子宫颈韧带。助手把子宫推向前方，充分暴露子宫后方及直肠，使直肠与阴道后壁分离，直达子宫颈外口下 3～4cm。

5. 子宫动静脉的处理　在子宫动脉丛髂内动脉分叉后的 1cm 处用双极电凝使其脱水，然后用超声刀切断。必要时用 4 号缝线双重结扎后，再用超声刀切断。提起子宫动脉断端，游离子宫旁组织，剪开近子宫颈的盆段输尿管前的结缔组织，用弯分离钳沿着输尿管内上侧方向游离子宫动脉，注意勿损伤膀胱及输尿管。

6. 游离子宫颈段之输尿管　提起并上翻子宫动静脉，用弯分离钳轻轻钳夹子宫颈输尿管前的系膜（注意夹住的组织要少，避免误伤输尿管营养血管而增加输尿管瘘的危险），用超声刀的锐面剪开输尿管后方的粘连，至此，子宫颈的输尿管已完全游离。

7. 子宫主韧带和骶骨韧带的处理　用超声刀分离直肠侧窝结缔组织，将子宫骶骨韧带与直肠分开，助手可用弯分离钳将输尿管稍向外推开，用超声刀的平面距子宫颈 3cm 处，切断骶骨韧带，也可用 4 号丝线或 0 号 Vicryl 线镜下缝扎后剪断。处理主韧带：膀胱侧窝的前、外侧为盆壁，后方为主韧带，内侧为膀胱。助手将子宫摆向右前方，用弯分离钳将输尿管拨向外侧，用超声刀平面贴近盆壁切断左侧主韧带，最好先用镜下缝扎主韧带后，再切断，这样止血效果更彻底，同法切断右侧主韧带。

手术至此，子宫已完全与盆壁游离而仅与阴道相连，再用超声刀将子宫颈外口以下 3cm 的阴道旁组织切断。并在阴道前壁切开一小口，然后从阴道操作，取出子宫及切除阴道上段。

8. 取出子宫及切除阴道上段　取出阴道纱垫及举宫器，在阴道前壁镜下切口处钳夹阴道黏膜，排出腹腔内气体，钝性游离阴道约 4cm，环行切断，连同子宫一并取出。残端用 0 号 Vicryl 线连续锁扣式缝合，或中央留 1.5cm 的小孔，放入 T 形引流胶管。

9. 镜下重建盆底　腹腔镜下冲洗盆腔，彻底止血后，将 T 形引流管分别置于盆腔的两侧，用可吸收线连续缝合后腹膜，并将后腹膜与阴道残端缝合，再与骶韧带缝合以重建盆底。如盆腔腹膜缺损过多时，可不缝合腹膜。

三、盆腹腔淋巴结切除术手术

1. 腹主动脉周围淋巴结切除　对 Ⅱ 期以上的子宫颈癌和内膜癌，或探查发现盆腔淋巴结有肿大者，以及肿瘤分化不良者，均应行腹主动脉周围淋巴结切除术。取头低位并右侧躯体抬高约 30°，将小肠及大网膜用抓钳或推杆推开，于骶前开始纵向打开后腹膜，暴露双侧髂总动脉及腹主动脉分叉，继续向上沿腹主动脉走行直达十二指肠横部下缘；再剪开动静脉鞘并游离腹主动脉和腹腔静脉，切除动静脉周围分离后可见的淋巴结或可疑组织，采用超声刀或先双极电凝凝固后再切断。切除淋巴结的范围要求在腹主动脉分叉的上方约2cm即可，必要时可以分离至肾静脉平面水平。在切断任何组织之前必须先辨认输尿管，并要求切断组织时要离开其根部（附着部）1cm左右，以便在发生血管分支凝固不彻底时，可以有止血的余地。其间要注意防止肾静脉、肠系膜下动静脉和腹腔静脉的损伤。

2. 骶前淋巴结切除　于骶前骶骨岬平面打开后腹膜，向上延伸至腹主动脉分叉处，提起两侧后腹膜拉向两侧，充分暴露腹膜后间隙和结缔组织，游离髂总动静脉，尤其要分清楚髂总静脉的走行和分支，以免损伤，一旦损伤则处理非常困难。淋巴结的切除原则和腹主动脉周围淋巴结切除术相似，一般在组织附着部的1cm以上凝切组织，以免创面出血影响手术操作。还要注意不要伤及骶前静脉丛。

3. 盆腔淋巴结切除　用分离钳提起髂外血管表面的血管鞘，用超声刀沿髂外动脉切开血管鞘，直达腹股沟深淋巴结组织，再从该处起向下撕脱髂外动静脉鞘组织及周围的淋巴组织，游离至近髂总动脉分叉处，此时有一支营养腰大肌的血管从髂外动脉分出，应镜下双极电凝处理，或用超声刀切断。髂外静脉居髂外动脉的后内侧，小心其损伤，自腰大肌前面穿出后在该肌浅面下降，分布于大阴唇及其附近的皮肤，尽量保存该神经，以免导致患者术后出现大腿内侧皮肤的感觉障碍。推开髂内动脉和脐动脉根部，暴露闭孔，在腹股沟韧带后方髂外静脉内侧髂耻韧带的表面有肿大的淋巴结，游离后切除，此处可见髂外静脉的分支，要小心处理，一般采用超声刀凝断或双极电凝凝固后切断。切除闭孔窝内的淡黄色脂肪组织，其间要先游离闭孔血管和闭孔神经，即在脂肪组织内可见一条白色的条索状物穿行其中，此即为闭孔神经。闭孔血管可以采用双极电凝或超声刀进行凝固切断。完整切除闭孔淋巴组织。

（1）切除髂总淋巴结：髂总淋巴结位于髂总动脉的前外侧。打开盆腔后腹膜，推开其前面横过的输尿管及上方的卵巢血管的残端，打开动脉鞘，于髂总动脉外侧用抓钳提起淋巴结组织，用超声刀切断与周围组织的连接和淋巴管，以及静脉血管分支，一般在髂总动脉分叉处上2～3cm处切断。切除的范围一般在腹主动脉分支以下的全程髂总动脉走行的区域。切除该组淋巴结时注意勿损伤输尿管和回盲部肠管及髂总静脉。

（2）切除髂外淋巴组：由助手钳起髂外动脉的外侧，术者钳起髂外动脉的内侧，用超声刀将髂外血管鞘打开，沿血管走行剥离直达腹股沟韧带下方，此处可见到腹壁下血管、旋髂血管和腹股沟深淋巴组，切除腹股沟深淋巴结，然后沿髂外动静脉剥离淋巴组织，于髂外静脉下界水平切断淋巴组织，至此，则全部切除髂外淋巴群。游离髂外动静脉后于其外侧顶端切除腹股沟深淋巴结；在髂外静脉的内下方，股管内有一深层的淋巴结，称为股管内淋巴管。镜下将该组淋巴结周围的脂肪分离后，钳夹、剪断其淋巴管组织，并结扎或凝固淋巴管，以免术后淋巴囊肿形成。在髂外静脉的下方有旋髂深静脉，须防止损伤，以免引起出血。

（3）切除闭孔淋巴组：镜下用弯分离钳将髂外血管拨向外侧，将髂内血管推向内侧，暴露闭孔窝，此时，很清楚地看到闭孔神经穿行于闭孔内脂肪及淋巴组织之中。其下方是闭孔动静脉，闭孔神经是由腰$_{2\sim4}$（L$_{2\sim4}$）神经发出后，出腰大肌内侧缘入小骨盆。循小骨盆侧壁前行，穿闭孔管出小骨盆，分前、后两支。分别支配闭孔外肌，大腿内收肌群和大腿内侧面的皮肤，如损伤时，大腿的内收功能及大腿内侧的皮肤感觉障碍。

闭孔深部满布血管丛，特别是静脉丛，如被损伤，止血比较困难，所以，此处操作应十分小心，除较大的血管损伤出血须缝合修补止血外，一般的静脉丛损伤出血采用双极电凝止血。在髂内、外静脉交叉的下方，闭孔神经前有一团比较致密的组织，可镜下应钳夹剪断后再结扎，然后，一把弯钳钳持被剪断的淋巴组织，另一把弯钳（或剪刀）沿着闭孔神经的前方，钝、锐性清除闭孔淋巴群，直至膀胱右侧侧窝。

（4）切除髂内淋巴组：将髂内动脉上方的淋巴组织向外下方向牵引，暴露髂内动脉，从上外侧分离及清除髂内淋巴组。

四、卵巢悬吊术

对于年龄在40岁以下的ⅡA期以内子宫颈癌患者，以及早期子宫内膜癌年龄在40岁以下者，可以保留双侧或单侧卵巢，此时需要行卵巢侧腹壁悬吊术。具体操作如下：卵巢与输卵管自子宫切离之后，沿着卵巢悬韧带剥离，剥离的距离必须让卵巢足以固定在外前侧腹壁，要求在脐水平以上 3～4cm 的位置，如此的位置可以避免放射线治疗对于卵巢造成伤害。两侧输卵管必须切除，而且留取腹腔冲洗液作为病理以及细胞学检查，以确定癌症并没有扩散转移。卵巢固定点必须有足以显像的标记以作为术后放射线治疗可以探测卵巢所在位置的根据。

五、盆腔淋巴结切除术加根治性宫颈切除术

早期（ⅠB 期以内）子宫颈癌，要求保留生育功能者可行盆腔淋巴结切除加根治性宫颈切除术。

1. 淋巴结切除 切除的淋巴结包括髂外、腹股沟深、闭孔和髂内淋巴组。可以适当游离子宫主韧带并推开输尿管。子宫动脉不能结扎。

2. 根治性子宫颈切除术 于距离子宫颈外口约 2cm 处切开阴道穹窿部，分离阴道壁和子宫颈之间的结缔组织，推开阴道穹窿部，将子宫颈充分游离，直达子宫颈内口水平，在子宫峡部以下完整切除子宫颈阴道部。用 7 号子宫颈扩张器扩张子宫颈管，于黏膜下子宫颈内口水平用 1-0 尼龙线环行缝扎子宫颈阴道上部，重建子宫颈内口。再行阴道子宫颈黏膜缝合术，以重建子宫颈外口。其间对子宫动脉无须切断或结扎，该术式保留子宫动脉。可以保持妊娠时正常的血供。手术后子宫颈残端放置碘仿纱布填塞创面，兼具止血和防子宫颈粘连作用。

六、手术点评

通过手术和术后观察，用腹腔镜施行恶性肿瘤广泛子宫切除和盆腔及腹主动脉周围淋巴结切除术，手术创伤小，术后恢复快。文献报道腹腔镜广泛子宫切除和盆腔淋巴结切除术，术中出血 100～200mL，手术时间 3.5～5.5 小时，平均住院时间 9.6 天。

淋巴结切除数目与文献报道的开腹手术淋巴结切除数目相似，说明腹腔镜盆腹腔淋巴结切除术能达到开腹手术要求，使子宫颈癌和子宫内膜癌的分期更准确，有利于指导患者的进一步治疗。

该手术的特点是创伤小、出血少，手术后痛苦少，恢复快的优点，且切除淋巴结彻底，可以对子宫内膜癌进行准确的分期，有利于指导进一步的治疗。因而具有重要的临床意义。但必须要在手术前对盆腔的解剖结构进行彻底的了解，才能做到心中有数，减少并发症或手术意外的发生。

（渠力平）

第五章

妇科急腹症

第一节 卵巢破裂

卵巢破裂（ovariorrhexis）是指卵巢的成熟卵泡、黄体、黄体囊肿、子宫内膜异位囊肿或肿瘤在某些因素作用下发生破裂，导致卵巢血管破裂出血或卵巢囊内液溢出等，严重者可造成腹腔内大量出血。其发生率为3%左右。最常见的是卵巢黄体破裂，约占卵巢破裂的80%，其他还可见滤泡囊肿、卵巢巧克力囊肿及卵巢肿瘤破裂等。

卵巢破裂多为外界诱因所致，也可为自发性，还有一部分为医源性损伤。常见的诱因主要是外力因素，如腹部遭重击（拳打、脚踢、撞击等）、妇科检查、性交、B超检查、穿刺抽吸、腹部针刺治疗等均可引起卵巢破裂。卵巢黄体囊肿、巧克力囊肿、肿瘤及卵巢过度刺激综合征患者增大的卵巢等可因囊内压增大、肿瘤侵蚀囊壁等发生自发性破裂。医源性卵巢破裂多见于子宫附件手术时引起卵巢损伤和不同程度的卵巢破裂；辅助生殖治疗中的卵泡穿刺、取卵均可致卵巢破裂。

一、卵巢黄体囊肿破裂

卵巢黄体囊肿破裂（rupture of ovarian corpus luteum cyst）是临床上最为常见的卵巢破裂疾病。卵巢在排卵后形成黄体，正常成熟黄体直径2～3cm，若黄体腔内有大量的积液，使腔的直径超过3cm形成黄体囊肿，在外力作用或其他因素影响下可引起囊肿破裂、出血，甚至引起急腹症。

（一）病因

在卵巢黄体血管化时期，容易破裂，一般先在内部出血，使囊内压增加，继而引起破裂出血。原有基础性疾病如血液病者，凝血机制异常，易出血且不易止血。此外，外伤、性交、妇检、卵巢受直接或间接外力作用、盆腔炎症等其他因素均可导致黄体囊肿破裂。

（二）临床表现

1. 症状　可发生于已婚或未婚妇女，以育龄期妇女最常见。一般在黄体期，常有性交、外伤等诱因，突然出现下腹疼痛，一侧开始，逐渐蔓延至整个腹腔，伴恶心、呕吐、大小便频繁感。重者可出现口干、心悸、头晕、眼花、晕厥等休克症状。亦有少数患者无明显诱因，腹痛发生于月经中期。

2. 体征　痛苦面容，腹肌轻度紧张，压痛反跳痛，宫颈举痛，后穹窿饱满、触痛，子宫一侧可扪及界限不清的包块，早期如嫩豆腐感，晚期质硬、不活动、触痛明显。出血多者可出现贫血貌，脉率快、四肢湿冷、血压下降等休克表现，腹部叩诊移动性浊音阳性。

（三）诊断与鉴别诊断

1. 一般根据病史、症状、体征能明确诊断　下列化验和辅助检查有助于诊断和鉴别诊断。

（1）血常规：血红蛋白下降。

（2）血或尿hCG测定：阴性，但妊娠黄体破裂为阳性。

（3）B超：患侧卵巢增大或包块形成，盆腹腔积液。

（4）阴道后穹窿穿刺：抽出不凝的暗红色血液。

（5）腹腔镜检查：是确诊的金标准，可见腹腔内积血，卵巢破裂有血块附着或活动性出血。

2. 鉴别诊断　主要与以下疾病相鉴别。

（1）异位妊娠破裂或流产：腹痛、少许阴道流血、腹腔内出血体征与卵巢黄体囊肿破裂相似，但该病有停经史、早孕反应，做妊娠试验即可鉴别。

（2）急性阑尾炎：有转移性右下腹痛，体温升高，腹膜刺激征明显，白细胞升高；但无腹腔内出血症状体征，妇科检查宫颈无举痛或轻微举痛可以鉴别。

（3）卵巢巧克力囊肿破裂：一侧腹痛开始，常发生于月经后半期与本病相似，但其有痛经、盆腔包块史或明确的子宫内膜异位症病史，腹腔内出血的症状体征不明显，阴道后穹窿穿刺出淡咖啡色液体有助鉴别。腹腔镜检查可见卵巢巧克力囊肿及其他子宫内膜异位病灶。

（四）治疗

1. 保守治疗　适用于出血少者，主要措施是卧床休息和应用止血药物。

2. 手术治疗　适用于出血多者，若合并休克，应在积极纠正休克的同时手术治疗。现首选腹腔镜手术，吸尽积血，电凝或缝合止血，术式选择的原则是尽量保留卵巢功能，尤其是有生育要求的患者。若出血迅猛或无腹腔镜手术条件者，也可行开腹手术。术后纠正贫血。

二、卵巢巧克力囊肿破裂

卵巢巧克力囊肿破裂（rupture chocolate cyst of ovary）是常见的妇科急腹症之一，据文献报道发生率在 4.2%～7.3%。是由于卵巢巧克力囊肿即子宫内膜异位囊肿在外力作用下或自发破裂，囊液溢入盆腔刺激腹膜所致。常引起剧烈腹痛、恶心呕吐，甚至血压下降和休克表现，需急诊手术处理。

（一）病因和发病机制

子宫内膜异位症患者，卵巢最易被异位内膜侵犯，约80%病变累及一侧，累及双侧占50%。随病变发展，异位内膜侵犯卵巢皮质并在其内生长，反复周期性出血，长期形成子宫内膜异位囊肿，在月经期内出血增多，腔内压力增大，整个囊肿迅速增大，囊液为褐色黏稠血液。囊肿可自发破裂，多在月经期前后囊内反复出血囊内压急剧增高所致；也可在外力作用下发生破裂，常见于妇科检查、性交及腹部撞击等；少数情况下，卵巢巧克力囊肿恶变，囊壁血供不足，侵蚀、穿破囊壁发生自发性破裂。

卵巢巧克力囊肿破裂时，若破口小，仅少许囊液溢出，刺激局部腹膜发生局部炎性反应和组织纤维化，使裂口自行封闭，但也造成卵巢与邻近脏器紧密粘连，致使卵巢固定在盆腔内，活动度差，可借此与其他出血性卵巢囊肿鉴别。若破口较大，囊液流出多，则引起严重腹膜刺激征，出现剧烈腹痛、恶心呕吐及肛门坠胀等症状。若破裂时累及囊壁血管，还可合并内出血，也是形成急腹症的因素之一。

（二）临床症状

1. 症状　如下所述。

（1）多发生在月经前和月经周期后半期（黄体期），常有性交、妇科检查或外力撞击等诱因，也可无明显诱因而自发发生。

（2）突发下腹剧痛，开始于一侧，继之整个腹部疼痛，伴恶心、呕吐和肛门坠胀。

（3）偶有血压下降和休克症状。

2. 体征　如下所述。

（1）腹部有明显的腹膜刺激症状，有明显压痛、反跳痛及肌紧张。

（2）偶有移动性浊音。

（3）妇科检查于盆腔一侧或双侧可触及边界不清的包块，常与子宫后壁紧贴，不活动，有触痛。

（三）诊断与鉴别诊断

1. 诊断　根据有痛经和盆腔包块史或明确的子宫内膜异位症病史，结合症状与体征，一般不难诊断。若在直肠子宫陷凹扪及触痛结节；B超提示卵巢囊肿，囊壁厚，囊液内见反光增强的细点或分隔状；阴道后穹窿穿刺出咖啡色样液体可以确诊。腹腔镜检查是目前诊断的最佳方法，可同时手术治疗。

2. 鉴别诊断　主要与以下疾病鉴别。

（1）异位妊娠破裂：一侧下腹剧烈腹痛后累及全腹，腹部明显压痛反跳痛，妇科检查附件扪及边界不清的包块等表现与卵巢巧克力囊肿破裂相似，但有停经史、早孕反应，阴道后穹窿穿刺出不凝血、妊娠试验阳性可鉴别。

（2）卵巢黄体破裂：均由一侧腹痛开始，常发生于月经后半期，但腹腔内出血的症状体征较明显，阴道后穹窿穿刺出不凝血有助鉴别。

（3）卵巢囊肿扭转：常发生于体位、腹压剧变后或孕中期、产后，腹膜刺激征不明显，B超提示盆腔无积液或少许积液可以鉴别。

（4）急性阑尾炎：有转移性右下腹痛，腹膜刺激征明显，麦氏点压痛反跳痛，常伴体温升高、白细胞升高，B超提示无盆腔积液，不难鉴别。

（四）治疗

（1）确诊后宜立即手术，因流出的囊液可引起盆腔粘连、不孕或异位的内膜再次播散和种植。首选腹腔镜手术，术中彻底冲洗吸引溢入盆腔内的囊液，做囊肿剥除术，尽量减少正常卵巢组织损伤，维持卵巢功能，减少不孕机会。

（2）若囊肿与周围组织致密粘连，原则上应尽量剥除囊肿。有文献报道，当卵巢周围粘连严重，强行剥除易损伤脏器时，则可切开放液，并反复冲洗囊腔，行囊壁电凝术，并使用防黏剂，术后辅以药物治疗。

（3）对年龄较大且已有子女者，若疑有卵巢巧克力囊肿恶变者，可考虑做患侧附件切除。

（4）术后一般宜服用治疗子宫内膜异位症的药物，以防止肉眼未能检出的病灶或囊液污染盆腔引起新的播散和种植。常用药物包括促性腺激素释放激素激动剂（GnRHa）、达那唑和内美通、口服避孕药、米非司酮、含孕激素的宫内节育器等。

三、卵巢肿瘤破裂

卵巢肿瘤破裂（rupture of ovarian tumor）是卵巢肿瘤常见并发症之一，约3%卵巢肿瘤会发生破裂。

（一）病因

1. 自发性卵巢肿瘤破裂　肿瘤迅速侵蚀性生长，囊壁血供不足，侵蚀、穿破囊壁薄弱部分导致。

2. 外伤性卵巢囊肿破裂　常由外力，如腹部重击（拳打、脚踢、撞击等）、分娩、性交、妇科检查、B超检查及穿刺等引起肿瘤壁破裂。

（二）临床表现

1. 症状　症状轻重取决于破裂口大小、流入腹腔的囊液性质和量。小囊肿或单纯性浆液性囊腺瘤破裂时，仅感轻微或中等度腹痛；大囊肿或成熟型畸胎瘤破裂后，常致剧烈腹痛、恶心呕吐，有时导致内出血、腹膜炎或休克。

2. 体征　腹膨隆，压痛反跳痛，腹肌紧张，有时有移动性浊音；妇科检查和腹部检查发现原有肿瘤消失或缩小，子宫和肿块有漂浮感。不同卵巢肿瘤破裂后，溢入盆腔的囊液性质不同可产生不同的后果和症状体征。如卵巢黏液性囊腺瘤或癌的黏液性物质，可形成腹膜黏液瘤及肠粘连；囊性畸胎瘤的皮脂、角蛋白溢入盆腔，可造成腹膜油脂肉芽肿等，更主要是恶性卵巢肿瘤破裂易致盆腹腔转移。

（三）诊断

原有卵巢肿瘤者，在腹部重压、妇科检查、性交、B超检查或穿刺等诱因后，突然出现腹痛、腹膜刺激征，妇科和腹部检查肿块消失或缩小，甚至腹部膨隆、休克等症状，应考虑是否有卵巢肿瘤破裂。B超提示有液性暗区，阴道后穹窿穿刺出囊内容物或血性液体有助于诊断。腹腔镜检查是确诊手段。

（四）治疗

凡疑有或确诊卵巢治疗破裂者，应立即手术治疗。可选择腹腔镜或直接开腹手术。术中应尽量吸净囊液，清洗盆腹腔，并涂片行细胞学检查，切除标本送病理学检查，尤其注意破口边缘有无恶性病变。若疑为卵巢恶性肿瘤破裂需做冷冻切片检查，确定为卵巢恶性肿瘤后按恶性肿瘤处理原则处理。

（徐 芬）

第二节 卵巢囊肿或肿瘤扭转

卵巢囊肿或肿瘤扭转是常见的妇科急腹症之一，居妇科急腹症第五位，也是卵巢囊肿最常见的一种并发症，约 10% 卵巢囊肿或肿瘤发生蒂扭转。卵巢囊肿或肿瘤的蒂由骨盆漏斗韧带、卵巢固有韧带和输卵管组成。当蒂沿一个方向旋转时，供应卵巢囊肿或肿瘤的血管发生扭曲，使卵巢囊肿缺血，甚至坏死破裂，引起剧烈腹痛。蒂扭转好发于瘤蒂长、中等大小、活动度良好、重心偏于一侧的肿瘤（如囊性畸胎瘤、黏液性及浆液性囊腺瘤等），多发生在体位突然变动时、妊娠期或产褥期子宫位置发生改变时。青年女性比较常见，但也可以发生于绝经后妇女及少年儿童，甚至新生儿。

卵巢扭转是指卵巢因各种原因导致扭转的一种疾病，多见于 10 岁左右的女孩。卵巢扭转轻者于短时间内可自行缓解，但易反复发作，重症卵巢扭转不易恢复，卵巢扭转后血管梗死，组织缺血，进一步发展也可发生破裂。

（一）病因

卵巢囊肿或肿瘤扭转的原因多与腹压的突然改变有关。卵巢囊肿或卵巢肿瘤若蒂部较长，囊实部位不一，重心和极性改变，在体位突然改变时，如跳跃、转身、翻滚、倒立等动作或从事某一劳动突然停止时，身体的运动停止而引起瘤蒂的扭转。此外膀胱充盈、排空、咳嗽或肠蠕动，也可引起扭转。妊娠期，卵巢囊肿或肿瘤随增大的空间升入腹腔，有较大的活动空间，或产后子宫骤然缩小，腹壁松弛，子宫的推移和牵引也可发生蒂扭转。卵巢扭转多由于先天性异常，如输卵管或卵巢系膜过长，常呈螺旋形而发生；其次是先天性生殖器官异常，如单角子宫，两侧不对称可能是卵巢扭转的诱因。因右侧盲肠蠕动较多，盆腔有较大的活动空间，卵巢扭转以右侧多见。近年来随着辅助生殖技术的开展，卵巢过度刺激造成卵巢扭转的发生率有所上升。

（二）病理变化

卵巢肿瘤扭转沿着蒂的方向发生，为顺时针或为逆时针。发生蒂扭转可有不同程度，可有扭转轻微、90°、180°、360°或扭转数圈不等。扭转不足 360° 时称不全扭转，有自然松解回复的可能；如扭转 360° 以上则称完全扭转，此时不能恢复。卵巢肿瘤蒂或卵巢发生急性扭转后，瘤体的血液循环发生障碍，可压迫瘤蒂中的静脉，静脉回流受阻，而动脉继续供血，瘤内高度充血或血管破裂，致使瘤体急剧增大，瘤内出血，肿瘤呈紫褐色，蒂部进一步扭转可使动脉血流闭塞受阻，肿瘤发生缺血、坏死变为紫黑色，易破裂和继发感染。

（三）临床表现

典型症状是突然发生一侧下腹剧痛，常伴恶心、呕吐甚至休克，系腹膜牵引绞窄引起。一般无放射性疼痛。若是不全扭转，则出现轻微疼痛或间歇性疼痛，有时扭转自行复位，则疼痛随之缓解。部分患者既往自己曾扪及下腹可活动的包块，或既往妇科检查发现有附件包块，并可有类似疼痛发作的历史。若在体位改变后发生下腹部剧痛，或原有附件包块在体位改变后出现剧烈腹痛，应考虑扭转的可能。

腹部检查时，下腹一侧可有不同程度的压痛、反跳痛或肌紧张，但不一定在腹部触及肿块。盆腔检查时可触及包块，位于子宫旁，子宫与肿块连接处即蒂扭转处触痛明显。扭转发生数小时后有体温升高、白细胞计数增高和血沉略增快等。B 型超声检查可发现盆腔包块，结合临床也有助于诊断。

（四）诊断及鉴别诊断

本病的典型症状与体征：既往有附件肿块病史的患者突发性一侧下腹剧痛，呈持续性、阵发性加剧，常伴恶心、呕吐甚至休克。妇科检查扪及附件区肿块张力大，压痛，以瘤蒂部最明显。超声检查可以探及附件区肿物回声。典型病例诊断多无困难。但并非所有的病例都有明显的触痛点，因为扭转的蒂部可能位置较深，有时不全扭转可以自然复位，腹痛可随之缓解。此外，一些患者延迟就诊，或者误以为外科疾患，是临床漏诊或误诊的原因。为了提高诊断符合率，及早诊断和治疗，应仔细询问病史，详细查体，结合辅助检查，作出正确诊断。

超声对卵巢扭转的诊断除了二维超声所提供的卵巢形态学改变外，主要依靠对扭转血管蒂的识别。超声图像显示，不完全性蒂扭转时，囊性肿块的壁因水肿而增厚；完全蒂扭转时，囊性肿块的无回声区内可因出血坏死有光团出现，扭转的蒂部回声杂乱，蒂长者扭转时同侧附件区出现双肿块图像，即近子宫的"实性肿块"系肿块的蒂将输卵管、阔韧带、血管或肠管扭转而成，形态不规则，轮廓欠清晰。彩色多普勒超声可显示扭转血管蒂所形成的低回声包块，不全性扭转的血管蒂直径较完全性扭转的血管蒂直径小，临床症状轻，有时可自行缓解，CDFI 于扭转的蒂内、囊肿的周边或肿瘤内实性区仍可检出少量动、静脉血流信号，超声确诊相对较难。完全性扭转因动脉血流受阻而易发生卵巢坏死或肿瘤坏死破裂或继发感染，盆腔有炎性渗出液，且 CDFI 在扭转的蒂部、卵巢周边及内部均未见动、静脉血流，因此诊断较为容易。

该疾病在临床表现上需与卵巢囊肿破裂、黄体破裂、异位妊娠破裂、急性阑尾炎、急性盆腔炎及输尿管结石相鉴别（表5-1）。

表5-1 鉴别表

	输卵管妊娠破裂	卵巢黄体破裂	卵巢囊肿扭转	卵巢巧克力囊肿破裂	急性阑尾炎
既往史	不育、慢性盆腔炎、绝育或宫内避孕器	无特殊	下腹肿块	子宫内膜异位症或盆腔肿块	慢性阑尾炎
发病诱因	无特殊	无特殊	常发生于体位、腹压剧变后或孕中期、产后	无特殊	无特殊
发病时间和月经变化	常有闭经，继之少量出血	多发生于月经周期后半期	（-）	多发生于经期或月经后半期	（-）
腹痛	下腹一侧→全下腹→全腹	下腹一侧→全下腹→全腹	下腹一侧	下腹一侧→全下腹	上腹或脐周→右下腹
休克	多见	部分患者有	（-）	（-）	（-）
腹部体征	饱满、压痛、反跳痛	饱满、压痛、反跳痛	一侧压痛、有时触及包块	下腹明显压痛及反跳痛	麦氏点压痛及反跳痛
肌紧张	轻度、全腹	轻度、全腹	（-）	下腹	右下腹
移动浊音	常有	常有	（-）	常无	（-）
盆腔检查	宫颈举痛，后穹隆饱满，附件包块边缘不清	宫颈举痛，后穹隆饱满，一般无肿块	附件肿块，蒂部压痛	宫旁压痛、包块，子宫、直肠窝结节	常无变化
穿刺	不凝血	不凝血	（-）	淡咖啡样液	（-）
体温	多正常	多正常	多正常，24～48h 后可略升	稍高	稍高，一般不超过38℃
白细胞	正常或稍高	正常或稍高	正常或稍高	略升高	升高
贫血	常有	偶有	（-）	（-）	（-）
妊娠试验	常阳性	（-）	（-）	（-）	（-）

（五）治疗

扭转一经确诊，应尽快处理。选择何种手术方式与囊肿性质、扭转时间、扭转的程度以及患者的年龄有关。传统的手术方法是行患侧附件切除术，不采取患侧附件松解，目的是为了避免卵巢静脉内已形成的血栓脱落发生肺动脉栓塞的危险。术时在蒂根下方钳夹后再将肿瘤和扭转的瘤蒂一并切除，钳夹前不可将扭转组织复位。

由于卵巢囊肿或肿瘤扭转多发生于年轻女性，此年龄段的女性多有生育要求，且随着生活水平的提高，年轻妇女保护卵巢内分泌功能的意识增强，因此，保留卵巢的保守性手术已受到日益关注。近二十年国内外均有对卵巢肿瘤蒂扭转患者实行保守手术成功的报道。有研究认为卵巢囊肿蒂扭转发生卵巢静脉栓塞的概率为 0.2%，与是否复位无关。国外有学者报道 27 例妊娠合并卵巢肿瘤蒂扭转患者 22 例接受保守手术（附件松解、囊肿剔除）后，无一例发生术后血栓栓塞。国内有报道采用高位结扎卵巢动、静脉后将扭转的附件复位，剔除卵巢囊肿，既切除了卵巢病变，保留了卵巢功能，又防止了肺动脉栓塞，术后随访患者卵巢均有卵泡发育，血供正常，且均无卵巢功能减退的症状。该术式的理论依据是卵巢具有双重血液循环（卵巢动静脉和子宫动静脉的分支）的解剖特点。采用近端结扎卵巢动静脉的方法阻断了血栓脱落的通道，避免了肺动脉栓塞的发生，而子宫动脉上行的卵巢支及其后形成的侧支循环可提供卵巢血供。但该术式对卵巢正常功能的影响尚存在争议。

目前多主张对于年轻的患者，良性肿瘤轻度扭转无坏死者，血运良好，可行单纯囊肿剥除术；对良性肿瘤坏死或年龄 >45 岁且无生育要求者行患侧附件切除术，酌情行对侧卵巢探查术；对于术前查体及超声提示恶性可能的患者，应做好充分的术前准备，术中行冷冻切片，避免二次手术。若病理证实为交界性或恶性肿瘤者则需根据患者年龄、生育要求、病理类型制订相应的手术方案。

（六）特殊类型的卵巢囊肿蒂扭转

妊娠合并卵巢囊肿的发生率为 0.05%。由于妊娠时盆腔充血，骨盆漏斗韧带变软、变长，随着子宫增大，卵巢囊肿位置随之改变，进入腹腔，活动空间变大，卵巢囊肿扭转在孕期发生率较非孕期高 3 倍，最常发生于孕 6～16 周。妊娠合并卵巢囊肿扭转比非孕期危害大，因孕期临床表现缺乏特异性，易导致误诊。如果诊治不及时，可导致母亲卵巢坏死、功能丧失，胎儿流产、早产，甚至危及母儿生命。如果是恶性卵巢囊肿，妊娠期盆腔充血，可使肿瘤迅速增大，促使肿瘤扩散。目前国内多采用 B 超作为主要的辅助检查手段，而国外学者认为磁共振更适用于妊娠期妇女，是诊断卵巢囊肿扭转的有效的辅助检查方法，可以与阑尾炎、盆腔脓肿鉴别。在排除恶性或者交界性肿瘤后，妊娠期可严密观察。如果密切观察过程中腹痛进行性加重或者不除外恶性肿瘤时需要及时行探查术。

老年女性妇科急腹症以卵巢囊肿扭转和破裂为多见，占 86.1%，卵巢囊肿蒂扭转的发生率为 6.0%，病理类型以卵巢黏液性及浆液性囊腺瘤多见。由于老年人生理功能减退，反应迟钝，大多腹痛及腹部体征不明显；此外，内科合并症多，易掩盖急症症状和体征，加之对疾病认识不够，不愿就诊而延误就诊时间，致使病情复杂，容易误诊，如不及时处理，会造成严重后果。及时手术对老年妇女非常重要，应根据患者的全身情况及肿块的性质制订适当的手术方案。因老年患者合并症多，机体防御功能薄弱，如为良性肿瘤可行患侧附件切除术；如果术中冷冻病理检查为恶性肿瘤，应酌情制订相应的手术方案，必要时术后化疗；要加强围术期的管理，减少并发症的发生。

（七）预后及防治

绝大多数患者手术后即可顺利恢复。因肿瘤多为良性，预后一般良好。如扭转严重或时间过长，肿瘤已有继发感染，或已破裂，内容物溢入腹腔，则有可能引起继发性腹膜炎。

卵巢囊肿或肿瘤扭转主要的预防措施是定期行妇科检查，做到卵巢囊肿或肿瘤的早发现、早诊断、早治疗。生育年龄女性应常规进行妇科检查，必要时配合超声和肿瘤标志物检查；孕前加强优生优育教育，进行妇科检查，减少妊娠合并卵巢囊肿扭转的发生，避免发生流产、早产，降低围生儿的发病率和死亡率；对腹痛的幼女或女童，不能忽略盆腔的检查，并结合超声，力争早期诊断和治疗，以免延误病情，造成永久性的一侧卵巢功能的丧失。对老年妇女要加强宣教，及时就诊和治疗，减少手术并发症的发生。有卵巢囊肿病史的妇女，一旦出现腹痛症状，应及时就诊。在内外科就诊的急腹症患者，要重视科室间的协作，对于女性患者进行必要的妇科检查，以免误诊。

（徐　芬）

第三节 出血性输卵管炎

出血性输卵管炎是急性输卵管炎的一种特殊类型，在输卵管间质层发生出血，突破黏膜上皮进入管腔，甚至由伞端流入腹腔，引起剧烈腹痛和腹腔内出血为主要症状的妇科急腹症，其发病率占妇科急腹症3.0%～5.0%，近年来有上升趋势。

（一）病因

暂未明确。可能与妇科手术后，特别是人工流产、宫腔镜检查及分段诊刮等宫腔操作术后引起的亚临床感染有关。

（二）临床表现

1. 症状 多数患者有宫腔操作、近期分娩或盆腔检查病史。发病前有性生活史，发病年龄多为青壮年已婚者，仅少数为未婚。主要表现为下腹痛伴肛门坠胀感，阴道不规则出血，无明确停经史，多数腹腔内出血不超过200mL。严重者可表现为头晕、心悸等休克症状。

2. 体征 发热、脉率快，下腹痛，反跳痛，严重者表现为腹部移动性浊音阳性，低血压。妇科检查：宫颈举痛，后穹窿触痛，附件区压痛。

（三）诊断与鉴别诊断

下列化验及辅助检查方法可协助诊断。

1. 血常规 血红蛋白基本正常，白细胞及中性粒细胞升高。

2. 妊娠试验 阴性。

3. B型超声波检查 附件包块及腹腔积液。

4. 后穹窿穿刺 多可抽出不凝固的血性液体。

5. 腹腔镜检查 腹腔积血，一侧或双侧输卵管增粗、充血、水肿或周围粘连等。

出血性输卵管炎与输卵管妊娠症状十分相似，主要鉴别总结于表5-2。

表5-2 出血性输卵管炎与输卵管妊娠鉴别表

鉴别项	出血性输卵管炎	输卵管妊娠
病史	有宫腔操作史	有性生活史
附件炎史	无	有
休克	炎性病变为主，很少发生休克	常发生休克
发热	发病一开始即发热	发病2～3天后发热
妊娠试验	阴性	阳性
病程	发病缓慢	急性发作
B超检查	输卵管增粗，内径扩张	宫旁边界不清，回声不均混合性包块，部分可见妊娠囊

（四）治疗

出血性输卵管的治疗以抗炎止血治疗为主，抗生素宜选用广谱抗生素，同时予抗厌氧菌治疗。对有大量出血休克者，经非手术治疗无显著效果者以及炎症重伴高热、可疑脓肿形成者。可行剖腹探查或腹腔镜探查，手术方式以保守治疗为宜。

（徐 芬）

第四节 子宫或子宫肌瘤扭转

子宫扭转罕见，可分为非孕期子宫扭转、孕期子宫扭转、子宫肌瘤子宫扭转和畸形子宫扭转等。子宫结构异常是重要原因之一，曾有报道称占87.77%，国外报道为56%，值得注意其中部分为医源性子宫结构异常，如剖宫产后峡部愈合不良会导致宫颈长度异常而引起子宫扭转。子宫扭转症状急剧，不及时处理后果严重，应及时诊断和处理。

非孕期子宫扭转，多发生在盆腔病理情况，如子宫发育异常的双子宫，双角子宫的一侧子宫有肌瘤存在时，因两侧重量不一，重心偏移；或子宫一侧附件缺如、圆韧带缺如，致子宫两侧拉力不等；或卵巢肿瘤较大，均可因肠蠕动的推动或突然改变体位而导致子宫扭转。也有因脊柱、骨盆畸形发生子宫扭转者，盆腔无病理改变而在体位变更时也可能发生子宫扭转。

妊娠子宫，尤其在妊娠晚期，多伴有不同程度的右旋，但旋转角度不超过30°，如果妊娠子宫向左或右旋转超过90°，同时伴有腹痛等症状者称妊娠子宫扭转。妊娠合并子宫肿瘤、双角子宫、胎儿横位、卵巢肿瘤合并妊娠、盆腔粘连、脊柱畸形及其他类型的胎位不正等病理改变均可使妊娠子宫的左右两侧的重量不均衡发生扭转。突然的体位改变、不良姿势以及胎动等，是引起妊娠子宫扭转的常见诱因。

子宫扭转甚罕见，缺乏典型临床表现，易误诊，常突然发病，表现为突发性、持续性腹痛，伴恶心、呕吐、腹胀或排尿困难等，有时可伴内出血症状。查体腹部压痛反跳痛，肌紧张，妇科检查子宫有剧痛，阴道检查时因阴道扭转而使顶部成一盲端，宫颈上缩至耻骨联合上，尿道也可随扭转呈螺旋弯曲，或闭塞不通，致导尿困难，若妊娠子宫扭转，子宫缺血导致胎儿宫内窘迫而死亡，子宫淤血浸润卒中，查其阴道上段及宫颈可呈螺旋状扭转，故妊娠子宫扭转是产科最严重的并发症之一。B超、腹腔镜可协助诊断，但以腹腔镜检查更为明确，扭转时间长者，子宫呈紫褐色。

妊娠子宫扭转，不论胎儿存亡，均应手术，尽可能先将子宫复位再行剖宫产，以求抢救母儿生命，尽量保留子宫。若扭转时间长，子宫已经坏死，血管内血栓形成者，或胎盘早剥子宫完全卒中者，处理常须作子宫切除或次全切除，如仅轻度扭转可考虑复位。

（徐　芬）

第六章

妇科内分泌疾病

第一节 异常子宫出血与功能性子宫出血

一、正常子宫出血（月经）

（一）月经的临床表现

正常有排卵的育龄妇女在一个卵巢周期的末期，如果所排出的卵子未受精，则黄体退化，血内雌、孕激素水平随之而下降，出现子宫内膜脱落出血，临床上表现为月经。对月经的正规描述至少应包括以下 4 个要素：①周期的长度；②周期的规律性；③经期出血的天数；④经期出血量。关于此 4 要素的正常范围各处报道略有出入。有报道 WHO 基于对 6 375 份欧洲健康育龄妇女全年月经日记数据库的分析，育龄妇女正常月经周期长度的第 5~95 百分位为 24~38 天一次，并与年龄相关，初潮后 5 年内及绝经前 5 年内变异较大。12 个周期长度之间的差异在 2~20 天以内为月经规律（可能由于存在无症状的多囊卵巢综合征者）；经期长度的第 5~95 百分位为 4.5~8 天。以碱性正铁血红蛋白法客观地测定每次月经的失血量平均为 5~80m。中华医学会妇产科分会（2009）功血诊治指南中正常周期长度为 24~35 天，经期长度为 2~7 天，经期失血量为 20~60mL。经血内含有坏死脱落的子宫内膜组织碎片及组织液，内膜碎片可生成大量的纤维蛋白溶解酶使经血液化而不凝，有防止子宫腔粘连的作用，月经出血停止后宫腔内不留瘢痕。但出血量多时仍可有大小不等的血块。

围月经期可出现一些症状，如下腹轻微疼痛、坠胀；乳房胀痛；尿频、腹泻、情绪波动等。

（二）正常子宫内膜出血及修复的机理

每个月经周期中，受卵巢性激素的影响，子宫内膜发生一系列规律的形态变化。月经周期各期子宫内膜腺上皮、间质细胞及肌层皆有两种雌激素受体（ER）表达，增生期高于分泌期，分泌期 ER 局限于基底层腺体及血管平滑肌细胞。$ER\alpha$ 的表达高于 $ER\beta$。两种孕激素受体（PR）在人子宫内也有共表达，其高峰出现在晚增生期。内膜腺细胞在早泌期前以 PR-A 占主导，中泌期后以 PR-B 更为重要。内膜间质则为 PR-A 主导。

正常子宫内膜出血的过程包括内膜上部 2/3（即功能层）的崩解、脱落、修复、重建。雌、孕激素水平的降低怎样引起了子宫出血，其机理尚未完全阐明。已知涉及内膜局部一系列复杂的细胞、分子、血管的变化。

1. 血管痉挛学说　如下所述。

（1）Markee 的经典研究：是对经前及经期子宫内膜微血管改变与出血机制认识的基础。他将兔的子宫内膜移植于雌性猕猴眼前房内，直接观察了月经出血前子宫内膜及其微血管的顺序变化。发现经前 2~5 天血内雌、孕激素水平下降后，腺体分泌耗竭及间质水肿消退，子宫内膜厚度减低，血管受压引起血流淤滞、血管扩张，内膜缺血缺氧。在出血前 4~24 小时，内膜螺旋动脉和小动脉有节段性的痉挛性收缩，导致功能层血流灌注更加不足，缺血缺氧及局灶性坏死，血管壁也受损；当血管扩张及血流再灌注时，引起血细胞外渗，先形成小血肿；在基底层与功能层之间形成裂隙，随后上述改变广泛化，内膜遂崩解而脱落；小动脉断裂引起出血。但基底层保留，以备再生。

（2）前列腺素及溶酶体学说：较长时间以来，子宫内膜局部生成的前列腺素（PGs），主要为 $PGF_{2\alpha}$，是公认引起螺旋动脉节律性收缩的物质。在雌、孕激素的顺序作用下，子宫内膜能生成许多水解酶，储存于溶酶体内；当溶酶体周围脂蛋白包膜完整时，上述酶无活性。血雌二醇（E_2）、黄体酮水平下降时，溶酶体膜失去稳定性，释放大量蛋白水解酶、胶原酶及磷脂酶 A_2；前二者促使内膜崩解；后者能增加 PGs 的前身物——花生四烯酸的释放，进而合成大量 $PGF_{2\alpha}$。黄体酮水平下降还能抑制子宫内膜 15 羟前列腺素脱氢酶的活性，从而延长了 $PGF_{2\alpha}$ 的生物半寿期。$PGF_{2\alpha}$ 引起了子宫内膜螺旋动脉和小动脉痉挛性收缩。有报道经期内膜及经血 PGs 浓度显著高于分泌期内膜；分泌期内膜 PGs 浓度则显著高于增殖期内膜。若对黄体期的妇女滴注 $PGF_{2\alpha}$ 后，月经可提前来潮。这些证据都支持 $PGF_{2\alpha}$ 参与月经出血。

（3）子宫内膜内皮素（endothelin，ET）：1988 年 Yanagisawa 等首先从血管内皮细胞中分离确认一种含 21 个氨基酸残基的强缩血管物质，包括 ET1、ET2、ET3 三种异构肽，以 ET1 的生物活性最强。ET 还对平滑肌及成纤维细胞有促分裂的旁分泌作用。后来发现人子宫内膜腺上皮及基质细胞也能表达及生成 ET、ET 受体，平滑肌细胞有 ET 受体。ET 的生成及降解受激素的调节，黄体酮的撤退和转化生长因子（TGF – β_1）促进 ET 的合成，抑制 ET 的降解；月经周期中 ET1 表达以经前期最高。研究还显示一种使 ET 失活的中性内肽酶（neutral endopeptidase，NEP）由子宫内膜基质细胞生成，黄体酮和孕激素刺激其生成及活性，早~中黄体期最高，晚黄体期最低。因此 Marsh 提出 ET 是月经前使内膜血管收缩的物质，在月经后期可能促使内膜基底层小动脉收缩，有助于止血；对内膜的修复及再生有重要的作用。

（4）子宫内膜崩解、脱落：主要是由于血管收缩引起缺氧的继发改变。曾观察到子宫内膜间质存在一种浓缩聚合的酸性黏蛋白多糖（acid mucopoly saccharides，AMPS），对子宫内膜及其血管壁起重要的支架作用。雌激素促进 AMPS 的生成和聚合，孕激素则抑制并促使其降解，使内膜基质减少，血管壁的通透性增加，有利于营养与代谢产物的交换及孕卵的着床、发育。当雌、孕激素水平降低时，溶酶体内水解酶释放，AMPS 进一步解聚，子宫内膜更易于破坏脱落。

2. 组织破坏学说　20 世纪 90 年代有作者观察到晚黄体期，支持内膜与血管的基底膜已有广泛的退化改变，扫描电镜显示血管腔上皮已有小的病灶，提出细胞外基质的降解造成血管与宫腔上皮的破坏可能是月经出血的首发事件。

（1）基质金属蛋白酶（matrix metalloproteinase，MMP）：是一族降解间质与基底膜细胞外基质成分的酶，包括胶原酶（IMP – 1）、明胶酶（MMP – 2、MMP – 9）、间质溶解素（stromelysin，MMP – 3、MMP – 10、MMP – 11）和膜型 MMP。研究表明它们在月经周期中子宫内膜间质、血管、腺上皮、白细胞有特异的表达图像。生长因子、细胞因子、甾体激素等调节其表达。子宫内膜上皮间质中还有特异的 MMP 抑制物（tissue inhibitors of matrix metallo proteinase，TIMP）– TIMP – 1、TIMP – 2、TIMP – 3 可使其灭活。黄体酮通过许多细胞因子抑制 MMP 的表达；经前黄体酮水平降低，内膜 MMP – 1、MMP – 10、MMP9 mRNA 的表达增强，功能激活，即可使内膜降解或脱落，并不与血管收缩相关。此时 TIMP 表达也增强，限制 MMP 的功能不至于过高。

（2）白细胞移行——炎症反应：1986 年 Finn 首先提出将月经视为一个炎症过程。现已肯定邻近月经前子宫内膜间质内多种白细胞，包括中性多形核白细胞、巨噬细胞、嗜酸粒细胞、颗粒淋巴细胞、肥大细胞等急剧增多，它们生成许多细胞因子及蛋白水解酶（包括某些 MMP、类胰蛋白酶等），影响血管壁的通透性与血管内皮细胞的完整性；引起内膜的崩解。上述白细胞的移行受到甾体激素的调控。黄体酮水平的降低可能通过局部趋化因子（chemokines）如白细胞介素 8 等介导，促进白细胞的移行。

月经出血 24 小时起子宫内膜与血管的修复与再生即开始，第 5~6 天完成。首先是血管内血栓形成，即血小板黏附及聚集功能、凝血功能及基底层螺旋动脉收缩功能正常。如果血小板数目、凝血因子浓度减少或其功能异常，则出血量增多，持续时间延长。其次，雌、孕激素顺序共同作用时，子宫内膜各部分有同步的变化，结构结实，避免了由于内膜本身脆弱而引起的随机突破出血；雌、孕激素水平同时下降后，子宫内膜功能层在 2～3 天内脱落干净，然后在雌激素、ET 及生长因子［表皮生长因子（EGF）、血管内皮生长因子（VEGF）、碱性成纤维细胞生长因子（bFGF）、TGFβ 等］的影响下，内膜及血管上皮再生，修复创面而止血。若子宫内膜过度增厚，且脱落慢或不完全，则出血量多，时间延长。

Li 和 Ahmed 报道早卵泡期子宫内膜基质和腺上皮有血管紧张素 Ⅱ（ANG Ⅱ）样免疫强染色，晚分泌期 ANG Ⅱ样的免疫染色以血管周围的基质细胞最强。内膜有 Ⅱ 型 ANG 受体，经前子宫内膜肾素的浓度也升高，ANG Ⅱ能促进细胞增生、血管新生及收缩；因此，子宫内膜肾素血管紧张素系统可能对正常内膜的再生有调节作用。

（三）雌孕激素水平与子宫内膜出血的关系

雌、孕激素联合撤退引起的月经出血，不是性激素引起内膜出血的唯一类型。还可表现为雌激素撤退性出血、雌激素突破性出血、孕激素撤退性出血和孕激素突破性出血。掌握这些知识有助于分析、了解和处理临床上常见到的形形色色的医源性异常子宫出血的情况。

1. **雌激素撤退性出血**　体内雌激素水平突然大幅度下降，如双侧卵巢切除、放疗或化疗，或雌激素治疗中断或减量一半以上，即会发生子宫出血，被称为"雌激素撤退性出血"。但如所给的雌激素剂量过低，疗程过短，或雌激素减幅过小，也可无子宫出血。绝经后妇女血雌激素浓度在低水平上也有波动，但并无月经来潮。这是因为子宫内膜增生必须达到一定厚度后失去激素支持时才会出现出血。有的学者设想存在"雌激素的内膜出血阈值"，超过这一阈值后，如果减弱雌激素刺激到上述阈值以下，即会出现子宫出血；反之，如雌激素刺激强度低于上述阈值，并在此阈值水平以下波动，则并不出现出血。

2. **雌激素突破性出血**　相当浓度的雌激素长期作用，无孕激素的对抗影响，可造成子宫内膜过度增殖及不同程度的增生。无对抗雌激素刺激通过直接作用于血管，减低血管张力；刺激间质 VEGF 表达，减少 $PGF_{2\alpha}$、Ang Ⅱ 的生成，促进一氧化氮（NO）、PGE_2、PGI_2 生成等途径引起血管扩张、血流增加，或由于内膜间质、血管、腺体发育不同步，溶酶体发育过度而不稳定，释放水解酶，而引起出血增多或持续不断、不可预计，称为"雌激素突破性出血"。雌激素水平与出血类型之间有一个半定量的关系。若雌激素水平低，则表现为点滴出血而时间长，但总出血量不多。高水平雌激素持续一段时间会表现为长时间闭经后急性大量失血。

3. **孕激素撤退性出血**　孕激素撤退出血只会发生在有内源或外源雌激素作用，内膜已呈增殖相的基础上。临床上见于手术切除黄体、孕激素治疗中断时。若雌激素作用持续而孕激素撤退，仍会发生孕激素撤退出血。只有在雌激素剂量增大 10～20 倍时，常规量孕激素撤退才不会出现出血。

4. **孕激素突破性出血**　体内孕激素与雌激素浓度比值过高，不能维持分泌期内膜的完整性而引起出血，持续时间不定，与小剂量雌激素突破出血类似。其具体机制尚不清楚。Fraser 等综合了应用单一孕激素类避孕药，如 Norplant、长效醋甲黄体酮后出现突破性出血机理的研究结果，认为孕激素突破性出血的临床特点为不规则持续少量出血；有持续孕激素作用的同时，必须也有持续低水平雌激素的影响；子宫内膜呈受抑制的分泌或萎缩相，有局灶性片状脱落；宫腔镜检查可见到宫腔内浅表血管扩张、血管壁薄、微血管密度及脆性增加，出现淤斑；血流动力紊乱、白细胞浸润增多等。这些改变对自然发生的有排卵型功能失调性子宫出血有参考价值。还有研究提示局部 MMP 表达增加、血管内皮细胞功能异常、VEGF 等血管新生因子或移行白细胞功能改变，导致内膜崩解及修复异常，皆可能与此类出血有关。

二、异常子宫出血和 FIGO 育龄妇女 AUB 病因新分类系统

异常子宫出血（abnormal uterine bleeding，AUB）是妇科门诊常见的症状，可引起患者贫血、继发感染、不生育、精神负担、子宫内膜增生或腺癌，甚至需切除子宫。AUB 的患病率在欧洲人群中为 11%～13%，36～40 岁妇女中为 24%。中国大陆尚无调查资料。WHO 报道月经过多的患病率为 19%。

（一）国际上 AUB 相关医学术语应用的紊乱

多年来国际上 AUB 相关的医学术语众多，其定义存在着相当的混淆和不一致。许多带希腊或拉丁字根的英语名词如 menorrhagia 指经期出血量过多及持续时间过长；metrorrhagia 或 menostaxis 指出血量不多但淋漓不止；menome - trorrhagia 指间隔时间时长时短、不可预计等；但各国应用这些名词时含义不同，描述性术语（指症状）和诊断性术语（指诊断）混用。例如功能失调性子宫出血（dysfunctional uterine bleeding，DUB，简称功血）原是 1930 年 Graves 首先命名，特指无可辨认的盆腔或全身器质性疾病所引起的 AUB。但在北美国家 DUB 被默认为"无排卵性功血"，而欧洲及其他地区则包括"无排卵功血和有排卵功血"两大类；又如在北美国家将 menorrhagia 特指为：有排卵性月经过多（包括功能性与器质性病变），而欧洲及其他地区则将月经过多视为一种症状，指连续数个规则周期经期失血量（MBL）>80mL；包括各种病因。由于医学术语系统的混乱及缺乏对各种潜在病因统一标准的分类方法，对临床诊疗、交流、教学和多中心研究的组织和结果解读造成困难，阻碍了研究结果的比较。

（二）异常子宫出血的定义和模式

AUB 是对一种症状或体征的描述，指非妊娠或妊娠妇女源自子宫腔的出血，因此来自宫颈、阴道、外阴、泌尿道、直肠、肛门的出血必须予以排除。本章主要讨论非妊娠育龄妇女的 AUB，青春发育前和绝经后妇女的 AUB 也不包括在内。

FMDG 按照正常月经 4 个要素，将 AUB 的出血模式列出如下：

1. 周期规律性　不规律。

2. 月经周期频度　频发（<21 天）；稀发（>35 天，但 <6 个月）；闭经 >6 个月。

3. 经期　延长（>7 天）；缩短（<3 天）。

4. 经量　过多（>80mL）；过少（<20mL）。临床上常根据患者主观感觉或绘图失血评估表判断。

经间出血（intermenstrual bleeding，IMB）定义为：有清晰的月经周期并且规律，在月经之间出现的出血，可以是随机出现的出血，也可以是每个周期固定时间出现的出血。按出血的时间可分为卵泡期出血（postmenstrual spotting）、围排卵期出血（periovulation spotting）、黄体期出血（premenstrual spotting）。选用"经间出血"术语的用意是以此代替已废用的"metrorrhagia"。不规则出血的含义是指完全无规律可循的出血。

（三）慢性 AUB 和急性 AUB

FMDG 提出慢性 AUB 和急性 AUB 的概念。前者的定义是：近 6 个月中至少有 3 次源自子宫腔出血的量、规律性和时机异常。FMDG 将慢性 AUB 患者定为需要进行规范诊疗的对象。言外之意是：由于月经周期可受到许多偶发因素的影响导致偶然 1～2 次的异常，可短期观察期待自然恢复，不一定需要启动复杂的诊疗步骤。急性 AUB 定义为一次大量出血的发作，按照临床医生的观点，其严重性已需紧急干预以防止进一步失血。急性 AUB 可以见于有或无慢性 AUB 病史的患者。

（四）FIGO 非妊娠育龄妇女 AUB 新分类系统 PALM - COEIN 系统

FIGO 非妊娠育龄妇女 AUB 病因新分类系统将引起 AUB 的病因分为 9 个基本类型，按照英语首字母缩写为 PALM - COEIN。即息肉（polyp）、子宫肌腺症（adenomyosis）、平滑肌瘤（leiomyoma）、恶性肿瘤和增生（malignancy and hyperplasia）、凝血病（coagulopathy）、排卵障碍（ovulatory disorders）、子宫内膜（endometrium）、医源性（Iatrogenic）和未分类（not classified）。简言之，PALM 部分存在结构改变、可采用影像学技术和（或）采用组织病理方法观察检查；而 COIEN 部分无结构性改变，不能采用影像学或者组织病理方法确认。这些分类是为便于开发现有和后续的亚分类系统。

该系统认识到任一患者可有一个或一系列引起 AUB 或与 AUB 有关的病因；另一方面，已发现的疾病如子宫肌腺症、子宫肌瘤和颈管内膜息肉或子宫内膜息肉常常不引起症状，不是目前 AUB 的原因。

1. 宫腔息肉（AUB - P）　息肉分为超声和（或）宫腔镜（可有或无病理）下确认的息肉，有或无组织病理学的证据。需排除子宫内膜的息肉样改变，因为那是正常子宫内膜的变异。将来可根据息肉的体积、位置、数量、形态和组织学，进一步做亚分类。

2. 子宫肌腺症（AUB - A）　　子宫肌腺症引起 AUB 的机制仍不清楚。尽管子宫肌腺症的传统诊断标准是依据子宫切除标本中子宫内膜组织在内膜 - 肌层界面以下深度的组织病理进行评估，但其标准变异很大，临床应用价值有限。目前子宫肌腺症的诊断是依据子宫的影像学检查，主要是超声和磁共振（MRI）标准。考虑到世界范围内可采用 MRI 的妇女有限，建议至少需采用超声诊断子宫肌腺症。

3. 子宫平滑肌瘤（AUB - L）　　大部分子宫平滑肌瘤是无症状的，常见有子宫肌瘤不是 AUB 的原因，同时考虑到子宫肌瘤的发病率很高，因此 FDMG 对子宫肌瘤又作进一步分类：初级分类、二级分类和三级分类。初级分类只反映是否存在一个或多个子宫肌瘤，由超声检查确定，不考虑位置、数量和大小。二级分类时须将影响子宫腔的黏膜下肌瘤（SM）与其他肌瘤（O）区分开，因为前者最可能引起 AUB；三级分类主要由 Wamsteker 等创立，又被欧洲人类生殖与胚胎协会（ESHRE）采纳并改进。将肌瘤先分为黏膜下、其他和混合性三大类后又进一步细分，如黏膜下肌瘤又分为带蒂的完全位于宫腔内（0 型）、<50% 位于肌壁间（1 型）、大于 50% 位于肌壁间（2 型）；其他型肌瘤又分为完全位于肌壁间但紧靠子宫内膜（3 型）、完全在肌壁间（4 型）、浆膜下大于 50% 位于肌壁间（5 型）、浆膜下 <50% 位于肌壁间（6 型）、带蒂的浆膜下（7 型）、其他特殊类型（如宫颈肌瘤、阔韧带或寄生肌瘤）。

该 PALM - COEIN 分类系统未包括肌瘤的大小、数量和与宫体宫颈的垂直位置关系。

4. 恶性肿瘤和增生（AUB - M）　　尽管育龄女性中相对少见，不典型增生和恶性肿瘤仍然是引起 AUB 的重要原因。对任一育龄女性都必须考虑到该诊断，尤其是那些具有高危因素如肥胖或长期无排卵者。当一个 AUB 的妇女发现存在不典型增生或者恶性变时，应首先被分类为 AUB - M，然后再按照世界卫生组织或 FIGO 相关系统进一步分类。

5. 凝血异常的全身性疾病（AUB - C）　　指可引起 AUB 的多种止血、凝血功能异常的全身性疾病。高水平的证据表明，月经过多者中约 13% 有生化检查可发现的凝血异常，最常见的是 von Willebrand 病。其中大约 90% 可以通过详细的病史问诊而确定。尤其对于初潮起即有月经量多；既往有手术或拔牙后出血多，或反复牙龈出血、鼻出血、皮肤淤斑；或家族中有出血疾病者；应请血液科会诊，筛查 von Willebrand 因子。但这些疾病引起 AUB 的比例不清楚。

6. 排卵障碍（AUB - O）　　排卵障碍会引起 AUB，出血时间及量不定，有时会引起大出血。持续无排卵主要由于下丘脑垂体卵巢轴功能异常引起。雌激素持续作用于子宫内膜，缺乏周期性黄体酮对抗，引起雌激素突破性出血或撤退性出血。常见于青春期、绝经过渡期妇女。有些患者可因多囊卵巢综合征、甲状腺功能低下、高催乳素血症、精神压力、肥胖、厌食、减肥或过度运动，或甾体激素、酚噻嗪类和三环类抗抑郁药等药物引起。黄体功能不足可引起经间出血。

7. 子宫内膜原因（AUB - E）　　当 AUB 表现仍有周期规律可循，表明有正常排卵，又缺乏其他明确病因时，最可能是子宫内膜局部控制经期失血量的分子机制异常引起。若出血过多，可能存在局部"止血异常"的原发疾病，包括缺乏引起血管收缩的因子（如 ET1 和 $PGF_{2\alpha}$），和（或）纤溶酶原激活物过多引起纤溶亢进，和促血管扩张物质产生过多（如 PGE_2 和 PGI_2）。

其他类型的子宫内膜局部疾病可能表现为经间出血，如子宫内膜炎和感染、局部炎性反应异常，或子宫内膜局部血管形成异常。在目前还无诊断这些疾病的特异方法，因此诊断 AUB - E 需在有排卵的基础上排除其他明确异常后确定。

8. 医源性（AUB - I）　　很多医疗干预会引起 AUB 或与 AUB 有关。使用外源性甾体激素时发生的不按预期时间的出血被称为"突破性出血"，这是 AUB - I 中最常见的情况。使用释放左炔诺黄体酮的宫内节育器（LNG - IUS）妇女在治疗初 6 个月内常发生突破性出血，也在此范畴之列。当考虑 AUB 是继发于华法林或肝素等抗凝药，或者使用干扰多巴胺代谢的会引起排卵障碍的药物，分别分类为 AUB - C 或 AUB - O。

9. 未分类（AUB - N）　　在某个特定患者中，因未充分诊断或检查，或极端罕见，可能存在一些引起或不引起 AUB 的情况。包括动静脉畸形、子宫肌层肥厚、其他一些只能由生化或分子生物学的方法确诊的疾病。目前被划分到 AUB - N，将来可能被新分类代替，或归入已有的分类中。

一个患者中可能存在一个或多个引起 AUB 的因素。PALM - COEIN 系统对所有患者也以缩写的形式列出所有因素。有的患者可能存在分类中某个病理情况，如浆膜下肌瘤，但是与 AUB 并无因果关系，因此在应用该分类系统时需对患者进行全面的分析。

三、无排卵型功能失调性子宫出血

我国大陆医院临床所见到的功血患者中，70% ~ 80% 为无排卵型，多见于青春期、绝经过渡期；20% ~ 30% 为有排卵型，以育龄期多见。但是英国 Sheppard 教授报道英国育龄妇女中 90% 的功血为有排卵型。出现这一差别的原因可能是西方国家中社区医生面对的多为育龄期妇女，而我国大陆医院所面对的是因病情较重而就诊的患者，轻至中度月经过多的患者未必来医院就诊。

（一）无排卵的病因

1. 青春期　青春期功血患者血 E_2 水平在育龄妇女的正常范围内，但缺乏正常周期中期 E_2 正反馈所诱导血 LH 峰，提示主要原因是下丘脑 - 垂体对雌激素的正反馈反应异常。

已知青春期中枢神经系统 - 下丘脑 - 垂体 - 卵巢轴正常功能的建立需经过一段时间。月经初潮 1 年内，80% 的月经是无排卵月经。初潮后 2 ~ 4 年内无排卵月经占 30% ~ 55%，初潮 5 年时可能仍有不到 20% 的月经周期尚无排卵，有 1/3 的周期为黄体不足。这是由于卵巢轴正反馈调节机理的建立需要更复杂精细的调控。如果此时受到过度劳累、应激等刺激，或肥胖等遗传因素的影响，就可能引起无排卵功血或其他月经病，如多囊卵巢综合征。

2. 绝经过渡期　此时妇女卵泡储备低，对促性腺激素的敏感性也降低，或下丘脑 - 垂体对性激素正反馈调节的反应性降低，因而可先出现黄体功能不足，稀发或不规则排卵，最终排卵停止。此时卵泡仍有一定程度的发育，但缓慢、不充分，或退化不规则，不足以引起正反馈，造成孕激素水平不足或缺如而引起本病。

3. 育龄期　可因内、外环境内某种刺激，如劳累、应激、流产、手术或疾病等引起短暂的无排卵。亦可因肥胖、多囊卵巢综合征、高泌乳素血症等长期存在的因素引起持续无排卵。按照 WHO 的分型：Ⅰ型为下丘脑 - 垂体性无排卵（血 PRL 可高或正常）；Ⅱ型为多囊卵巢综合征（PCOS）；Ⅲ型为卵巢性无排卵。3 型无排卵皆可引起功血，但以 PCOS 最多见。

（二）病理生理改变

虽然少数无排卵妇女可有规律的月经，临床上称为"无排卵月经"，但多数无排卵妇女有月经紊乱。卵巢内卵泡有不定时、不同程度的发育，无优势卵泡及黄体形成。发育中的卵泡持续分泌不等量的雌激素，但不足以诱导血 LH 峰；黄体酮水平低下，使子宫内膜持续增殖甚至增生。由于卵泡发育与退化无规律，血内雌激素水平也呈不规律的波动；子宫内膜因雌激素不足或波动，不规律地脱落，即退化脱落的部位、深度、范围及时机皆可不规律，发生雌激素撤退或突破性出血。

Fraser 等对子宫内膜增生的患者行宫腔镜检查，常见到子宫内膜有迂曲、血管壁变薄易破的浅表血管。螺旋动脉发育差，静脉血管增加，并有静脉窦形成，也可增加出血的倾向。其他研究还显示内膜血流有不同程度的增加。局部 $PGF_{2\alpha}$ 生成减少或 PGE_2 合成增多，NO 及纤维蛋白溶解活性可能增高，这些局部因素的改变可能对本症出血有一定作用。

（三）临床表现

1. 主要症状　月经完全不规则，出血的类型决定于血清雌激素的水平及其下降的速度、雌激素对子宫内膜持续作用的时间及内膜的厚度。量可少至点滴淋漓，或可多至有大血块造成严重贫血；持续时间可由 1 ~ 2 天至数月不等；间隔时间可由数天至数月，因而可误认为闭经。病程缠绵。同时可有贫血表现、多毛、肥胖、泌乳、不育等。一般不伴有痛经。盆腔检查除子宫稍丰满及软外，余皆正常。

2. 实验室检查　基础体温（BBT）曲线呈单相型。血清 E_2 浓度相当于中、晚卵泡期水平，失去正常周期性变化。黄体酮浓度 <3ng/mL。单次 LH 及 FSH 水平正常或 LH/FSH 比值过高，周期性高峰消失。子宫内膜活检病理检查可呈增生、单纯增生、复合增生（腺体结构不规则，但无腺上皮异型性改变）、子宫内膜息肉或非典型增生（腺上皮有异型性改变），无分泌期表现。非典型增生属癌前病变。

偶可并发子宫内膜腺癌。

（四）诊断与鉴别诊断

首先除外非生殖道（泌尿道、直肠肛门）及生殖道其他部位（宫颈、阴道）的出血、全身或生殖系统器质性疾病引起的出血及医源性子宫出血。下文中括号内所示为PALM-COEIN系统的分类。

全身系统性疾病有：①血液病（AUB-C）：青春期患者中血液病约占3%，最常见的是血小板减少性紫癜、von Willebrand病。其他如再生障碍性贫血、白血病等；②内分泌病（AUB-O）：如甲状腺功能减退、肾上腺皮质功能异常及糖尿病等引起的持续无排卵；③肝病（AUB-C）：影响了雌激素代谢或凝血因子的合成等；④肾衰竭透析用肝素后（AUB-I）；⑤红斑狼疮：由于损伤血管功能或血液抗凝抗体作用而引起（AUB-C）。

生殖系统疾病有：①妊娠并发症：各种流产、异位妊娠、葡萄胎；②肿瘤：子宫肿瘤如：肌瘤（肌间、黏膜下）（AUB-L）、宫颈癌、宫体内膜癌或肉瘤（AUB-M）、绒毛膜上皮癌；卵巢肿瘤，尤其是分泌雌激素的性索间质瘤；输卵管癌；③炎症：一般或特异性（结核、性病）子宫内膜炎（AUB-E）；④子宫肌腺症（AUB-A）、子宫内膜异位症；⑤其他：子宫内膜息肉（AUB-P）、生殖道创伤、异物、子宫动静脉瘘（AUB-N）、子宫内膜血管瘤。

医源性出血（AUB-I）有：放置避孕环后（尤其是释放铜环）、使用激素类避孕药后（包括口服、肌内注射制剂、埋植剂）、宫颈电烙后、服抗凝药（水杨酸类、非甾体抗炎类）后（AUB-C）、抗纤溶药过量（AUB-C）、性激素服用不当等。

鉴别诊断需依靠详细的月经及出血史、既往妇科疾病、服药情况、家族出血性疾病史。一线检查有：全身体检及盆腔检查、全血常规检查、血hCG、宫颈刮片。酌情选择凝血功能、LH、FSH、PRL、E_2、T、P测定、甲状腺功能检查。经腹或阴道超声检查有助于观察宫腔、内膜情况，发现卵巢小囊肿，也应列为一线检查。

宫腔镜检查可列为二线检查。尤其对药物治疗无效，或超声检查提示宫腔异常的患者。与子宫输卵管造影比较有优势。宫腔镜检查及直视下选点活检，敏感性高于一般诊断性刮宫。宫腔镜检查的可靠性与术者的经验有关，熟练者可能有20%的假阳性，而无假阴性。

子宫MRI检查只在未婚患者、超声检查提示子宫肌腺症或多发性子宫肌瘤，为决定治疗对策时选用。

有时本症还可与某些器质性疾病同时存在，如子宫肌瘤、卵巢分泌雌激素肿瘤等。诊断时也应想到。

（五）处理

无排卵功血患者应对内分泌治疗有效。具体方案应根据患者年龄、病程、血红蛋白水平、既往治疗效果、有无生育或避孕要求、文化水平、当地医疗及随诊条件等因素全面考虑。总的原则是：出血阶段应迅速有效止血及纠正贫血；血止后应尽可能明确病因，并行针对性治疗，选择合适方案控制月经周期或诱导排卵，预防复发及远期并发症。

1. 止血 如下所述。

（1）性激素治疗

1）孕激素内膜脱落法（药物刮宫法）：针对无排卵患者子宫内膜缺乏孕激素的影响，给患者以足量孕激素使增殖或增生的内膜转变为分泌期；停药后约2~3天后内膜规则脱落，出现为期7~10天的撤退出血，在内源性雌激素的影响下，内膜修复而止血。常用肌内注射黄体酮20~40mg/d，连续3~5天；或口服地屈黄体酮10~20mg/d，连续10天；或微粒化黄体酮（琪宁）200~300mg/d，连续3~10天；或醋甲羟黄体酮（MPA）6~10mg/d，连续10天。可根据不同患者出血的病程、子宫内膜的厚度决定孕激素的剂量及疗程。本法效果确实可靠；但近期内必有进一步失血，若累积于宫腔的内膜较厚，则撤退出血量会很多，可导致血红蛋白进一步下降。故只能用于血红蛋白大于80g/L的患者。在撤退出血量多时，应卧床休息，给一般止血剂，必要时输血，此时不用性激素。若撤退出血持续10天以上不止，应怀疑器质性疾病的存在。

2）雌激素内膜修复法：只适用于青春期无性生活患者且血红蛋白 <80g/L 时。原理是以大剂量雌激素使增殖或增生的子宫内膜在原有厚度基础上，修复创面而止血。不同患者止血的有效雌激素剂量与其内源性雌激素水平的高低正相关。原则上，应以最小的有效剂量达到止血目的。一般采用肌内注射苯甲酸雌二醇或口服戊酸雌二醇，可从 3~4mg/d 开始，分 2~3 次应用。若出血量无减少趋势，逐渐加至 8~12mg/d。也可从 6~8mg/d 开始，止血收效较快。最大不超过 12mg/d。若贫血重者需同时积极纠正贫血，输血及加用一般止血药。血止 2~3 天后可逐步将雌激素减量，速度以不再引起出血为准。直至 1mg/d 时即不必再减，维持至用药 20 天左右，血红蛋白已高于 90g/L 时，再改用黄体酮及丙酸睾酮使内膜脱落，结束这一止血周期。故内膜修复法的用意是为争取时间纠正重度贫血。对血红蛋白极度低下的患者，单纯增加雌激素剂量仍可无效，应注意有无凝血因子及血小板的过度稀释，检查血小板及凝血功能，必要时补充新鲜冻干血浆或血小板。大剂量雌激素用于止血为权宜之计，不宜频繁使用。对此类患者应重在预防再一次发生严重的出血。

3）高效合成孕激素内膜萎缩法：适用于：①育龄期或绝经过渡期患者：血红蛋白 <80g/L，近期刮宫已除外恶性情况者。②血液病患者：病情需要月经停止来潮者。方法为：左炔诺黄体酮每日 1.5~2.25mg/d，炔诺酮（妇康）5~10mg/d，醋甲地黄体酮（妇宁）8mg/d。醋甲羟黄体酮（甲羟黄体酮）10mg/d 等，连续 22 天。目的是使增殖或增生的内膜蜕膜化，继而分泌耗竭而萎缩。血止后亦可逐渐减量维持。同时积极纠正贫血。停药后内膜亦脱落而出血。19-去甲基睾酮衍生的孕激素制剂有不同强度的雄激素活性；因此剂量不宜过大，尤其是在治疗多囊卵巢综合征引起的功血患者时。血液病患者则应视血液病的病情需要，决定是否停药或持续用药。

4）三代短效口服避孕药：常用的有复方去氧孕烯（妈富隆）、复方环丙黄体酮（达英 35）等。其机理也是萎缩内膜，但含有炔雌醇。剂量为 2~3 片/天，血止后也可逐渐减量，连续 21 天。同时纠正贫血。有研究显示复方去氧孕烯剂量大于 3 片/天与 3 片/天比较，止血效果无显著差异。由于所用剂量大于避孕用药，用药时间不宜过长，否则可能引起子宫增大。对有避孕药禁忌证的患者应避免使用。

5）丙酸睾酮：可对抗雌激素的作用，减轻盆腔充血，从而减少出血量，但不能止血。可与黄体酮同时肌内注射，25mg/d（青春期患者）或 50mg/d（绝经过渡期患者），但总量应低于每月 200mg。

（2）诊断性刮宫：止血显效迅速，还可进行内膜病理检查除外恶性情况。诊刮时了解宫腔大小、有无不平感也有助于鉴别诊断。对于病程较长的已婚育龄期或绝经过渡期患者，应常规使用。但对未婚患者，及近期刮宫已除外恶变的患者，则不必反复刮宫。

（3）止血药物：常用的有：①抗纤溶药物：氨甲环酸（tranexamic acid，妥塞敏）1.0g，口服每天 2~3 次。也可用注射针剂 1g/10mL，以 5% 葡萄糖液 500mL 稀释后静脉点滴，每天 1~2 次。②甲萘氢醌（维生素 K_4）：4mg，每日 3 次口服；或亚硫酸氢钠甲萘醌（维生素 K_3）4mg 肌内注射，每天 1~2 次，有促进凝血作用。③维生素 C 及卡巴克络（安络血）：能增强毛细血管抗力。前者可口服或静脉滴注，300mg~3g/d；后者 5~10mg 口服，每天 3 次，或 10~20mg 肌内注射，每天 2~3 次。④酚磺乙胺（止血敏、止血定）：能增强血小板功能及毛细血管抗力，剂量为 0.25~0.5g 肌内注射，每天 1~2 次，或与 5% 葡萄糖液配成 1% 溶液静脉滴注，5~10g/d。⑤注射用血凝酶（立芷血）：是经过分离提纯的凝血酶，每支 1 单位（IU），可肌内注射或静脉注射，2IU/次，第 1 天 2 次，第 2 天 1 次，第 3~4 天 1IU/次。注射 20 分钟后出血时间会缩短 1/3~1/2，疗效可维持 3~4 天。

（4）其他：包括补充铁剂、叶酸。加强营养，注意休息，减少剧烈运动。长期出血患者应适当预防感染。

2. 诱导排卵或控制月经周期　出血停止后应继续随诊。测量基础体温。择时检查血清生殖激素浓度，以明确有无排卵。根据患者不同的要求，制订诱导排卵或控制周期的用药方案，以免再次发生不规则子宫出血。

对要求生育的患者，应根据无排卵的病因选择促排卵药物。最常用的是氯米芬。首次剂量为 50mg/d，从周期第 5 天起，连服 5 天，同时测定 BBT，以观察疗效，若无效可酌情增加至 100~150mg/d。若因高泌乳素血症所致无排卵，则应选用溴隐亭。剂量为 5 ~ 7.5mg/d。需定期复查血清 PRL 浓度，以调整剂量。

对要求避孕的患者可服各种短效避孕药控制出血。对青春期无性生活的患者，或氯米芬无效的患者，可周期性用孕激素，使内膜按期规则脱落，从而控制周期。对体内雌激素水平低落者则应用雌、孕激素周期序贯替代治疗，控制周期。对绝经过渡期患者可每隔 1 ~ 2 个月用黄体酮配伍丙酸睾酮或 MPA，使内膜脱落 1 次。若用药后 2 周内无撤退出血，则估计体内雌激素水平已低落，绝经将为时不远，只需观察随诊。

若有子宫内膜非典型增生时，应根据病变程度（轻、中、重），患者年龄，有无生育要求，决定治疗方案。病变轻、年轻有生育要求者可用：已酸黄体酮每周 500mg，左炔诺黄体酮 1.5 ~ 3mg/d，醋甲地黄体酮 4 ~ 8mg/d 等。一般 3 个月后复查子宫内膜，根据对药物的反应决定停药、继续用药或改手术治疗。若病变消失，则应改用促排卵药争取妊娠。据报道妊娠率为 25% ~ 30%，但产后还可能复发。病变重、年龄大于 40 岁、无生育要求者，可手术切除子宫。文献报道癌变率为 10% ~ 23%。癌变时间平均 4 年（1 ~ 11 年）。对血液病所致子宫出血则应详细检查，明确其类型，根据不同预后选用长期内膜萎缩治疗或手术切除子宫或子宫内膜。

总之，尽可能用最小的有效剂量达到治疗目的，以减轻副作用。方案力求简便。最好指导患者掌握病情变化规律及用药对策，并在适当时间嘱患者来医院随诊进行督查：用药 3 ~ 6 个月后可短期停药，观察机体有无自然调整之可能。若症状复发则及早再用药，亦有把握控制。

（六）预后

青春期功血患者最终能否建立正常的月经周期，与病程长短有关。发病 4 年内建立正常周期者占 63.2%，病程长于 4 年者较难自然痊愈，可能合并多囊卵巢综合征。育龄期患者用促排卵药后妊娠生育可能性很大，但产后仅部分患者能有规则排卵或稀发排卵，多数仍为无排卵，月经可时而不规则或持续不规则。个别患者可发生内膜非典型增生或腺癌。即使月经恢复正常的患者亦易受某些刺激的影响而复发。绝经过渡期功血患者病程可长可短，皆以绝经而告终。在除外恶变后可观察等待。

四、有排卵型功能失调性子宫出血

（一）分类

有排卵型功血与无排卵型功血在病理生理改变、处理方面有很大的不同，因此鉴别此两种情况在临床上是很必要的。有排卵型功血患者的月经虽有紊乱，但常常仍有规律可循，因此详细询问出血的起止时间及出血量，对照 BBT 曲线，择时做血黄体酮测定即可基本确诊。

无器质性疾病的有排卵妇女出现异常子宫出血的原因可能是排卵功能的轻微异常所致。文献上描述由子宫内膜成熟或脱落不规则，或雌孕激素比例不当引起。临床上以出血时间与 BBT 曲线对照，将本症分为月经量多与经间出血两类。后者又进一步分为围排卵期出血、经前出血及月经期长三种情况。文献对月经量多的研究相对较多，而对经间出血则鲜有报道。

（二）月经量多

月经量多的定义是连续数个月经周期中经期出血量过多，但月经间隔时间及出血时间皆规则，无经间出血、性交后出血或经血的突然增加。经碱性正铁血红蛋白法测定，每周期失血量多于 80mL 者才视为月经量多。不同个体对出血量的主观判断标准有很大差异。有报道主诉月经量多的患者中，仅 40% 经客观测量失血量多于 80mL。

1. 发病机制　有作者比较有排卵月经量多与月经量正常的妇女，月经周期中血清 LH、FSH、E_2 及唾液 P 浓度的动态变化，内膜组织相，结果未见差异。子宫内膜雌、孕激素受体含量评分（单抗免疫组化法）结果差异亦无显著性。不同个体之间上述受体含量变异却较大。月经量多者血浆及经血内凝血因子、子宫血管密度皆正常。近年研究有阳性发现的发病因素有以下几个方面：

（1）子宫内膜不同 PG 之间比例失衡：已知不同 PC 对血管舒缩及血小板功能有相反的作用。前列环素（PGI$_2$）能扩张血管，抑制血小板聚集；血栓素 A$_2$（TXA$_2$）却使血管收缩，促进血小板聚集。PGE$_2$ 及 PGF$_{2\alpha}$ 皆能促进血小板活性，但前者使血管扩张，后者使血管收缩。有研究显示：月经量多患者子宫内膜生成 PGE$_2$/PGF$_{2\alpha}$ 量的比值增高，PGI$_2$ 及 TXA$_2$ 的各自代谢产物 - 6 酮 PG$_{1\alpha}$/TXB$_2$ 比值也升高。此两对 PG 产生量的失衡，导致血管扩张、血小板聚集功能受抑制的倾向，而引起月经量的增多。

（2）内膜纤溶系统功能亢进：子宫肌层及内膜含有大量的组织型纤溶酶原激活物（tissue plasminogen activator，tPA）。Cleeson 研究显示正常妇女子宫内膜 tPA 活性从晚泌期起开始升高，到下个月经周期第 2 天达峰值。月经量多者内膜 tPA 活性在中泌期起即升高，晚泌期及下个月经周期第 2 天，经期内膜及经血 tPA 及 Ⅰ 型纤溶酶原激活抑制物（plasminogen activator inhibitor type Ⅰ，PAI - Ⅰ）活性显著高于正常。周期第 2 天经期内膜 tPA 活性与月经失血量有强的正相关关系。可能由于内膜 tPA 活性过高，使纤溶系统功能亢进，引起止血的血栓不稳定或再通，细胞外基质胶原及黏附蛋白降解加剧，内膜剥脱广泛持久，导致月经量多。

（3）其他：卵泡期子宫内膜 VEGF、NO 表达增加使血流增加，子宫内膜 ET 释放、bFGF受体减少，白细胞浸润增多，内膜出血相关因子（endometrial bleeding associated factor，EDAF）基因表达过强等。

2. 诊断与鉴别诊断　关键是除外器质性疾病及与无排卵型功血相鉴别。如有不规则出血、经间出血、性交后出血，或经血的突然增加，或盆腔痛、经前腹痛，则提示可能有器质性疾病。如有肥胖、应用非对抗雌激素或他莫昔芬或多囊卵巢综合征，则应注意除外子宫内膜癌。Fraser 报道对 316 例月经量多的患者行宫腔镜、腹腔镜检查，结果 49% 的患者有器质性疾病。以子宫肌瘤、子宫内膜异位症、子宫内膜息肉、子宫腺肌病最为常见。经前 5 ~ 9 天测定血黄体酮浓度有助于确定为有排卵型的功血。全血常规及凝血功能检查十分重要。罕见的情况下应请血液科检查血小板的黏附功能与聚集功能，以发现血小板无力症。罕见的还有子宫动静脉瘘，需经子宫动脉造影诊断。Wilansky 对 67 例甲状腺功能正常的月经量多患者行 TRH 刺激试验。31 例 TSH 基值为（2.4 ± 0.24）MU/L 者 TRH 刺激后 TSH 峰值为（11.5 ± 1.0）MU/L，随诊其中的 16 例月经量多持续存在。另 15 例（22%）TSH 基值为（5.9 ± 0.76）MU/L 者经 TRH 刺激后 TSH 峰值高达（47.5 ± 5.9）MU/L，其中 8 例服甲状腺片后，TSH 值下降，T4 值上升，随诊 1 ~ 3 年月经正常。结论是亚临床的原发性甲状腺功能减退可能是月经量多的病因之一。

目前临床上尚不能行有关子宫内膜 PG 及 tPA 活性的检查。

3. 处理　如下所述。

（1）药物治疗：为首选治疗。

1）对无避孕要求或不愿意用激素治疗的患者，可选用抗纤溶药：如氨甲环酸 1g，每天 2 ~ 4 次，或抗 PG 合成药：氟芬那酸 0.2g，每天 3 次；于月经第 1 天起服用，连续 5 天。英国报道用药 3 个月的随机双盲对照研究结果显示氨甲环酸可减少月经量 54%。不良反应可有恶心、头晕、头痛等。国内临床研究经期失血量减少 35% ~ 44% 该药自上市 19 年来未有引起栓塞发生增加的报道。

2）对要求避孕的患者，可选用内膜萎缩治疗：①左炔诺黄体酮宫内释放系统（LNG - IUS，商品名曼月乐），每 24 小时宫腔释放 LNG20μg，有效期 5 年。药物直接作用于内膜使其萎缩变薄，月经减少，20% ~ 30% 出现闭经；对全身的副作用少，血 E$_2$ 水平不低，12% ~ 30% 可有小的卵泡囊肿。停用 1 个月后作用消失。但最初 6 个月内可能发生突破出血。②19 - 去甲基睾酮衍生物：有报道周期第 5 ~ 26 天口服左炔诺黄体酮，可减少 30% 失血量。

3）其他：丹那唑为 17α - 乙炔睾酮的衍生物，它能抑制 GnRH 分泌，抑制 Gn 周期高峰及卵巢性激素的生成，200mg/d，可减少失血量 60%，但应注意皮疹、肝损、雄性化副作用。GnRH 激动剂抑制卵巢功能效果肯定，因有低雌激素所致副作用，只能短期应用。棉酚萎缩内膜的作用较强，还可直接作用于卵巢。每天 20mg，服 2 个月后改为每周 2 次，每次 20mg，需加服缓释钾每天 3 片，以防止低血钾的副作用。适用于绝经过渡期不再要求生育的患者。

（2）手术治疗：对药物治疗无效、持久不愈、年长、无生育要求的患者，可行经宫颈子宫内膜切除（TCRE）术，即经宫腔镜在 B 超声检查的监视下，采用激光、微波或电凝的方法，破坏子宫内膜功能层及部分基底层，使其失去对卵巢性激素的反应能力，从而减少月经失血量。此手术时间短，创伤小，恢复快，可适用于不宜或不愿切除子宫且无生育要求者，还可同时剔除小的黏膜下肌瘤。术前先用GnRH激动剂萎缩内膜。有报道 TCRE 术随诊 1～6.5 年的结果，23%～60% 术后闭经，有月经的患者中86% 月经减少，总满意率 80%～90%。另有报道总并发症发生率 1.25%～4.58%，子宫穿孔 0.65%～2.47%，罕见的有术后肺水肿，子宫内膜炎等。需二次手术者约占 7%，2%～21% 术后需再行子宫切除。个别报道术后 5 年有发生子宫内膜癌者。因此，术前应仔细检查除外恶性情况，术后应随诊观察远期效果。此外，子宫动脉栓塞术可用于子宫动静脉瘘所引起的月经量多。

（三）经间出血

1. 分类与诊断　理论上分为三型。

（1）围排卵期出血：指经期不长于 7 天，但血停数天又有出血者。一般量都很少，持续 1～3 天，可时有时无。

（2）经前出血（即黄体期出血）：在 BBT 下降前即有少量出血，持续天数不等；BBT 下降后出血量增多如月经，并按时停止。

（3）月经期长（即卵泡期出血）：指 BBT 下降或行经 7 天以上仍不停止者。

诊断方面主要是除外器质性疾病及医源性出血。放置避孕环后常出现月经期长，原因是异物刺激使内膜有炎性反应，或生成 PG 过多，纤溶亢进，用抗炎及抗 PG 合成药治疗即会奏效。

2. 病因及处理　有排卵型经间出血的病因尚未阐明，可能由于卵泡发育、排卵或黄体功能不同程度的不健全，或内膜局部止血功能缺陷引起。推测的可能性及相应的治疗措施如下：

（1）围排卵期出血：可能因排卵前血内雌激素水平下降过多，或内膜对雌激素波动过度敏感，或一批发育中的卵泡夭折引起血雌激素波动所致。一般仅予对症止血治疗。

（2）经前出血：可能由于黄体功能不足或过早退化，不能维持内膜完整性所致。处理可在出血前补充孕激素或 hCG，也可在早卵泡期用氯米芬改善卵泡发育及随后的黄体功能。

（3）月经期长：可能因新一周期的卵泡发育过缓，分泌雌激素不足，内膜修复不良；或黄体萎缩不全，血雌、孕激素不能迅速下降，引起子宫内膜脱落不全。相应的治疗措施应为：在月经周期第 5～7 天起给小剂量雌激素帮助内膜修复，或氯米芬促卵泡正常发育，在前一周期的黄体期用孕激素促使内膜规则脱落。

为探讨有排卵型经间子宫出血患者中，有排卵型功血所占的比例、功能失调的类型以及合理治疗的对策，张以文等分析了北京协和医院 40 例主诉为持续月经期长、月经频或经间出血、BBT 双相的病例，已除外血液病、医源性出血、盆腔器质性疾病。92.5% 为育龄妇女，51.5% 有不育症。结果显示：①器质性疾病 12 例（30%），包括轻度盆腔炎 4 例，宫腔息肉 6 例、盆腔动静脉瘘 1 例，血小板无力症 1 例；②功能性病因 28 例（70%），包括稀发排卵 14 例和黄体功能不足 14 例。

稀发排卵组中有排卵周期长达 39～59 天，卵泡期 30～40 天，其间出现了子宫出血。5 例在出血期（周期 11～19 天）测血 E_2 水平为（157.7 ± 90.5）pmol/L，提示卵泡发育过缓或已夭折，使内膜修复不良或再次脱落。4 例 BBT 提示黄体不足。8 例给氯米芬治疗后有效；其中 7 例伴不育者中 4 例妊娠。另 2 例伴黄体功能不足者补充黄体酮，1 例有效。

黄体功能不足组 14 例，有排卵周期皆短于 35 天，高温期皆短于 11 天；10 例于黄体中期黄体酮水平或经前内膜病理证实诊断。5 例给氯米芬治疗皆有效，6 例补充黄体酮者 4 例有效，其中 1 例妊娠；另 2 例服避孕药有效。

（徐　芬）

第二节　痛经

一、西医部分

凡在经期或在行经前后发生下腹部疼痛或伴腰骶部疼痛，严重者出现呕吐、面色苍白、手足厥冷等症状，影响生活及工作者称为痛经；常伴有头痛、乏力、头晕、恶心、呕吐、腹泻腹胀、腰骶痛等症状；是年轻女性的常见病症，分为原发性痛经和继发性痛经。前者指月经期腹痛但无盆腔器质性病变者，常见于初潮后 6 ~ 12 月；后者指生殖器有明显病变者，常常在月经初潮 2 年后出现，如子宫内膜异位症、盆腔炎、肿瘤等。痛经的发病年龄 16 ~ 18 岁达顶峰，30 ~ 35 岁以后逐渐下降，性生活的开始和分娩可降低痛经的发病率。此处主要介绍原发性痛经。

（一）病因

1. 子宫颈管狭窄　主要发生在月经来潮之前，可能经血外流受阻是痛经的原因。
2. 子宫发育不良　血管供应异常，导致组织缺血而发生疼痛。
3. 子宫位置异常　极度前屈或后屈时，子宫峡部成角，阻碍经血流出面发生痛经。
4. 精神神经因素　各种原因导致的精神紧张。
5. 内分泌因素　腹痛可能与黄体期黄体酮升高有关。

（二）临床表现

原发性痛经常发生在年轻女性，30 岁后发生率开始下降，常在月经来潮前后出现，持续 48 ~ 72 小时，疼痛呈痉挛性，剧烈，有时需卧床休息。疼痛集中在下腹部，有时伴腰痛、恶心、呕吐、腹泻、头痛等，严重者还有面色苍白、四肢发冷甚至虚脱。

（三）诊断

原发痛经者首先要排除盆腔病变的存在，根据病史、详细的查体，尤其是妇科检查，可初步了解盆腔内有无粘连、肿块、结节或增厚。可做 B 超、腹腔镜、输卵管碘油造影、宫腔镜等检查，以排除子宫内膜异位症、子宫肌瘤、盆腔粘连、感染等疾病。

（四）治疗

1. 一般治疗　主要是对症，以止痛、镇静、解痉为主。可热敷下腹部，避免精神紧张，注意经期卫生。
2. 口服避孕药　妈富隆每日 1 次，可抑制子宫内膜生长，抑制排卵，缓解痛经。
3. 其他　前列腺素拮抗物，前列腺素合成酶抑制剂。

二、中医部分

本病在中医学中也称为痛经，又称之为"月水来腹痛"、"经来腹痛"、"经行腹痛"等。根据痛经的原因不同，可将痛经分为原发性和继发性两种。

（一）病因病机

本病总由七情过激，肝郁气滞，或六淫中寒、热、湿邪搏结于血，或肝肾亏损，精血不足，或脾肾亏虚，冲任不盛所致，但其发病又与经期及行经前后冲任气血变化急骤的特殊生理以及体质因素有密切关系。归纳痛经的发病机制，则可分为虚和实两个方面。

1. 实证痛经　如气滞血瘀，寒湿凝滞，湿热壅阻等，均为邪气阻滞气机，使冲任血气运行受阻，经血泻而不畅，"不通而痛"。

2. 虚证痛经　如气血不足，肝肾亏损，脾肾两虚等，皆属脏气本虚，血海空乏，经血外泄以后血海更虚，使胞宫、胞脉失于濡养或温煦，"不荣而痛"。

（二）辨证施治

治疗痛经，首先应辨别证候属性，要根据疼痛发生的时间、性质、部位、程度，结合月经的期、量、色、质，素体情况以及全身兼证、舌脉征象等综合分析。治疗应分阶段进行，周期性调治，经期疼痛发作时应以调血止痛治标为主，平时疼痛缓解后仍应辨证求因治本。总以冲任气血调畅，胞宫、胞脉得到温养，疼痛彻底消失为目的。

1. 内治　如下所述。

（1）气滞血瘀证：经前或正值经期小腹胀痛拒按，伴胸胁、乳房胀痛，月经行而不畅，经色紫黯夹有血块，血块排出疼痛缓解；舌质紫黯有瘀斑或瘀点，脉弦或涩。

治疗原则：理气化瘀，调经止痛。

处方：膈下逐瘀汤（《医林改错》）。

桃仁10g，红花10g，川芎10g，牡丹皮10g，枳壳10g，香附10g，延胡索10g，五灵脂（包煎）10g，当归15g，赤芍15g，乌药12g，甘草6g。

疼痛剧烈者加炙乳香6g，炙没药6g，或另以三七粉冲服，每次3g；胸胁乳房胀痛明显者，加青皮10g，郁金10g；经行不畅，量少夹块者，加生蒲黄（包煎）15g，川牛膝12g；月经量多者，加益母草15g，炒蒲黄（包煎）15g，仙鹤草15g；宫内膜呈片状排出不畅者，加血竭末10g，土鳖虫10g，川牛膝12g；痛甚呕吐者加法半夏12g，生姜计每次1小匙冲入药中同服。

（2）寒湿凝滞证：经前或行经期间，小腹坠胀冷痛，喜温熨拒揉按。月经量少，色紫黯或夹小血块，伴面色青白，四肢不温；舌黯淡，苔白润，脉沉紧。

治疗原则：温散寒湿，活血止痛。

处方：少腹逐瘀汤（《医林改错》）加苍术、藿香。

当归15g，赤芍15g，小茴香10g，干姜10g，延胡索10g，川芎10g，五灵脂（包煎）10g，生蒲黄（包煎）12g，没药（炙）6g，肉桂（后下）5g，苍术12g，藿香12g。

小腹坠胀冷痛甚者，加艾叶10g，橘核10g，乌药10g；痛甚呕吐、四肢厥冷者，加法半夏12g，生姜汁1匙冲服；肢体困重者加石菖蒲10g，厚朴10g；经行不畅血块多者，加牛膝10g，泽兰10g；大便溏薄者加草豆蔻（后下）8g，薏苡仁30g。

（3）湿热蕴结证：平时小腹闷胀不适，经前及经期腹痛加剧，不喜揉按，得热反剧，月经量多或经期延长，经色深红质黏稠，平时带下黄稠或有臭气，或伴外阴及阴中灼热瘙痒，肢体倦怠，小便黄少；舌质红，苔黄腻，脉滑数或弦数。

治疗原则：清热除湿，活血止痛。

处方：清热调血汤（《古今医鉴》）去黄连，加红藤、败酱草、车前仁。

桃仁10g，红花10g，生地10g，牡丹皮10g，香附10g，莪术10g，川芎10g，延胡索10g，当归10g，赤芍15g，车前仁（包煎）15g，红藤30g，败酱草30g。

月经量多者去当归、莪术，加炒地榆20g，炒贯众20g；经血夹块者加益母草15g，蒲黄（包煎）15g；带下量多黄稠秽臭者，加椿根皮15g，黄柏15g，薏苡仁30g；舌苔黄腻，尿黄灼热者加茵陈15g，栀子10g，滑石30g。

（4）阳虚寒凝证：正值经期或经净前后小腹冷痛而喜揉按，得热痛减，月经延后量少，色淡质稀，形寒肢冷，腰膝酸冷，食欲缺乏腹胀，大便溏薄，或小便清长，夜尿频多；舌淡红，苔薄白，脉沉细迟。

治疗原则：温经散寒，暖宫止痛。

处方：艾附暖宫丸（《沈氏尊生书》）。

艾叶10g，香附10g，干生地10g，白芍10g，川芎10g，当归15g，黄芪15g，续断15g，肉桂（后下）6g，吴茱萸6g。

小腹冷痛喜热熨者加乌药10g，小茴香10g；腰脊冷痛者加制附片（先煎1小时）15g，巴戟天15g，枸杞15g；食欲缺乏便溏者加广木香10g，砂仁（后下）6g，补骨脂12g；月经稀薄量少者加菟丝子15g，枸杞子15g，鹿角片10g；夜尿频多者加益智仁10g，覆盆子10g。

（5）气血两虚证：正值经期或经净前后小腹绵绵作痛，或有空坠感，喜揉按，月经色淡质稀薄，头晕心悸，面色萎黄，神疲气短；舌淡红，苔薄白，脉细弱。

治疗原则：益气补血，调经止痛。

处方：归脾汤（《校注妇人良方》）加香附、鸡血藤。

人参10g，炒枣仁10g，广木香10g，生姜10g，大枣10g，炒黄芪30g，鸡血藤30g，炒白术12g，茯神12g，当归12g，桂圆肉12g，炒香附12g，炙远志6g，炙甘草6g。

小腹空坠，气短乏力者加柴胡10g，炙升麻10g；月经先期量多者加仙鹤草20g，炒艾叶12g；月经后期量少者加制首乌20g，鹿角胶（烊化冲服）12g；食欲缺乏腹胀者加砂仁（后下）8g，陈皮12g。

（6）肝肾不足证：经期或经净以后小腹绵绵而痛，腰膝酸软，头晕耳鸣，月经先后无定，量少色淡质稀，或有面红潮热，口干咽燥；舌质偏淡，苔少，脉细弱。

治疗原则：补益肝肾，调经止痛。

处方：调肝汤（《傅青主女科》）加制首乌、桑寄生、香附。

当归15g，白芍15g，山药15g，桑寄生15g，山萸肉12g，巴戟天12g，阿胶（烊化冲服）12g，制首乌20g，香附10g，甘草6g。

腰脊酸软而痛者加续断15g，杜仲15g，菟丝子15g；头晕耳鸣者加五味子10g，枸杞子15g，女贞子15g；面红潮热者加白薇15g，地骨皮12g；口干咽燥者加石斛12g，玉竹12g，麦冬12g；经量少者加菟丝子15g，桑葚子15g，黄精15g；大便秘结者加肉苁蓉15g，怀牛膝15g，胡麻仁15g。

2. 成药验方　包括以下几种。

（1）田七痛经胶囊：每次3粒，每日3次。

（2）沱牌妇康宁片：每次3粒，每日3次。

（3）痛经口服液：每次10mL，每日3次。

（4）延胡索止痛片：每次3片，每日3次。

3. 外治　如下所述。

（1）药物治疗

1）热熨法

A. 食盐（研细）300g，生姜（切碎）120g，葱头1根（洗净）。

用法：上药用干净白布包裹，葱头改成葱白亦可，炒热熨腹部痛处阿是穴。

功效主治：温经散寒止痛。适用于虚寒性痛经。

B. 香附12g，延胡索10g，桂枝8g，官桂8g，木香6g，鸡血藤20g。

用法：上药共捣烂，炒热，布包裹，外敷小腹丹田穴，然后配合按揉或温灸。气滞血瘀证加桃仁12g，赤芍10g，加敷关元、命门穴；寒湿凝滞证加小茴香12g，蒲黄6g，加敷八髎穴、肚脐。

功效主治：温经散寒，行气止痛。适用于痛经气滞血瘀，寒湿凝滞证。

C. 老陈醋9g，香附30g（研末），青盐500g。

用法：先将青盐炒爆，加入香附末拌炒半分钟，再将老陈醋均匀地洒入盐锅，随洒随炒，半分钟后起锅装入10cm×18cm的布袋中，趁热熨脐下。

功效主治：行气止痛。适用于气滞血瘀型痛经。

2）点滴法：肉桂30g，公丁香30g，樟脑（可用冰片代替）30g。

用法：上药共研细，以白酒500mL浸泡1月后去渣，置瓶中密闭备用。用时用滴管点滴舌面5～10滴，先含后咽。

功效主治：温经散寒，行气止痛。适用于寒湿凝滞型痛经。

3）发泡法：斑蝥20g，白芥子20g。

用法：上两药研极细末，用质量浓度为500g/L（50%）的二甲基亚砜调成软膏状，贮瓶备用，用时取麦粒大小一团置于2cm×2cm的胶布中心，贴于中极或关元穴（两穴交替使用）。每于经前5天贴第一次，经潮腹痛时贴第二次。两个月经周期为1个疗程。

功效主治：适用于各型痛经。

注意事项：一般贴3小时揭去药膏，当时或稍后即出现水泡，避免擦破水泡，若不慎擦破，可用甲紫涂搽。注意局部清洁，一般不会感染，愈后不留瘢痕。

4）敷贴法

A. 丁香、肉桂、延胡索、木香各等份。

用法：上药共研末，过100目筛，和匀，贮瓶备用。于经前或疼痛发作时，取药末2g置胶布上，外贴关元穴。若疼痛不止，加贴双侧三阴交。隔日换药（夏季每日换药）1 次。每月贴 6 次为 1 个疗程。

功效主治：温经散寒，行气活血止痛。适用于寒湿凝滞和气滞血瘀型痛经。

B. 七厘散、香桂活血膏。

用法：于月经来潮时用七厘散少许撒于香桂活血膏上，外贴关元穴。每天换药 1 次。

功效主治：活血止痛。适用于实证痛经。

5）熨脐法：石菖蒲 30g，香白芷 30g，公丁香 10g，食盐 500g。

用法：前 3 味药研成细末，将食盐炒至极热，再将药末倒入炒片刻，起锅装入白布袋内，扎紧袋口。嘱患者仰卧床上，用药袋趁热熨脐部及小腹部疼痛处。待药袋不烫时，将其敷脐上，覆被静卧。若 1 次未愈，可再炒热后熨敷 1 次。

功效主治：温经散寒止痛。适用于寒湿凝滞型痛经。

6）熏脐法：白芷 6g，五灵脂 6g，青盐 6g。

用法：共研细末，将脐部用湿布擦净后放药末 3g 于脐上，上盖生姜 1 片，用艾炷点燃灸之，以患者自觉脐内有温暖感为度。每 2 天 1 次，腹痛时用，疼痛解除停用。

功效主治：活血化瘀，散寒行气止痛。适用于实证痛经。

7）敷脐法

A. 当归 50g，吴茱萸 50g，乳香 50g，没药 50g，肉桂 50g，细辛 50g，樟脑（研末）3g。

用法：先将当归、吴茱萸、肉桂、细辛共水煎 2 次，滤液浓缩成稠状，混入溶于适量体积分数为 95% 的乙醇的乳香、没药药液中，烘干后研细末加樟脑备用。于经前 3 天取药粉 3g，用黄酒数滴拌成糊糊状，外敷脐中，用护伤膏固定，药干则调换 1 次，经行 3 天后取下。每月 1 次，连续使用，治愈或仅有微痛为止。

功效主治：温经散寒止痛。适用于寒凝血瘀型痛经。

B. 五灵脂、蒲黄、香附、丹参、台乌药各等量。

用法：共研细末，混匀，瓶贮封好备用。用时取药末适量，以热酒调成厚膏状，摊于数层纱布上贴敷患者脐孔，外以胶布固定。每天换药 1 次，病愈停药。

功效主治：理气活血，止痛。适用于气滞血瘀型痛经。

8）塞耳法：用体积分数为 75% 的乙醇 50mL，或大蒜捣汁适量。

用法：用消毒棉球蘸药液塞耳孔中，5~30 分钟见效。

功效主治：活血行气止痛。适用于气滞血瘀型痛经。

9）坐药法：吴茱萸 9g，当归 9g，干姜 3g。

用法：上药共研极细末，用软绸布缝 1 个 6cm 左右长的绢袋，将药末装入袋中，一头留一根长线，经高压蒸汽消毒后纳入患者的阴道内，长线留在外面，24 小时取出。于经前使用 1~2 次，经期停用。

功效主治：温经散寒止痛。适用于寒凝血瘀型痛经。

（2）针灸治疗

1）毫针疗法

A. 气滞血瘀证

取穴：取气海、血海、三阴交、太冲、曲泉。

配穴：小腹痛而拒按加天枢、地机；胸闷加内关；胁痛加阳陵泉、光明。

操作：针刺用泻法，宜反复运针以加强针感，每天针 1~2 次，留针 20~30 分钟，或在腹痛缓解后出针，亦可加灸。

B. 寒湿凝滞证

取穴：取中极、水道、三阴交、地机。痛连腰骶加命门、肾俞。

配穴：痛剧加次髎、归来。

操作：针刺用平补平泻法，并用灸法。

C. 湿热蕴结证

取穴：取中极、次髎、阴陵泉、血海。

操作：针刺用泻法，不可灸。

D. 气血两虚证

取穴：取关元、气海、足三里、三阴交、脾俞。

操作：针刺行补法，并用灸法。

E. 肝肾不足证

取穴：取肝俞、肾俞、足三里、关元、照海。

配穴：头晕耳鸣加悬钟、太溪；腹痛加大赫、气海穴。

操作：针刺行补法，并用灸法。

2）皮肤针疗法

A. 虚证痛经

取穴：取肾俞、脾俞、关元、气海、中脘、照海、隐白、大敦、命门、夹脊（胸$_{11}$～骶$_4$）。

操作：痛时强刺激，缓解时中度刺激。每日1次。

B. 实证痛经

取穴：取三阴交、气海、合谷、居髎、腰眼、肝俞、地机、曲骨、八髎、夹脊（胸$_{11}$～骶$_4$）。

操作：同上。

3）电针疗法

取穴：关元、合谷、三阴交、气海、足三里、太冲。

操作：每次取穴1～2对，于经潮前2～3天开始治疗至不痛为止。选用G6805治疗仪，用疏密波，频率30次/min。针刺得气后通电约30分钟，每日1次。疼痛正剧者可选用连续波，输出频率160次/min，中等刺激。

4）温针疗法

取穴：关元、肾俞、三阴交、曲骨、足三里。

操作：用毫针刺入所选穴位，得气后取约2cm长艾卷1节，套在针柄上，艾卷距皮肤2～3cm，从艾卷下端点燃，待其燃尽，再留针10分钟左右，每日1次，10次为1个疗程，疗程间隔5～7天。此法尤其适用于寒凝血滞型痛经。

5）激光针疗法

取穴：关元、中极、足三里、三阴交、命门。

操作：用小功率氦-氖激光照射以上各穴。每穴照射5分钟。于经前1周开始，每日1次，10次为1个疗程。

6）埋线疗法

取穴：三阴交、中极、关元。

操作：以1cm长消毒羊肠线埋植于三阴交或中极透关元。于经前或经后埋植，每个月经周期埋线1次，第2次可续用上次有效穴位，也可另选其他穴位。

7）中药注射法

处方：质量浓度为50g/L（5%）的当归注射液。

取穴：三阴交、内关。

用法：每次用该注射液2支，分别注射于双侧三阴交、内关穴。隔日1次，一般治疗3次后见效。以后3月，每月行经前10天内用此法治之，至痊愈。

8）艾灸疗法

取穴：关元、曲骨、三阴交、气海、中极、外陵。

操作：

A. 艾条温和灸：每次选穴3个，每穴施灸10～20分钟，每日1次。于经潮前3天起连续治疗5～6

天为 1 个疗程。

B. 艾炷隔姜灸：每次选穴 2 ~ 4 个，每穴隔姜片灸 5 ~ 10 壮，艾炷如枣核或蚕豆大，每天 1 次。于经前疼痛明显时开始，连续治疗 5 ~ 6 次。

功效主治：艾灸疗法有温养冲任，补益气血的作用。适用于寒证与虚证痛经。

9）灯照疗法

设备：神灯治疗仪。

用法：照射患者腹痛部位，距离以患者能耐受热度为宜。每次照射 30 分钟，从痛经前 1 周开始，每次治疗 10 天，连用 3 个月经周期为 1 个疗程。

功效主治：温经养血止痛。适用于虚寒型痛经。

4. 其他疗法　如下所述。

（1）推拿疗法

1）常规按摩法

A. 腹部操作：取气海、关元。常用一指禅推法、摩法、揉法。

患者取仰卧位，医者坐于右侧，用按摩法按顺时针方向在小腹部治疗，时间约 6 分钟。然后用一指禅推法或揉法在气海、关元治疗，每穴约 2 分钟。

B. 腰背部操作：取肾俞、八髎穴。常用一指禅推法、滚法、按法、擦法。

患者俯卧位，医者站于右侧，用滚法在腰部脊柱两旁及骶部治疗，时间约 4 分钟。然后用一指禅推法或按法施于肾俞、八髎穴，以酸胀为度，在骶部八髎穴用擦法施术，以透热为度。

2）实证痛经的特殊治疗方法：腰$_1$ 或腰$_4$（大部分在腰$_4$）有棘突偏歪及轻度压痛者，对偏歪棘突用旋转复位或斜扳的方法予以纠正，直擦背部督脉及横擦腰骶部八髎穴，以透热为度。

在月经来潮前 1 周治疗 2 次，连续 3 个月，治疗 6 次为 1 个疗程。

3）药物加穴位按摩法

取穴：气海、关元。

药物：麝香风湿油。

操作：在 2 穴上各加麝香风湿油 2 ~ 3 滴，然后按摩 3 ~ 5 分钟，患者自觉小腹发热且内传，腹痛即止。此法通经活血，镇痛，适用于各型痛经。

（2）药膳疗法

1）生姜 25g，花椒 9g，红枣 10 个，红糖 30g。月经来潮前煎水服，每日 1 剂，每剂煎 2 次分服，连服 3 ~ 5 天。适用于痛经寒凝血瘀证。

2）桂皮 6g，山楂肉 9g，红糖 50g。经潮前水煎温服，每天 1 次，连服 2 ~ 3 天。

3）益母草 30 ~ 60g，延胡索 20g，鸡蛋 2 个。加水同煮，鸡蛋熟后取出再煮片刻，去药渣，吃蛋饮汤。每天 1 剂，水煎 2 次分服，于经前连服 5 ~ 7 天。适用于痛经气滞血瘀证。

4）红花 100g，体积分数为 60%（60 度）的白酒 400mL，红糖适量。将红花放入细口瓶内，再加白酒浸泡 1 周，对入凉开水 10mL 和红糖少许调服。于经前连服 5 ~ 7 天，每天 2 次，每次 10mL。适用于痛经寒凝血瘀证。

5）肉苁蓉、大米、羊肉各适量。选用肉苁蓉嫩者，刮去鳞，用酒洗，煮熟后切薄片，与大米、羊肉同煮粥，调味服食，可常服。适用于妇女寒性痛经，不孕。

6）艾叶 10g，生姜 15g，鸡蛋 2 枚。以上 3 味同煮至蛋熟，每日 1 剂，连服 7 天。适用于经后寒瘀腹痛。

7）玉簪花 12g，红糖 45g，鸡蛋 3 枚。将玉簪花与鸡蛋同煮至蛋熟，去壳及药渣，入红糖搅匀即成，每日 1 剂，在行经前连服 3 ~ 5 剂。适用于气血瘀阻之痛经，月经不调。

（三）预防与调摄

经前、经期不宜淋雨、涉水，避免感冒，不宜参加游泳、剧烈运动和重体力劳动。经前、经期不宜进食寒凉生冷或辛辣香燥之品。经期注意保暖和多休息。

（徐　芬）

第三节　闭经

一、西医部分

闭经是妇产科临床的一种常见症状，可以由多种原因引起，临床可分为原发闭经和继发闭经。原发闭经指女性年满 16 岁尚无月经来潮者或年满 14 岁而无第二性征发育者，约占 5%；月经来潮后继之又停经 6 个月以上或停经 3 个周期者称为继发性闭经，约占 95%。一般妇女初潮年龄在 11～18 岁之间，平均年龄 13 岁，但与气候、环境、种族、经济与生活条件的影响有关。生理性闭经如妊娠期、哺乳期、青春期前、绝经后不属于本症。

（一）病因

1. 下丘脑性闭经　是最常见的闭经。主要原因包括神经精神因素、神经性厌食、大运动量、营养不良、全身慢性消耗性疾病、药物性（抗精神病药物、避孕药等）等。

2. 垂体性闭经　常见于垂体微腺瘤，产后大出血引起的垂体缺血缺氧坏死的席罕综合征。

3. 卵巢性闭经　单纯性性腺发育不良、特纳综合征、睾丸女性化、卵巢抵抗等是原发性卵巢性闭经的常见病因，而卵巢功能早衰是继发性闭经的常见原因。

4. 子宫性闭经　子宫内膜受到创伤后发生的粘连是最常见的病因，先天性子宫发育不全、始基子宫、子宫内膜结核、子宫内膜炎也可引起闭经。

5. 其他　甲状腺、肾上腺等内分泌器官功能异常也会引起闭经的发生。

（二）辅助检查

1. 激素检查　检测血中 FSH、LH、E_2、P 和 PRL 水平，了解卵巢以及垂体功能。

2. B 超检查　了解有无卵巢肿瘤、子宫卵巢发育情况、有无卵泡发育等。

3. 染色体检查　了解有无染色体异常，尤其是性染色体异常。

4. 输卵管碘油造影　了解子宫腔情况，有无宫腔粘连。

5. 腹腔镜、宫腔镜检查　了解腹腔内有无性腺、性腺发育情况、有无卵巢肿瘤等，有无宫腔内病变。

6. 肾上腺、甲状腺功能检查　测定 TSH、T_3、T_4、血皮质醇等。

7. CT、磁共振检查　对疑有垂体微腺瘤者，应行检查。

8. 孕激素试验　肌内注射黄体酮或口服甲羟黄体酮后，如有撤退性出血，表明体内有一定的雌激素水平，为孕激素试验阳性；否则为阴性。

9. 雌激素试验　对孕激素试验阴性者，服用雌激素 22 天，后 10 天加服孕激素，如有撤退性出血，为雌激素试验阳性；否则，为雌激素试验阴性，闭经原因系子宫性。

10. 垂体兴奋试验　对疑有垂体和下丘脑病变者，给予 LHRH，15～30 分钟后 LH 增高 2～4 倍，即为有反应性，表明病变位于下丘脑；否则，为无反应性，病变位于垂体。

（三）诊断

1. 病史　应了解患者的月经状况，包括初潮年龄、月经周期、经期和经量等，智力发育状况；闭经前的生活状况，发病前可否有学习紧张、环境变迁、精神刺激、手术、疾病等诱因，闭经前有无月经周期、经期、经量的改变，有无溢乳、多毛、肥胖、头痛、视力改变及围绝经症状，接受过何种检查、何种治疗。对已婚妇女应了解其结婚年龄、避孕方法、有无口服避孕药史，有无流产、刮宫、产后大出血、哺乳史，有无感染史及不孕史。既往是否患过腮腺炎、结核、脑炎、脑膜炎，有无头部创伤、生殖器手术、减肥史及胃肠道疾病史。对原发闭经者，应了解其母在孕期的状况，包括患病和服药情况、有无有害物质接触史、放射性接触史等。

2. 体格检查　应注意全身发育、营养状况、智力发育、身高体重、第二性征发育，有无肥胖、多毛、溢乳等。外阴发育有无畸形、阴道、子宫、卵巢有无异常。

结合症状和体征，通过孕激素试验、雌激素试验、卵巢功能检查、血激素测定、垂体兴奋试验、甲状腺及肾上腺功能等检查，可明确诊断。

（四）治疗

1. 一般治疗　避免精神紧张和过度劳累，加强营养，对服用避孕药后闭经和短期闭经者，可先观察 3~6 个月。

2. 对症治疗　宫腔粘连者可扩张宫腔，分离粘连，放置宫内节育器防粘连，使用雌孕激素调节宫内膜生长；对卵巢肿瘤或垂体肿瘤进行相应的手术治疗。

3. 内分泌治疗　可用雌孕激素替代治疗，常用己烯雌酚每日 0.5mg，连服 20 天，后 7 天加用甲羟黄体酮，每日 8~10mg，停药后出现撤药性出血，连用 3~6 个周期。对有生育要求的患者，要给予促排卵治疗，如氯米芬、绝经期促性腺激素（HMG）、促性腺激素释放激素（GnRH）等。对高泌乳素血症患者，予溴隐亭治疗。

二、中医部分

闭经称为"女子不月"，"月事不来"。中医学通过天然药物内服、外用，并配合针灸、推拿、药膳等综合措施治疗闭经，对于改善全身症状，恢复自主性月经，调整卵巢功能和防止卵巢早衰等具有一定优势，并有疗效稳定、无不良反应等优点。

（一）病因病机

脏腑、气血、经络的正常生理活动是月经得以产生的生理基础，而肾气、天癸、冲任、胞宫几者之间的相互协调是产生月经和维持月经的周期性和规律性的主要环节，其中又以肾在月经产生与调节过程中发挥主导作用。以上任何一个环节发生功能性失调或器质性病变，严重者均可引起闭经。中医学对闭经的病因研究，概括起来，不外乎虚、实两类。

1. 虚证闭经　常因失血、劳损、脾虚、肾虚而致，因先天肾气不足，天癸迟至或不至，冲任不盛；或肝肾亏损，精血不足，胞失濡养；或脾胃虚弱，生化乏源，气血虚少；或久病失血，血海不满，冲任空虚，凡此皆无血可下，属于虚证。

2. 实证闭经　常因风冷、气郁、血滞、痰阻而致，因情志不畅，肝气郁结，气滞血瘀；或痰湿脂膜壅阻胞宫，冲任不通，胞脉阻隔，血不下行，此属实证。

此外，临床还有因各种慢性消耗性疾病如痨瘵、消渴病、虫积等使营阴暗耗，虚火灼伤阴精，精亏血少，冲任不充，血海干涸；或因妇产科手术不当，直接损伤冲任与胞宫而致闭经者。

总之，闭经的病因虽然复杂，但以虚、实为纲进行归类则可执简驭繁。其发病机理可概括为：虚证为精血不足，血海空虚，无血可下；实证为邪气阻隔，胞脉不通，血不下行。

（二）辨证施治

由于闭经是整体机能失调在妇科的病变反映，是多种病因导致的一个共同症状。因此，治疗闭经首先要解除心理负担，加强身体锻炼，合理安排饮食起居，消除机体其他慢性疾病，提高健康水平，然后针对病因进行治疗。

中医学治疗闭经按"血枯"、"血隔"为纲分为虚、实两大类分别辨证论治，属虚而血枯者治宜补虚通经，属实而血隔者治宜泻实通经，因他病（如痨瘵、虫证等）而致经闭者当先治他病，病愈则经自通。

现代中医妇科治疗闭经在继承传统理论和经验的同时，多结合现代医学的病因分类，再按中医学理论原则辨证求因，审因论治。由于闭经的病因复杂，病变涉及范围较广，病程较长，证型繁多，虚实兼夹，故在确定治疗方案时，既要抓住主要病机，又常需兼顾调养脏腑、气血和冲任。无论何证，均当分清标本缓急、虚实主次，做到补中有通，泻中有养，切忌急功近利而滥用猛攻峻伐之药或以通经见血为快。

1. 内治 如下所述。

(1) 肾气不足证：年逾 18 周岁月经尚未初潮或初潮较晚而月经不调，周期时先时后或又闭经不行，体质素弱，腰膝酸软，第二性征发育不良；舌质偏淡，苔薄白，脉弱。

治疗原则：补肾运脾，理气调冲。

处方：通脉大生丸（《中医妇科治疗学》）。

菟丝子 60g，杜仲 30g，续断 30g，桑寄生 30g，紫河车 30g，艾叶 24g，茯苓 24g，山药 24g，制首乌 24g，当归 24g，砂仁 15g，鹿角霜 15g，台乌 15g，肉苁蓉 15g，枸杞子 15g，荔枝核 15g，车前仁 6g。共研细末，混匀，炼蜜为丸，每丸重 3g，每日早晚各服 1 丸，温开水送下。

偏肾阳虚而见形寒肢冷者，去车前子、鹿角霜，加巴戟天 15g，鹿角片 12g；胞宫虚寒，婚后久不受孕者加紫石英 30g；倦怠乏力，少气懒言者加党参 30g，或人参 10g，黄芪 30g。

(2) 肝肾亏虚证：大病久病或产后、流产后月经停闭不行，头晕耳鸣，心悸怔忡，腰腿酸软，或潮热心烦，或形寒肢冷，面色无华，肌肤不润，阴中干涩；舌淡黯，苔薄白，脉沉细。

治疗原则：补肾填精，益肝养血。

处方：加减苁蓉菟丝丸（《中医妇科治疗学》）加紫河车、山萸肉、制首乌。

肉苁蓉 30g，菟丝子 30g，枸杞子 30g，覆盆子 30g，熟地黄 30g，桑寄生 30g，制首乌 30g，当归 15g，焦艾叶 15g，山萸肉 15g，紫河车 10g。共研为细末，混匀，炼蜜为丸，如梧桐子大。每服 6g，早晚各服 1 次，温开水送下。如改作汤剂，宜酌情减量。

证见失眠健忘者加石菖蒲 10g，酸枣仁 15g；面红潮热汗出者加女贞子 30g，北五味子 10g；五心烦热者加龟板 15g，鳖甲 15g，白薇 18g；头晕耳鸣者加潼蒺藜 15g，五味子 10g；腰膝软弱无力者加杜仲 30g，续断 30g；形寒肢冷者加巴戟天 15g，仙灵脾 15g；毛发脱落，性欲淡漠者加鹿角片 10g，黄精 15g，紫河车用量加至 15g。

(3) 气血虚弱证：久病大病之后，或饮食劳倦损伤心脾，月经逐渐延后，量少色淡质薄，终至经闭不行，头晕眼花，失眠心悸，气短神疲，面色萎黄，形体瘦弱，毛发不泽；舌质淡，苔薄白，脉虚细。

治疗原则：益气养血，调补冲任。

处方：人参养荣汤（《和剂局方》）。

人参 10g，陈皮 10g，黄芪 30g，熟地 12g，当归 12g，白芍 12g，白术 15g，茯苓 15g，炙远志 6g，五味子 6g，炙甘草 6g，桂心 3g（后下）。

头晕眼花者加潼蒺藜 15g，女贞子 15g；心悸怔忡者加酸枣仁 12g，柏子仁 12g；失眠梦多者加夜交藤 15g，石菖蒲 10g；继发于产后大出血者加紫河车 10g，鹿角片 10g，制首乌 20g。

(4) 阴虚血燥证：月经量明显减少，渐至闭经；面红潮热，五心烦热，或骨蒸劳热，或咳嗽咯血，口干舌燥，形体消瘦，睡中盗汗；舌红少苔，脉细数。

治疗原则：养阴清热，补养冲任。

处方：河车大造丸（《医方集解》）加女贞子、制首乌、砂仁。

紫河车（研粉冲服）10g，人参 10g，干地黄 15g，女贞子 15g，制首乌 15g，龟板（打碎先煎）15g，黄柏 12g，天冬 12g，麦冬 12g，杜仲 12g，怀牛膝 12g，砂仁（后下）6g。以上为汤剂用量。

骨蒸劳热者加鳖甲 15g，银柴胡 12g；咳嗽咯血者加川贝母（研粉冲服）10g，炙百部 15g，白及 15g；口渴喜饮者加石斛 12g，玉竹 12g，百合 12g；睡中汗出者加生牡蛎 30g，牡丹皮 12g，地骨皮 12g。若为结核性子宫内膜炎所致闭经，当以抗结核治疗为主，再配合以上方药内服减轻症状。

(5) 气滞血瘀证：月经由稀发量少渐至闭经，或突然经闭不行；少腹胀痛拒按，胸胁胀满，精神抑郁，心烦易怒；舌边紫黯或有瘀点，脉沉弦涩。

治疗原则：理气行滞，活血通经。

处方：血府逐瘀汤（《医林改错》）。

当归 12g，生地 12g，桃仁 12g，牛膝 12g，柴胡 12g，红花 10g，川芎 10g，枳壳 10g，桔梗 10g，赤

芍 15g，甘草 6g。

胸胁及乳房胀痛者加青皮 10g，香附 10g，郁金 10g；少腹疼痛明显者加炒川楝子 10g，延胡索 10g；气郁化热，口干胁痛，带下色黄者加牡丹皮 12g，黄柏 12g；小腹冷痛，四肢不温者去生地、桔梗，加艾叶 10g，小茴 10g，台乌药 12g。

（6）痰湿阻滞证：月经由量少稀发而渐至闭经，形体肥胖，胸脘满闷，呕恶痰多，神疲体倦，或面足水肿，带下量多色白；舌质淡，苔白腻，脉弦滑。

治疗原则：燥湿化痰，活血调经。

处方：加味二陈汤（《沈氏尊生书》）合桂枝茯苓丸（《金匮要略》）。

法半夏 15g，茯苓 15g，当归 15g，赤芍 15g，川芎 10g，陈皮 10g，桂枝 10g，牡丹皮 10g，桃仁 12g，甘草 6g。以上为汤剂用量。

体形肥胖超重多者加生山楂 15g，海藻 15g，昆布 15g，草决明 12g，另需节制饮食；胸闷痰多者加全瓜蒌 10g，炙远志 6g；面足水肿者加白术 12g，泽泻 12g，猪苓 12g；带下量多色白者加白芷 10g，白果 10g，薏苡仁 30g；苔白厚腻者加苍术 10g，草蔻 10g；舌边瘀点紫黯者加茺蔚子 12g，川牛膝 12g，土鳖虫 10g。

2. 成药验方　包括以下几种。

（1）女金丹：每次 5g，每日 2～3 次，连服 2 月；或每月服 2 周，连服 3 月。

（2）乌鸡白凤丸：每次 6g，每日 2～3 次。

（3）紫河车胶囊：每次 3 粒，每日 2 次。

（4）益气维血颗粒：每次 10g，每日 3 次。

（5）普瑞八珍颗粒：每次 10g，每日 3 次。

3. 外治　如下所述。

（1）药物治疗

1）敷脐法

A. 香白芷 40g，小茴香 40g，红花 40g，当归 50g，益母草 60g，细辛 30g，肉桂 30g，延胡索 30g。

用法：上药共煎 2 次，取汁浓缩成稠状，混入适量体积分数为 95% 的乙醇浸泡的乳香没药液，烘干后研细末加樟脑备用。每次取 9g，用黄酒数滴拌成糯糊状，外敷脐中神阙穴或关元穴，用护伤膏固定。药干则调换 1 次。

功效主治：温经散寒，活血化瘀。适用于闭经，痛经，产后腹痛，恶露不下，人流术后腹痛之寒凝血瘀证。

B. 蜣螂 1 只（焙干），威灵仙 10g（烤干）。

用法：2 药共研细末，填神阙穴，外用膏药或胶布贴盖，约 1 小时后去药。每日 1～2 次，连用 7～10 次为 1 个疗程。

功效主治：活血化瘀通经。适用于血瘀型闭经。

C. 麝香、龙骨、虎骨、蛇骨、木香、雄黄、朱砂、乳香、没药、丁香、胡椒、青盐、夜明砂、五灵脂、小茴香、两头尖各等份。

用法：麝香另研备用，余药共研细末，瓷罐贮藏，切勿泄气。用时麝香先放脐心，再用面粉做一圆圈套在脐周，然后装满适量药粉，外盖槐树皮或生姜片，用艾灸之，每岁 1 壮，间日 1 次，3 次为 1 个疗程。

功效主治：活血理气，化瘀通经。适用于实证闭经。

2）热熨法

A. 茺蔚子 300g，晚蚕砂 300g，大曲酒 100mL。

用法：先将前 2 药各 150g 放入砂锅中炒热，旋即以大曲酒 50mL 撒入拌炒片刻，将炒热的药末装入白布袋中，扎紧袋口热熨脐腹部。至袋中药冷，再取另一半药同法炒热再熨脐腹。连熨 2 次后，覆被静卧半天。每天 1 次，连用 3 天为 1 个疗程。

功效主治：活血通经。适用于实证闭经伴腰腹胀痛，头晕，周身乏力等症。

B. 绿矾 15g。

用法：将绿矾炒热，盛入布袋中，趁热熨敷脐腹部。

功效主治：破瘀消积。适用于实证闭经。

C. 益母草 30g，当归 30g，红花 30g，赤芍 30g，路路通 30g，五灵脂 15g，青皮 15g，炮甲珠 15g。

用法：上药共研粗末混匀，布包扎紧蒸热熨小腹部。每日 1 次，每次热熨 30 分钟，7 次为 1 个疗程。

3）敷贴法

A. 仙鹤草根 30g，香附子 6g。

用法：上药捣烂调饼，敷贴脐下小腹部。

功效主治：理气活血，化瘀通经。适用于气滞血瘀闭经。

B. 柴胡 12g，白术 10g，白芍 10g，当归 12g，茯苓 10g，薄荷 3g，三棱 6g，牛膝 20g。

用法：将上药研细末，调拌凡士林，然后外敷贴关元穴。

功效主治：同上。

加减法：虚证加香附 12g，陈皮 10g，牛膝 12g；实证加半夏 12g，红花 6g，桃仁 12g。

（2）针灸治疗

1）毫针疗法

A. 虚证闭经

取穴：取肝俞、脾俞、肾俞、膈俞、关元、足三里、三阴交。

配穴：腰膝酸痛加命门、腰眼、阴谷；潮热盗汗加膏肓俞、然谷；纳呆腹泻加天枢、阳陵泉、中脘；心悸怔忡加内关。

操作：针刺行补法，酌情用灸法。

B. 实证闭经

取穴：取中极、地机、三阴交、合谷、太冲、丰隆。

配穴：小腹胀满加气海、四满；胸脘闷胀加期门、支沟；小腹冷痛加灸关元、中极；白带量多加次髎。

操作：针刺行泻法，酌用灸法。

2）皮肤针疗法

部位：取腰骶部、脊柱两侧。

配穴：神疲乏力者加刺足三里、大椎；失眠、心悸、盗汗者加刺四神聪、风池、大椎及神庭。

操作：重点叩打带脉区、腹部、期门、三阴交、关元及有阳性物反应处。叩打顺序应由上而下，从外到里，中度刺激，头颈部可用轻度刺激。每日 1 次，连续治疗 10 天为 1 个疗程。

3）皮内针疗法

取穴：血海、足三里。

操作：先将穴位局部及针具消毒，然后将环柄型皮内针刺入穴位，沿皮刺入 0.5～1.0 寸深，针柄贴在皮肤上，用胶布固定，埋针 2～3 天，秋冬季节埋针时间可适当延长。7 次为 1 个疗程，疗程间隔 7 天。

注意：皮内针埋藏处应保持干燥、清洁，切勿沾水。

4）温针疗法

取穴：关元、肾俞、三阴交、曲骨、足三里。

操作：将毫针刺入穴位，得气后，取约 2cm 长艾卷 1 节套在针柄上，艾卷距皮肤 2～3cm。将艾卷下端点燃，待其燃尽，再留针 10 分钟左右，随后将针拔出。每日 1 次，10 次为 1 个疗程。

注意：此法适用于气滞血瘀及痰湿阻滞型闭经，虚证闭经偏寒者也可应用本法。

5）电针疗法

取穴：①关元配三阴交；②归来配足三里；③中极配血海。

操作：每次选穴1~2对，用毫针刺入。接通电针仪，以疏密波或断续波中度刺激。每次治15~20分钟，每日1次，10次为1个疗程，间隔5~7天进行下一个疗程。

6）子午流注针法

取穴：复溜、大都；阳辅、行间。

操作：对虚证闭经，应于午时补大都，戌时补复溜；对实证闭经则应于子时泻阳辅，丑时泻行间。间日1次，10次为1个疗程。

7）穴位注射疗法

处方：质量浓度为50g/L（5%）的当归注射液或100g/L（10%）的红花注射液。

取穴：肾俞、气海、三阴交、足三里、关元、中都。

操作：取以上注射液任一种，选穴2~3个，每穴注入1mL药液。每日1次，5次为1个疗程。间隔5~7天进行下一个疗程。适用于实证闭经。

8）耳针疗法

取穴：子宫、内分泌、卵巢、皮质下、肝、肾、脾、胃、三焦、脑点。

操作：每次选穴3~4个，毫针中等强度刺激，留针20~30分钟，间歇捻针2~3次。每日1次，两耳交替施治，10次为1个疗程。间隔5~6天开始下1个疗程。如月经来潮，还应继续治疗1~2个疗程，以巩固疗效。也可采用耳穴埋针或压丸法。

9）灸疗法

取穴：中极、关元、三阴交、肾俞、归来、气海、血海。

配穴：虚证闭经配肝俞、脾俞、膈俞、足三里。实证闭经配太冲、合谷、丰隆、内关、阴陵泉。

操作：

A. 艾条悬灸：取穴5~6个，每穴灸15~30分钟。

B. 隔药艾炷灸：于关元穴上放置胡椒饼加丁香粉、肉桂粉，然后以艾炷点燃灸之，每次灸6壮，每日1次，7次为1个疗程。中极穴用毫针刺入，得针感后出针，再以姜片隔艾炷灸3~5壮。余穴可直接用0.2cm厚鲜姜片用针穿刺数个小孔，置所选穴位上。再置黄豆粒大小艾炷于姜片上点燃。每次选3~4穴，每穴灸4~5壮，以施灸处皮肤红晕、温润为度。每日1次，10次为1个疗程，疗程间隔5天。

C. 灯火灸法：实证闭经用明灯爆灸法，每穴灸1壮，每次选穴4~5个；虚证闭经用明灯灼灸法，每穴灸1~2壮。均每天施灸1次，连续10~15次为1个疗程。施灸后应保持局部清洁，如发生小泡，可用甲紫药水涂搽。

D. 烟草灸法：取带脉区、腰骶部、关元、曲骨、足三里、血海。用香烟代替艾卷施灸。每穴灸7~10分钟，隔日1次，10次为1个疗程。此法主要用于实证闭经。

4. 其他疗法　如下所述。

（1）推拿疗法

1）常规按摩法

A. 小腹部操作：取关元、气海穴。用摩法、按法、揉法。

B. 下肢部操作：取血海、三阴交、足三里穴。用按法、揉法。

C. 腰背部操作：取肝俞、脾俞、肾俞穴。用一指禅推法、按法、揉法、滚法。

辨证加减：

a. 虚证闭经：横擦前胸中府、云门及左侧背部脾胃区，腰部肾俞、命门，以透热为度；直擦背部督脉，斜擦小腹两侧，以透热为度。

b. 实证闭经：肝气郁结证按揉章门、期门各半分钟，按、掐太冲、行间，以患者觉酸胀为度；斜擦两胁，以微热为度。寒凝血瘀证直擦背部督脉，横擦骶部，以小腹透热为度；按揉八髎，以局部温热为度。痰湿阻滞按揉八髎穴，以酸胀为度；横擦左侧背部及腰骶部，以透热为度。

2）耳穴按摩术

取穴：肝、肾、心、脾、内生殖器、内分泌、皮质下、神门。

操作：以直压或对压法强刺激 3 ~ 5 分钟，每日 3 次。

（2）药膳疗法

1）肝肾亏虚证

A. 鳖 1 只，瘦猪肉 100g（或白鸽 1 只）。共煮汤，调味服食。每日 1 次，每月连服数天。

B. 新鲜胎盘 1 个，洗净，瓦上焙干，研末，黄酒调服。每次 15g，每日服 2 次，每月服胎盘 1 个。

C. 常春果 200g，枸杞子 200g，好酒 1 500mL。将上药捣破，盛于瓶中，注酒浸泡 7 天后即可饮用。每次空腹饮 1 ~ 2 杯，每日 3 次。

2）气血虚弱证

A. 当归 30g，黄芪 30g，生姜 65g，羊肉 250g。将羊肉洗净切块，生姜切丝，当归和黄芪用纱布包好，共放瓦锅内加水适量炖至羊肉烂熟，去药渣，调味服食。每天 1 次，每月连服 5 ~ 7 天。

B. 墨鱼 1 条（重 200 ~ 300g），桃仁 6g。将墨鱼洗净切块，同桃仁共煮汤服食。每日或隔日 1 次，每月连服 5 ~ 6 次。

C. 鸡血藤 30g，白砂糖 20g，鸡蛋 2 枚。把鸡血藤、鸡蛋 2 味同煮至蛋熟，去渣及蛋壳，放入白糖，待白糖溶化即成。顿服，每日 1 次，连服数日。

3）气滞血瘀证

A. 鸡蛋 2 个，川芎 9g，红糖适量。加水同煮，鸡蛋熟后去壳再煮片刻去药渣，加红糖调味，吃蛋喝汤。每天 1 剂，每月服 5 ~ 7 剂。

B. 益母草 50 ~ 100g，橙子 30g，红糖 50g。水煎服。每日 1 剂，每月连服 5 ~ 7 剂。

C. 山楂 60g，鸡内金 9g，红花 9g，红糖 30g。水煎服。每日 1 剂，分 2 次服。每月连服 7 剂。

D. 红花 9g，黑豆 90g，红糖 60g。水煎服，每日 1 剂，分 2 次服，每月连服 7 剂。

4）痰湿阻滞证

A. 云苓 50g，红花 6g，红糖 100g。前 2 味水煎取汁，冲化红糖温服。每天 1 剂。每月连服 5 ~ 7 剂。

B. 鲤鱼头（或乌鱼）数个，陈酒适量。将鱼头洗净晒干，火上烧炭存性，研成细末，用陈酒送服。每次 15g，日服 3 次。

C. 薏苡仁 60g，炒扁豆 15g，山楂 15g，红糖适量。上药同煮粥食。每天 1 剂，每月连服 7 ~ 8 剂。

（三）预防与调摄

加强身体锻炼，增加营养，增强体质。积极治疗原发疾病及全身性慢性疾病。保持心情舒畅，保证充足的休息和睡眠。坚定信心，主动配合医生，坚持正规治疗。

（徐 芬）

第四节 多囊卵巢综合征

多囊卵巢综合征（polycystic ovary syndrome，PCOS）是育龄妇女最常见的内分泌疾病，占育龄妇女的 5% ~ 10%，占无排卵性不孕的 75%。PCOS 临床表现多样，它不仅涉及生殖系统，而且是一个复杂的多系统综合征，高雄激素血症、高胰岛素血症及胰岛素抵抗（insulin resistance，IR）为其重要特征。关于 PCOS 的报道最早可追溯到 1845 年，Chereau 首先描述卵巢质韧、增大的形态学改变，1904 年 Frindley 称之为囊性退化卵巢，1935 年 Stein - Leventhal 将其归纳为一组表现为肥胖、多毛、不孕和卵巢囊性增大的综合征，由于病因不清楚，称为 Stein - Leventhal 综合征。自 20 世纪 50 年代起，人们开始注意到这类患者尿 LH 升高，1962 年 Goldziebel 和 Geen 总结 1 079 例病例后认识到 Stein - Leventhal 综合征有许多非典型征象，如多毛、排卵功能障碍，并发现雄激素增高是其主要的特征，因而从 20 世纪 60

年代开始逐渐改称为 PCOS。现在已经知道 IR/高胰岛素血症是 PCOS 的又一重要特征。由于 PCOS 临床表现的高度异质性，导致其诊断标准难于统一。PCOS 的诊断标准历经了许多变迁，2003 年欧洲人类生殖和胚胎学会与美国生殖医学学会（ESHRE/ASRM）鹿特丹专家会议推荐的标准是目前较为公认的国际标准。即稀发排卵或无排卵；高雄激素的临床和（或）生物化学征象；卵巢 PCO 征。以上三项中具备两项即可诊断，但需除外其他病因（先天性肾上腺皮质增生、库欣病、分泌雄激素的肿瘤）。

过去对 PCOS 的治疗，不论医师还是患者，都只专注于是否排卵和妊娠。但近年来，对 PCOS 的治疗观念已不仅仅限于促排卵和妊娠，PCOS 与糖尿病、高血压、心血管疾病、子宫内膜癌等之间的关系日益明确，PCOS 患者的远期结局超出了生殖健康的范畴，使 PCOS 的远期保健问题日益突出。目前临床上使用胰岛素增敏剂治疗 PCOS，不仅可改善机体胰岛素抵抗状态，而且可明显改善排卵和受孕，而其蕴涵的真实意义可能还远不止此。口服避孕药调整 PCOS 患者的不规则月经，可能是另一种从保健角度介入 PCOS 治疗的方法。因此 PCOS 的治疗措施除了传统的降低雄激素水平、建立排卵性月经周期外，还应包括纠正肥胖和脂代谢紊乱、降低心血管疾病发生的风险、保护子宫内膜、治疗 IR 和高胰岛素血症、纠正糖代谢紊乱等治疗策略，要根据患者年龄、病变程度及就诊目的不同权衡考虑相应的治疗方案。

一、有生育要求的 PCOS 患者的治疗

治疗原则是促使无排卵的患者达到排卵及获得正常妊娠。

（一）一般治疗

1. 改变生活方式，减轻体重　肥胖本身在 PCOS 的发病中起重要作用，60% ~70% 的 PCOS 妇女有肥胖。肥胖同时亦可引起并加剧胰岛素抵抗和内分泌代谢紊乱。控制体重尤其是减少内脏脂肪细胞，对肥胖的 PCOS 患者非常重要。减轻体重可改善 PCOS 患者内分泌环境，减轻痤疮、多毛，恢复正常月经，减少远期并发症的发生。Saleh 等发现肥胖 PCOS 患者减轻体重的 5%，89% 可恢复规则月经，其中 30% 能自然受孕，并可改善血脂、高胰岛素和高雄激素血症。通过摄入低热量饮食、增加体育锻炼、改变生活方式和饮食结构来减轻体重，这种方法疗效确切、廉价、无不良反应。因此，有必要加强健康宣教，使患者认识到调整生活方式对改善 PCOS 症状、预防远期并发症的作用。

2. 高雄激素血症的治疗　高雄激素血症不仅有痤疮、多毛、脂溢性皮炎等外在表现，影响美观，而且研究发现高雄激素血症与高胰岛素血症关系密切。PCOS 患者，通过降低雄激素可以增加卵巢对氯米芬（clomiphene citrate，CC）的敏感性，进而发生周期性撤退出血改善子宫内膜状态。

常用药物有醋酸环丙黄体酮（cyproterone acetate，CPA）和达英 -35（由 2mg CPA 和 35μg 炔雌醇配合而成）。CPA 为具有较强的抗雄激素活性的孕激素制剂，可抑制 P450c17 - α/17 ~20 裂解酶活性，减少雄激素合成并在靶器官与雄激素竞争性抢占受体，阻断外周雄激素的作用；通过下丘脑 - 垂体 - 卵巢轴的反馈能降低黄体生成素（LH）水平，逐渐使 LH/FSH 比率恢复正常，降低由高 LH 诱导的卵泡膜细胞产生的雄激素水平，减少卵巢性雄激素的产生。炔雌醇可以升高性激素结合球蛋白（sex hormone binding globulin，SHBG）水平，抑制 5α 还原酶，使睾酮（testosterone，T）转化为双氢睾酮（dihydro testosterone，DHT）减少，降低游离睾酮水平。用法：达英 -35 自月经第 5d 起，每日 1 片，共 21d，可服 3 ~6 个月。达英 -35 对多毛及痤疮的疗效确切。常见的不良反应有性欲减退、眩晕和水潴留，呈剂量依赖性。

螺内酯（spironolactone，SPA）：为人工合成的 17 - 螺内酯甾类化合物，其作用是醛固酮受体，并抑制卵巢 P450c17 - α 羟化酶活性从而拮抗雄激素生成。治疗应根据患者的耐受性采用个体化用药方案。一般可给予每日 50 ~100mg 分两次口服，使用 2 ~6 个月后减量，以日剂量 25 ~50mg 长期维持。SPA 和口服避孕药联合应用效果更佳。螺内酯是保钾利尿药，使用期间应注意监测水、电解质平衡及肾功能。常见不良反应有月经频发、不规则出血、乳房胀痛、情绪不稳及性欲降低等。目前尚无致胎儿畸形的报道，但一般认为在停用螺内酯至少 4 个月后才能考虑妊娠。

氟他胺（flutamide）：是一种非甾体的抗雄激素制剂，对硫酸脱氢表雄酮（dehydro epiandrosterone sulfate，DHEAS）抑制效果最好。因无内在激素活性，即使长期应用，也无明显不良反应。氟他胺可使患者多毛症状明显减轻，血脂水平有所改善。Ajossa 等报道氟他胺能降低 DHEAS 水平和提高子宫灌注，因而不仅能使多毛症状改善且有助于恢复生育能力。因存在可能使男婴畸形的潜在危险性，用药期间应避孕。

非那甾胺（finasteride）：是一种 5α 还原酶抑制剂，能降低双氢睾酮与雄激素受体的相互作用，应用非那甾胺治疗后，血清 DHT 水平降低而 T 水平增加。不良反应较小，通常表现为胃肠道反应，因可引起男婴生殖器两性畸形，用药期间应避孕。

激动剂通过降调节抑制垂体分泌，达到促性腺激素短暂低下的状态，造成短期性药物性卵巢切除状态，降低卵巢的雄激素水平，对治疗严重的卵巢雄激素生成过多症非常有效，需连续治疗 3～6 个月。但由于严重的低雌激素状态，可引起严重不良反应，如骨质疏松等，因而推荐雌激素反向添加疗法。

地塞米松：是糖皮质类固醇类药，有效抑制表雄酮硫酸盐，抑制雄激素分泌。其用法为地塞米松 0.25mg/次，3 次/周（隔日 1 次），长期服用应监测血和尿的皮质醇，并控制饮食，监测体重。

二甲双胍（metformin，Met）：最新研究发现二甲双胍可直接抑制卵泡膜细胞产生雄激素，改善 PCOS 的高雄激素症状。多毛是胰岛素抵抗的相对指标，PCOS 患者多毛症是体内雄激素过多或毛囊对雄激素反应过强造成的。研究报道，使用 Met 治疗 PCOS 患者 12～14 个月后，其毛发直径显著缩小，Ferrimarr – Gallwey（F – G）评分、毛发生长速率亦有显著下降，并与 IR 改善程度显著相关。说明 Met 通过改善胰岛素抵抗，降低高胰岛素血症，可达到治疗 PCOS 多毛症状的效果。Harborne 等比较了 52 例有多毛症状的 PCOS 患者使用 Met 和达英 – 35 改善多毛的效果，药物治疗 12 个月后，Met 组和达英 – 35 组多毛症状均显著改善，但 Met 组的 F – G 评分改善更为显著。这说明 Met 有潜在的治疗多毛症作用，尤其适用于有生育要求的 PCOS 患者，有比传统的抗雄激素类避孕药更广泛的应用前景。

3. 代谢综合征的防治 PCOS 肥胖患者常伴有脂代谢异常，其特点为高甘油三酯，低高密度脂蛋白（HDL）。早在 1921 年就已经有人注意到糖尿病与雄激素之间的关系，但直到 1980 年 Burghen 首次报道 PCOS 患者存在胰岛素抵抗。由此可引发 PCOS 患者中年后患糖尿病、高脂血症及心血管疾病的风险增加。

目前治疗 PCOS IR 的一线药物为二甲双胍，它通过抑制肠道对葡萄糖的吸收减少肝糖原异生，促进糖的无氧酵解，增加外周对糖的摄取和利用，从而改善糖代谢紊乱；在受体后水平提高胰岛素受体的敏感性，从而改善 IR，降低血胰岛素水平；降低游离 T、增加 SHBG 和高密度脂蛋白水平，改善月经，恢复或协助促排卵。二甲双胍还可减少餐后胰岛素分泌，增加卵巢对氯米芬（clomiphene citrate，CC）的敏感性。用法：250mg，每日 3 次，一周后根据患者 BMI 改为 500mg，每日 2 次或 3 次，每日总量 1 000～1 500mg，有些国家报道最大剂量可达 3 000mg/d（可能与人种差异有关），连续治疗 3～6 个月。Met 的优点是不会引起低血糖。不良反应以胃肠道反应，如腹胀、恶心、呕吐、口中有金属味、腹胀及腹泻最常见，发生率为 5%～20%，这些症状为剂量依赖性，通常延续 10d 左右缓解或消失，餐中服用症状减轻。Met 严重的不良反应是肾功能损害和乳酸性酸中毒，发生率极低。二甲双胍是妊娠期 B 类药物，目前无证据证明该药物对动物和人类胚胎有毒性或致畸作用，但妊娠妇女使用的安全性未得到证实。Glueck 等追踪调查了 61 例月经稀发的 PCOS 患者，在妊娠期口服 Met 2 550mg/d，发现其自然流产率和妊娠期糖尿病的发病率下降，同时未发现二甲双胍有致畸作用。而且这些患者的新生儿出生时和出生后 3 个月、5 个月时的体质量、身长、动作、社会行为发育无异常，因此，认为妊娠期应用二甲双胍是比较安全的。当然，还需要进行更大范围、更长时间的追踪调查才能得出定论。尤其在我国，目前二甲双胍的药品说明上并未将妊娠后妇女列为适应人群，妊娠后是否继续应用需根据患者具体情况和医师建议并经过患者充分知情选择后慎重决定。

新一代胰岛素增敏剂为格列酮（glitazone）类，包括曲格列酮、帕格列酮、罗格列酮、噻格列酮等，能有效地改善 IR 和高胰岛素血症，降低血清雄激素水平，改善卵巢微环境，调节卵巢本身糖代谢异常所致的局部胰岛素抵抗，使其恢复对促性腺激素的敏感性，恢复排卵，并可改善血脂异常，预防动脉粥样硬化，对伴肥胖的 PCOS 胰岛素抵抗患者效果更加显著。但由于有程度不同的肝脏毒性，长期应用受到限制。

右旋肌醇（D-chiro-inositol）：有研究认为，PCOS 患者之所以具有 IR 及高胰岛素血症，可能是由于介导胰岛素作用的含右旋肌醇的磷酸多聚糖的缺乏而引起的，因此服用右旋肌醇，可补充外源性介质，从而改善胰岛素敏感性。Nestler 等将 44 例肥胖型 PCOS 患者分为两组，治疗组 22 例，服用右旋肌醇 1 200mg/d，连用 6～8 周；对照组 22 例，服用安慰剂，连用 6～8 周。结果表明，治疗组平均血胰岛素曲线下面积由（81±69）nmol/（L·min）降至（31±40）nmol/（L·min），血游离 T 浓度由 387pmol/L 降至 173pmol/L；血浆甘油三酯浓度由（2.1±0.2）mmol/L 降至（1.2±0.1）mmol/L；而对照组无显著变化。治疗组 22 例中 19 例排卵，对照组 22 例中仅 6 例排卵。认为右旋肌醇增强了 PCOS 患者的胰岛素作用，提高了排卵率，降低了血雄激素、血压和血甘油三酯水平。其安全性、有效性及最佳剂量还待临床进一步论证。

奥曲肽（octreotide）：是近年来人工合成的生长抑制素类药物，对人体多种内分泌腺体有抑制作用，可抑制生长激素释放和调节胰岛素、胰高血糖素和胃泌素分泌。实验研究证明，奥曲肽可降低 PCOS 患者的高胰岛素血症，并降低雄激素水平，从而调节受孕。Ciotta 等研究表明，PCOS 高胰岛素血症患者经奥曲肽治疗后，LH、雄激素水平明显下降而 SHBG 水平明显上升，并恢复了糖耐量试验中胰岛素的正常反应。Morris 等研究表明，联合使用奥曲肽和 FSH 可降低 HCG 注射日血 E$_2$ 水平，减少卵泡数，从而可减少 OHSS 的发生率。但亦有研究表明，使用奥曲肽可使 PCOS 患者的血糖稳态受到破坏，认为不适于体型偏瘦 PCOS 合并高胰岛素血症患者的长期治疗。

此外，还有应用 N-乙酰半胱氨酸（N-acetyl-cysteine）治疗 PCOS 高胰岛素血症的报道（0.6mg，每天 3 次），观察血中高胱氨酸水平，N-乙酰半胱氨酸可降低外周血胰岛素、胆固醇、甘油三酯及低密度脂蛋白水平，提高 HDL 水平。Fulghesu 等将 6 例消瘦者及 31 例肥胖 PCOS 高胰岛素血症者列为研究对象，其中 6 例肥胖者服用安慰剂作对照，余者服用 N-乙酰半胱氨酸 1.8～3.0g/d，连服 5～6 周，高胰岛素血症的 PCOS 患者治疗后胰岛素曲线下面积显著下降，外周胰岛素敏感性增加，血雄激素及游离 T 水平明显下降，而安慰剂组及胰岛素水平正常者上述指标无改变。N-乙酰半胱氨酸有可能成为 PCOS 胰岛素抵抗患者治疗的一种新选择。

（二）促排卵治疗

1. 一线促排卵治疗　氯米芬应用至今已有 50 年的历史，为 PCOS 促排卵的一线药物，Guzick 推荐 CC 治疗 PCOS 为简单、价廉、安全有效的促排卵方法。CC 作用于下丘脑-垂体水平，通过竞争雌激素受体阻断内源性雌激素的负反馈作用，促进促性腺激素释放激素释放，刺激卵泡发育。在滤泡早期使用 CC 可以促进卵泡成长至成熟而能排卵。由于 CC 有抗雌激素作用，应用后虽排卵率高，但妊娠率低。应用方法：从自然月经或撤退出血的第 3～5d 开始，50mg/d，共 5d，如无排卵则每周期增加 50mg/d 直至 150mg/d。在月经第 2d、3d、4d、5d 应用 CC 排卵率、妊娠率没有差异。如连续应用≥3 个周期的 CC 促排卵治疗，且至少 1 个周期 CC 150mg，5d，而均无排卵，BBT 单相，为 CC 抵抗，其发生率为 15%～20%。对 CC 治疗反应正常但经过 6～12 个周期治疗仍未妊娠称作 CC 治疗失败。由于 CC 具有抗雌激素作用影响宫颈黏液，精子不宜生存与穿透；同时影响输卵管蠕动及子宫内膜发育，不利于胚胎着床。此外，CC 还有包括血管舒缩的潮热，腹部膨胀或不适，胸部疼痛，恶心和呕吐，头痛，视觉症状等在内的不良反应。对于 CC 耐药的 PCOS 患者可根据患者的具体情况更换药物或选择联合用药，如 IR 者可合用二甲双胍；如肾上腺来源雄激素增高者，可加用地塞米松；对甲状腺功能低下者，应加用甲状腺素。对于 CC 引起的子宫内膜发育不良可根据卵泡发育酌情适量加用戊酸雌二醇等天然雌激素对抗，以改善内膜状态，提高妊娠率。

2. 二线促排卵治疗（主要应用于 CC 抵抗或 CC 治疗失败者）　Gn 促排卵及外科手术治疗。

（1）药物治疗

1）促性腺激素：主要用于 CC 抵抗的患者。包括人绝经期促性腺激素（HMG）、高纯度 HMG（HP-HMG）、FSH、高纯度 FSH（HP-FSH）和基因重组 FSH（r-FSH）。r-FSH 中几乎不含 LH 量，特别适用于 PCOS 患者。用药要根据患者情况酌情采用传统的递增方案、低剂量少量递增方案或逐渐减少方案以及序贯低剂量方案等。

传统的递增方案（conventional step up dose regimen）是 20 世纪 70 年代 PCOS 患者的经典促排卵方案。应用 HMG150U/d，每 3～5d 增加 1/2 剂量直至卵巢有反应。但是卵巢过度刺激综合征（OHSS）发生率高（1.1%～14%）。

低剂量递增方案（low dose step up protocol），PCOS 患者因高水平 T 的影响，卵泡发育停滞，抑制素分泌增加，长期处于低 FSH 水平。考虑到单卵泡发育所需 FSH 阈值的个体间差异，逐步增加 FSH 水平，推荐每 3～5d 增加原剂量的 10%～30%，可以增加卵泡的数目。常用的方案是 FSH 或 HMG 75U/d 起始，持续 14d，然后每周根据卵巢反应增加 37.5U/d。这种方案的 OHSS 发生率低，多胎妊娠率低，起始周期妊娠率较高，是目前 PCOS 患者最广泛应用的促排卵方案。

低剂量递减方案（low dose step down protocol）是根据起始 FSH 高剂量可以复制中期 FSH 峰的假想和优势卵泡比小卵泡对 FSH 更敏感的事实提出的。起始剂量一般为 150U/d，然后根据超声监测结果每 2～3d 递减 35～40IU。周期妊娠率为 10.8%～17%，与递增方案比较差异无显著，多胎妊娠和 OHSS 发生率低。比较低剂量递增方案和递减方案在促排卵的应用，两组单卵泡发育、排卵率和妊娠率无明显差异。低剂量递减方案用药较少，OHSS 发生率低。但是此方案患者卵泡期较长，尤其是 FSH 阈值较高的患者。

序贯低剂量方案（sequential low dose protocol）结合了上两种方案的特点，开始用低剂量递增方案，当主导卵泡直径达 14mm 时，FSH 剂量减半直至绒毛膜促性腺激素日（HCG 日：当主导卵泡达 18mm，给予 HCG 5 000～10 000U 注射促卵泡排卵）。其机制是 FSH 的起始剂量是为了超过 FSH 阈值以促使卵泡募集，优势卵泡选择后血清 FSH 水平的降低和主导卵泡在卵泡后期对 FSH 的敏感性增强。当优势卵泡形成后，若仍维持 FSH 剂量，则增大 FSH 阈值窗，造成多卵泡发育。随机前瞻性研究显示序贯低剂量方案和低剂量递增方案同样有效。两种方案妊娠率、安全性相同，而且序贯低剂量方案降低 HCG 日的雌激素水平及中等大小卵泡数目（14～15mm）。因此基于卵泡选择机制的顺序低剂量方案可能为更符生理要求的促排卵方案。

2）CC 与 HMG 联合应用（CC 50mg，自月经第 3～7d 应用；HMG 75IU，月经第 5d、7d、9d 肌注），可减少 HMG 用量，效果良好。不良反应：增加多胎妊娠及 OHSS 发生率；费用较高，且需要反复超声和血清雌激素监测。因此只有具备超声及雌激素监测条件，具有治疗 OHSS 经验的医院才能开展促性腺激素治疗，用药前必须做好有关不育的彻底检查除外其他不育因素。优势卵泡达到 4 个或 4 个以上时，发生 OHSS 的风险大大提高，因此如果有 3 个以上卵泡直径 >16mm 的卵泡发育，应取消该周期。另有文献报道 CC、HMG 单次用药联合方案，于月经第 3d 始用 CC 100mg/d，共 5d，第 9d 单次给予 HMG 150IU，可避免 OHSS，适于基层应用。

3）促性腺激素释放激素（GnRH）：由于 PCOS 之致病机制可能与 GnRH 之间歇分泌异常有关，因此也可使用 GnRH – a 来促排卵。该药对垂体的首发效应，可促使垂体产生内源性的类似正常排卵前的 LH 峰和 FSH 峰；加上其可刺激卵巢颗粒细胞合成前列腺素，增加卵巢中组织型纤溶酶原激活因子活性，故可诱发排卵。方式有两种，其一是脉冲治疗，以一种辅助装置，可以调整适量的 GnRH 分泌频率和剂量，使 GnRH 频率减低，而不改变每次剂量（幅度），达到使 LH 分泌减低而不影响 FSH 水平的目的，因而减低 LH/FSH，有利于优势卵泡的选择及生长发育。虽然理论上此种方法最接近正常生理状态，但由于操作繁杂，患者依从性差，临床应用较少。另一种方式则是连续使用 GnRH，例如，使用 GnRH 类似物，GnRH – a 作用强度比天然 GnRH 高许多，作用时间也较长，形成连续作用，使脑垂体去敏感化（desensitization），导致性腺激素分泌降低，当然如果有必要诱导排卵，则可根据需要再给予 HMG 或 FSH。

4）GnRH 拮抗剂有竞争性结合作用，通过用药剂量变化调节性激素被抑制程度；短期内可抑制性激素水平，无骤升效应，停药后性腺功能恢复快。文献报道 20 例 PCOS 患者，于前 1 个周期口服避孕药，月经第 2d 予 FSH + GnRH 拮抗剂至 HCG 日，临床妊娠率为 44%，继续妊娠率为 28%。

5）其他促排卵药物：二甲双胍近年来应用于 PCOS 促排卵辅助治疗，可增加胰岛素敏感性，降低血中胰岛素浓度，进而改善高雄激素血症，调节月经周期，单独应用亦可引起自发排卵。CC抵抗的患者加用二甲双胍可改善其反应，提高排卵率和妊娠率。

二甲双胍单独应用的促排卵效果：许多研究表明，单用Met即可取得较好的促排卵效果。这些研究多针对肥胖者，但也有非肥胖者的报道。Ibanez等研究18例非肥胖者，平均体重指数（body mss index，BMI = 21.4kg/m²），单用Met 1 275mg/d，6个月后14例患者（78%）排卵，表明Met也可改善非肥胖PCOS者的排卵功能。对PCOS合并肥胖的患者研究较多。Costello等对9个单用Met的研究进行荟萃分析，其中5个无对照实验的研究总排卵率为61%；4个RCT实验总排卵率为56%；安慰剂组为35%（P = 0.002）。Homburg总结4个单用Met的研究，排卵率为78%~96%。Fleming等对94例PCOS患者进行双盲RCT实验，45例应用Met 850mg，每天2次，共16周，47例用安慰剂，两组的排卵频率（黄体期周数/总观察周数）分别为23%和13%（P < 0.01），平均首次排卵时间分别为23.6d和41.8d（P = 0.02），未排卵人数分别为8例（17.8%）和17例（36.2%），P = 0.04。Met可显著提高非肥胖PCOS患者的妊娠率，降低其流产率。Palomba等研究了二甲双胍治疗后排卵的PCOS患者子宫内膜情况，二甲双胍组包括37例非肥胖、原发不孕的PCOS患者，对照组包括30例年龄和BMI与PCOS组相匹配的健康妇女。PCOS组口服二甲双胍6个月（850mg/d），对照组不予治疗。通过超声测量子宫、子宫内膜、子宫内膜下肌层血流和子宫内膜厚度和形态，反映子宫内膜的容受性。研究发现，治疗前PCOS组子宫、子宫内膜、子宫内膜下血流比对照组低，治疗后这些血流参数得到改善，但和对照组相比无统计学差异，也就是说改善幅度并不大。治疗后PCOS组子宫内膜厚度和形态也发生了同样变化。二甲双胍在改善卵巢功能的同时改善子宫的容受性，从而提高妊娠率。但也有不支持上述观点的报道。一些研究表明Met对极度肥胖者效果不明显。Fleming等的研究中比较11例极度肥胖BMI > 37kg/m²的患者与其他BMI < 37kg/m²者，虽16周内的平均排卵次数相似（分别为1.6和2.1），但前者的BMI和高密度脂蛋白等心血管高危因素的变化不如后者显著，提示极度肥胖者对Met治疗的反应较差，故尚需深入研究是否需增大Met剂量，还是在PCOS极度肥胖者存在Met抵抗。最近的两项双盲RCT研究也显示（平均BMI分别为28kg/m²和35kg/m²），Met在增加排卵率、妊娠率，降低流产率方面并不优于CC。

Met + CC序贯疗法促排卵治疗：近来许多研究显示对于CC抵抗的PCOS患者，Met + CC序贯疗法促排卵效果显著。Khorram等研究发现加用2周Met后CC抵抗改善，排卵率显著提高（使用前6.7%，使用后44%）。Kashyap等比较了以往的RCT研究后认为，Met + CC组的排卵率和妊娠率比单用CC组高3~4倍。Kocak等报道一项前瞻性双盲RCT实验，受试者均为CC抵抗的PCOS患者，28例口服Met 850mg，每天2次，两周，另28例服同剂量安慰剂，在下一月经周期的3~7d均服CC 100mg/d，两组排卵率分别为77.7%（21例）和14.2%（4例）（P < 0.001），妊娠率分别为14%（4例）和0%（P = 0.04），表明Met可增强CC抵抗者对CC的反应性，其机制可能是Met影响颗粒细胞中胰岛素样生长因子 - Ⅰ（insulin - like growth factor - Ⅰ，IGF - Ⅰ）的作用而改变了卵泡甾类激素的生成状态。但也有研究者不同意这一说法。Moll等的研究得出了相反结论。他们将228例PCOS患者分为Met加CC组和CC加安慰剂组。治疗后两组的排卵率分别为64%和72%，Met加CC组低于CC加安慰剂组；两组的妊娠率和流产率无显著性差异。2007年NIH对626例PCOS妇女（平均BMI为35kg/m²）进行大样本多中心的双盲RCT研究，经过6个月的治疗后，CC组活婴分娩率是Met组的3倍，Met与CC联合应用并不优于CC单独应用。所以加用二甲双胍能否改善CC抵抗尚有争议，另外，尚需进一步探索Met先期治疗的适宜剂量和CC应用的适当时机。

来曲唑（letrozole，LE）用于促排卵的研究：来曲唑是特异的、可逆的、非甾体类芳香化酶抑制剂，最初用于乳腺癌的治疗。近年来应用来曲唑促排卵，获得良好的排卵率和临床妊娠率，与FSH联合使用，可以降低FSH的用量，对子宫内膜无负面影响。LE促排卵作用的具体机制尚不清楚，可能通过中枢和外周机制起作用。在中枢，LE通过抑制芳香酶的活性，阻碍雄激素向雌激素的转化，降低机体内雌激素水平，从而解除雌激素对下丘脑和（或）垂体的负反馈作用，使促性腺激素分泌增加，促进卵泡的发育和排卵。现有研究发现，在灵长类动物中雄激素对卵泡早期的发育和募集有促进作用。

LE 用于促排卵的推荐剂量有两种，即 2.5mg/d 和 5mg/d（月经周期的 3~7d）。研究发现应用两种剂量 LE 方案促排卵，子宫内膜厚度无差异性，而 5mg/d 组可获得更多优势卵泡，有更高的成功率。但目前在我国，来曲唑药物说明书上未注明其促排卵的用途，且应用于促排卵治疗时间尚短，尚处于试验性治疗阶段，有待更多的临床实践来证明其疗效、适应证及安全性。来曲唑是否会对胎儿产生远期影响尚不得而知，因此应用时最好慎重，如非应用不可，应对患者充分知情同意。

（2）手术治疗：早期对于 PCOS 的治疗是手术楔形切除卵巢，但复发率高，易形成粘连，影响受孕，现逐渐被淘汰。微创技术的发展使 PCOS 手术治疗重新受到关注。手术治疗仍然存在一些缺陷，如麻醉风险、术后输卵管卵巢粘连等，容易造成新的不孕因素，而最大顾虑在于对卵巢的破坏和对储备卵泡的消耗，可能会影响卵巢的寿命和功能。

1）腹腔镜下卵巢打孔/电凝术（laparoscopic ovarian drilling/electrocoagulation, LOD）：腹腔镜手术具有简单易行、创伤小、恢复快、粘连轻、患者易于接受等优点，已基本取代传统的卵巢楔形切除术。主要适用于难治性 PCOS，以及因其他疾病需腹腔镜检查盆腔者。通过破坏产生雄激素的卵巢间质，间接调节垂体 - 卵巢轴，血清 LH 浓度下降，LH 及 T 水平下降诱发排卵，增加妊娠机会并可降低流产危险。Amer 等回顾分析了 116 例无排卵 PCOS 患者 LOD 后不同时期的月经恢复、妊娠率、多毛和痤疮改善情况。术前患者排卵率为 8%，术后 1 年内、术后 1~3 年、4~9 年恢复规律月经周期者分别为 67%、37%、55%；妊娠率分别为 49%、38%、38%，且多毛和痤疮也大大改善。2/3 的 PCOS 患者应用 LOD 后月经恢复正常，而约 1/2 的患者的月经恢复可维持较长时间。多数妊娠发生在术后 1~6 个月，约 1/3 的人生育能力可持续多年。若未妊娠，血清激素水平又渐恢复到术前水平。

方法：应用电针或激光，采用功率 30W，每孔持续作用 5s。建议术前仔细超声检查，观察卵巢不同平面卵泡数目，详细计数卵泡数目，根据卵巢内现有卵泡数目个体化处理，避免打孔过多造成卵巢功能下降或衰竭，或者由于打孔过少而起不到治疗效果。一般每侧卵巢打孔 5~10 个，直径约 2mm，孔深 8mm。

术中注意事项：打孔个数不要过多；打孔不要过深；电凝的功率不要过大；避开卵巢门打孔；促排卵引起的 PCOS 不是 LOD 的指征。

可能的不良反应：治疗无效；增加盆腔粘连风险；卵巢功能减退，卵巢早衰。

最近出现了一种用超声刀（harmonic scalpel）进行 LOD 的新技术。超声刀是 20 世纪 90 年代开创的兼切割和凝固功能的新型手术器械，Takeuchi 等将其应用于 LOD 也取得了较好效果。他们对 34 例 CC 抵抗者分别用超声刀和 NYAG 激光进行 LOD。将超声刀能量水平调至 3 级，在腹腔镜下每侧卵巢穿刺 20~30 次，每次 2~4s，打孔深度 2~3mm。两组排卵率均为 94%，2 年内妊娠率分别为 77% 和 60%。

2）经阴道未成熟卵泡穿刺抽吸术（immature follicle aspiration, IMFA）：月经周期第 3d 阴道超声计数窦卵泡数，在月经第 10~12d 复查超声，如双侧无直径 8mm 以上的卵泡，则在阴道超声引导下行 IMFA。在随后的月经周期第 3d，复查血内分泌激素并计数卵巢窦卵泡数，如窦卵泡数每个卵巢 ≤10 个，T<1.6nmol/L，可促排卵治疗；如果未达到上述标准，则再行 IMFA。IMFA 能使 CC 抵抗的 PCOS 不孕患者获得良好的单卵泡发育和单胎妊娠率。缺点是也可能引起盆腔粘连，至今尚无导致卵巢功能衰竭的报道。

3）经阴道注水腹腔镜（transvaginal hydrolaparoscopy, THL）：是一种新的微创手术，经阴道后穹窿注入生理盐水或林格液使盆腹腔膨胀，可更好地暴露卵巢和输卵管的结构，无须牵拉即可进行盆腔操作。Fernandez 等对 13 例 CC 抵抗、不排卵的 PCOS 患者行 THL，术中采用双极电凝针，功率 110~130W，进针深度 10mm，根据卵巢的体积大小打孔 10~15 个，所有手术操作均在 30min 内完成。术后观察无 1 例出现并发症，6 例恢复正常月经，6 例妊娠，其中 3 例自然妊娠，THL 后 3 个月妊娠率 33%，6 个月为 71%，无 1 例流产发生。

4）经阴道超声引导卵巢间质水凝术（ultrasonography guided ovarian stroma hydraulic operation）：阴道超声引导下将 75℃无菌生理盐水注入卵巢间质，术后排卵率较高，但妊娠率较低，目前应用不多，尚有待大样本研究进一步证实。

5）微型腹腔镜下卵巢楔形切除术（ovarian wedge resection by minilaparotomy）：最近报道该术式效果较好，并发症少，有较好的发展前景。Yildirim 等选择经 CC 和 FSH 治疗无效的 134 例无排卵的 P-COS，在微型腹腔镜下按照微创手术的原则行卵巢楔形切除术，术后 2 年 121 例妊娠（90%），其中 104 例在术后 6 个月内妊娠（78%）。其中 44 例后来行剖宫产或诊断性腹腔镜手术，发现仅 5 例有轻度粘连。

3. PCOS 的三线治疗——体外受精－胚胎移植（IVF－ET）　　对于应用 6 个月以上标准的促排卵周期治疗后有排卵但仍未妊娠的 PCOS 患者，或多种药物促排卵治疗及辅助治疗无排卵并急待妊娠的患者，可以选择体外受精－胚胎移植的辅助生育技术。可以说，IVF－ET 是难治性 PCOS 患者一种有效的治疗方法。但由于 PCOS 的高雄激素血症和胰岛素抵抗，造成其生殖、内分泌系统的多种功能紊乱，使 PCOS 患者在进行 IVF 治疗时易发生 Gn 高反应，导致卵泡数过多、血 E_2 过高，进而增加 OHSS 的发生率；过高的 LH 水平还可使卵质量下降，受精率降低。所有这些使 PCOS 患者成为 IVF 治疗中的相对难点问题。Hwang 等报道 PCOS 患者行 IVF/ICSI 治疗可能提高受精率。

PCOS 患者 IVF 治疗过程中为避免上述问题可采取下述方法：

（1）应用 r－FSH 低剂量递增方案诱导排卵可以获得单个成熟卵。

（2）可不在促排卵后当月移植，而将冷冻保存。

（3）未成熟卵母细胞的体外成熟（IVM）。

其中 IVM 技术是近年来发展起来的新兴技术。哺乳动物卵的未成熟培养成功是在 1996 年，韩国 Kwang Cha 于 1991 年把这项技术应用于人类临床。1994 年最早报道 IVM－IVF 获新生儿的是澳大利亚的 Eoumson，从 PCO 患者卵巢中取未成熟卵。IVM 是指从卵巢采取的卵－冠－丘复合体，在体外培养至成熟并受精，然后将胚胎植入子宫腔内。与传统的体外受精相比，虽然妊娠率及种植率不如后者高，但避免 OHSS 风险，因此，将有可能取代传统的 IVF，而作为不育患者新的助孕技术。法国的一项调查结果显示，33 例患者接受 45 个 IVM 周期，11 例血清 HCG 阳性（穿刺周期妊娠率 26.2%，移植周期妊娠率 27.5%），其中 9 例临床妊娠穿刺周期妊娠率 20%，移植周期妊娠率 22.5%。后又有学者对 PCOS 患者进行无刺激周期 IVM，亦取得较好效果。虽然至今 IVM 已出生婴儿中出生缺陷与正常妊娠相比无差异，但 IVM 技术在 PCOS 治疗中的地位需通过更多的随机对照实验加以明确。

（三）促排卵前的预治疗

PCOS 患者常常存在高雄激素血症和高胰岛素血症，多数文献报道，存在高雄激素血症和胰岛素抵抗时，先采用达英－35 和二甲双胍纠正内分泌紊乱将会提高促排卵药物的促排卵效果。Mulders 等研究表明正常促性腺激素的无排卵妇女其肥胖、LH 水平、胰岛素抵抗与妊娠率呈负相关，且流产率增高。因此，减肥及增加胰岛素敏感性等促排卵的前期治疗在临床上已日益得到重视。但在具体应用过程中，可根据患者具体情况个体化决定。

1. 胰岛素增敏剂　　近年来，有许多研究报道评价使用胰岛素增敏剂来降低 PCOS 患者的高胰岛素血症对排卵的影响。随机对照研究结果显示，胰岛素增敏剂可以改善子宫内膜功能，而且降低 PCOS 患者的流产率。有研究将 CC 抵抗的 PCOS 患者随机分组，在 FSH 促排卵周期前接受一个月的 Met（1 500mg/d）治疗，对照组不用 Met 治疗。结果接受 Met 治疗组 HCG 日直径大于 15mm 的卵泡数目显著少于对照组（平均 2.5 个对 4.5 个卵泡），血清 E_2 的浓度显著低于对照组。表明二甲双胍可以降低 FSH 治疗对 OHSS 和多胎妊娠的危险性。

2. 达英－35　　可有效降低血 LH、FSH、T 水平，而且能升高 SHBG、胰岛素生长因子－1（IGF－1）结合蛋白水平，降低游离 IGF－1 水平，从而减少 IGF－1 在合成雄激素过程中的协同作用，增加 PCOS 患者对促排卵的反应性。

二、无生育要求患者的治疗

近期目标为调节月经周期、治疗多毛和痤疮、控制体重；远期目标为预防糖尿病、保护子宫内膜，预防子宫内膜癌、预防心血管疾病的发生。

（一）生活方式调整

通过控制饮食、运动、改变生活方式、戒烟、戒酒等行为方式调整，减轻体重以改善 IR，体重降低至正常范围可以防止 PCOS 远期不良结局，如糖尿病、高血压、高血脂和心血管疾病等代谢综合征。

（二）口服避孕药（oral contraceptive，OC）

适用于有高雄激素血症或高雄激素表现，主要有各种短效口服避孕药，达英 – 35 为首选。达英 – 35 可改善高雄激素血症还能较快改善高雄激素的临床表现，可有效的避孕和建立规律月经，使子宫内膜周期性脱落，避免子宫内膜癌的发生。

注意事项：PCOS 患者是特殊人群，常常存在糖、脂代谢紊乱，用药期间应监测血糖、血脂变化；对于青春期女孩在应用 OC 前应做充分的知情同意；服药前排除口服避孕药的禁忌证。

（三）孕激素

对于无明显高雄激素临床和实验室表现及无明显胰岛素抵抗的无排卵患者，可单独采用定期孕激素治疗，以恢复月经。主要有甲羟黄体酮（MPA）及琪宁（黄体酮胶丸）、地屈黄体酮（达芙通）、黄体酮等天然孕激素。孕激素可保护子宫内膜，减少子宫内膜癌的发生；月经后半期应用可改变 LH 的分泌频率，在一定程度上降低雄激素水平，费用较低。但不能改善严重代谢紊乱状况。

（四）二甲双胍（metformin，Met）

1. Met 对月经周期、体重、血脂及糖代谢的影响　Essah 等回顾性研究发现，Met 可以有效恢复 PCOS 患者的规律月经。将患者分为服用 Met 3 ~ 6 个月组和 6 个月以上组，两组比较后发现 6 个月以上组中恢复规律月经的患者更多。说明 Met 治疗时间越长，PCOS 患者恢复并保持规律月经的比率更高。关于 Met 能否降低 PCOS 患者的体质重量，近年来的研究结论不一。Harborne 等研究了不同剂量 Met 对肥胖 PCOS 患者体质重量和代谢的不同影响。肥胖组包括 BMI 为 30 ~ 37kg/m^2 的 PCOS 患者 42 例，肥胖组包括 BMI≥37kg/m^2 的 PCOS 患者 41 例。实验随机给予患者 Met 1 500mg/d 或 2 550mg/d 治疗，治疗后 4 个月和 8 个月时测定各项指标。治疗后两组的体质重量都下降，但只有肥胖组表现出剂量相关性（$P = 0.04$）。病态肥胖组两种剂量引起的体质重量下降相似（3.9kg 和 3.8kg）。也有学者研究发现，Met 治疗后体质重量、BMI 和腰臀比无显著变化。改变生活习惯、降低体质重量仍然是肥胖 PCOS 患者的一线治疗方案。

2. Met 对 PCOS 远期并发症的作用　Met 对 PCOS 患者的血脂水平异常有改善作用。目前关于 Met 降低 PCOS 患者患心血管疾病风险的研究都是间接的，无直接证据证明其改善 PCOS 心血管病发病率和死亡率。不过很多研究证明，Met 可以降低心血管疾病相关因子，例如：血胰岛素、低密度脂蛋白和载脂蛋白 a。Banaszewska 等发现，Met 治疗 6 个月后，PCOS 患者的胆固醇、低密度脂蛋白和甘油三酯水平下降，Met 可以作为 PCOS 患者心血管疾病的预防用药。Met 可以使 PCOS 患者的血压有所下降，但无统计学意义。

3. Met 对青春期 PCOS 的治疗作用　PCOS 起病于青春期，肥胖和多毛症状多在月经初潮之前出现，并伴有雄激素水平的升高。部分患者成年后随着年龄的增长可能转为正常，而大多数患者继续发展为典型的 PCOS。Met 能安全可靠地调整月经稀发的青春期 PCOS 患者的内分泌状态，提高血清 E$_2$ 和 P 水平，恢复正常月经，降低体质量。De Leo 等使用 Met（1 700mg/d）治疗 18 例 15 ~ 18 岁肥胖的青春期 PCOS 患者 6 个月，所有患者的月经恢复规律。这些患者每个月经周期都有排卵，同时，T、雄烯二酮和游离 T 下降。患者的 BMI 在治疗期间降至 21 ~ 24kg/m^2。结果证实，Met 对青春期 PCOS 患者治疗作用可以改善月经、排卵以及多毛、痤疮、肥胖等高雄激素血症表现，不仅能纠正卵巢的高雄激素水平，而且可通过降低肾上腺类固醇的生成，纠正功能性的肾上腺高雄激素水平，治疗青春期 PODS。

（五）子宫内膜癌的预防

对于 PCOS 闭经患者，子宫内膜增厚或子宫淋漓出血的患者应刮取子宫内膜，行组织病理学检查，如有子宫内膜增生可应用孕激素来对抗雌激素的作用，减少子宫内膜增生及子宫内膜癌的发生。

（徐　芬）

第五节 卵巢功能不全

卵巢功能不全：是指女性在 40 岁以前出现卵巢功能减退的现象。POI 的发病率占成年女性的 1% ~ 3%，原发性闭经患者中发病率为 10% ~ 28%。

一、病因

（1）染色体异常 Turner's 综合征。

（2）先天发育缺陷：卵巢不发育或先天缺陷。

（3）自身免疫性疾病：卵巢产生自身免疫性抗体，常常与另一种自身免疫病同时存在，如风湿性关节炎，甲状腺炎、重症肌无力等。有人用 ∑ US 法测定，发现 POI 者均可测到卵巢与卵子的特殊抗体，其中抗卵巢抗体占 47%，抗卵子抗体占 47%，抗二者的抗体有 69%。经免疫治疗后，二例妊娠，其卵巢抗体也下降。

（4）基因突变：动物实验表明，LHβ 单位基因突变也是导致 POI 的可能因素，现已发现的可能与 POI 有关的基因还有，FSNR，LH，LHR，GHF - QB，DiADHZ 等。

（5）卵巢物理性损害：如感染（幼儿患腮腺炎）；抗癌治疗中的放疗，化疗。

（6）卵巢切除：由于癌或其他孕因行手术切除。

（7）其他：已明原因的卵巢供血障碍导致 POI。也有人将 POI 误为无反应性卵巢，自身免疫病和原因不明的无卵泡三类。

多囊卵巢综合征：临床上有月经异常、不孕、多毛、肥胖等症状，诊断要结合临床的综合表现，如长期不排卵、男性激素过高等，诊断要做激素水平（卵泡刺激素、黄体生成素）检查和超声波检查，并排除其他疾病。

子宫内膜异位症：妇科专家指出，患者通常有痛经、性交痛、慢性下腹部疼痛等，易导致长期不排卵黄体功能不全，从而出现不孕或早期流产。

盆腔炎：会有阴道不正常分泌物与下腹部疼痛，严重的还会有卵巢输卵管脓肿及盆腔粘连。此外，某些肿瘤也会分泌雄性激素，破坏女性体内的内分泌平衡。

高龄：女性的年龄超过 35 岁。卵巢功能不全，排卵遭到障碍，引女性不孕。

二、临床表现

1. 月经的改变 闭经是 POI 的主要临床表现。POI 发生在青春期前表现为原发闭经，且没有第二性征发育；发生在青春期后则表现为继发闭经，40 岁以前月经终止，往往有第二性征发育。POI 前月经改变的形式很不一致，约有 50% 患者会有月经稀发或不规则子宫出血；25% 患者突然出现闭经。

有染色体缺陷的 POI 患者多有先天性卵巢发育不全，卵巢储备极差，POI 发生更早，甚至未能达到青春发育期，因而表现为原发闭经。多数 POI 患者卵巢功能衰退发生的过程是突然的且不可逆的，少数患者这一过程会持续一段时间，相当于自然绝经的过渡期。临床上偶有已诊断为 POI 后又出现所谓一过性的卵巢功能恢复，表现为恢复正常月经，甚至有 POI 患者妊娠的报道，但随着 POI 确诊后时间的延长，卵巢功能恢复的机会也就越小。

2. 雌激素缺乏表现 由于卵巢功能衰退，POI 患者除不育外，也会像绝经妇女那样出现一组雌激素低下症候群，如潮热、出汗等血管舒缩症状，抑郁、焦虑、失眠、记忆力减退等神经精神症状，以及外阴瘙痒、阴道烧灼感、阴道干涩、性交痛和尿痛、尿急、尿频、排尿困难等泌尿生殖道症状。这些症状在原发闭经的 POI 患者中相对少见。

三、实验室检查

1. 性激素水平测定 血清激素水平测定显示 FSH 水平升高，雌激素水平下降是 POI 患者的最主要特征和诊断依据，一般 FSH >40U/L，雌二醇 <73.2pmol/L（20pg/l）。其中最敏感的是血清 FSH 水平升高，FSH 升高是 POI 的早期指标。偶尔 POI 患者会有暂时的卵巢功能恢复，经连续测定血清性激素发现，几乎半数 POI 妇女表现有间断性卵巢功能恢复，即血清雌二醇水平在 183pmol/L 以上，甚至有近 20% 妇女可出现间断排卵，即血清黄体酮水平超过 9.5nmol/L。

这种现象的病理生理特点与绝经过渡期相似，此期间卵巢内残存的卵泡仍有间断活动，导致性激素水平的波动性和不稳定性。因此，仅一次测定显示 FSH 水平升高不能断定卵巢功能一定完全衰竭，有时需重复测定，FSH 持续升高提示 POI 可能。应该注意的是，血清 FSH 水平并不能够一定反应卵巢中原始卵泡的数目，FSH 升高只是窦状卵泡在发育过程中缺乏雌激素和抑制素的负反馈时的表现。

2. 超声检查 多数 POI 患者盆腔超声显示卵巢和子宫缩小，卵巢中无卵泡。但染色体核型正常的 POI 患者有 1/3 以上盆腔超声检查可有卵泡存在，有报道在确诊卵巢早衰 6 年以后，超声仍可发现卵巢中有卵泡存在，但多数妇女这些卵泡不具有正常功能，卵泡直径与血清雌二醇水平之间也无相关性。对这种现象有两种解释，一种可能是卵巢中确有残存的卵泡，另一种可能是所谓"卵巢不敏感综合征"，即卵巢中有卵泡，但对 FSH 反应不敏感，因而卵泡不能发育。可能与卵巢中 FSH 受体缺陷有关，确切病因尚不清楚。临床上很难与 POI 鉴别，卵巢活检发现较多的原始卵泡方能诊断。超声检查还可发现有无生殖道解剖学结构的异常，如生殖道畸形、缺如等。

3. 骨密度测定 POI 患者可有低骨量和骨质疏松症表现，其原因是低峰值骨量和骨丢失率增加。年轻妇女如果在骨峰值形成以前出现 POI，其雌激素缺乏状态要比正常绝经妇女长得多，且雌激素过早缺乏引起骨吸收速度加快，骨丢失增加，因此更容易引起骨质疏松症。文献报道，染色体正常的自发性 POI 妇女中有 2/3 骨密度低于同龄正常妇女均值 1SD，骨密度的改变会使髋部骨折危险性增加 216 倍。

4. 身免疫指标和内分泌指标测定 自身免疫性疾病的检测包括血钙、磷、空腹血糖、清晨皮质醇、游离 T4、TSH、甲状腺抗体、全血计数、血沉、总蛋白、清蛋白/球蛋白比例、风湿因子、抗核抗体等。

检测抗卵巢抗体的临床意义目前尚不肯定。抗卵巢抗体与卵巢炎的严重程度并无相关性，而且并不能预示是否会发生以及何时会发生卵巢功能衰退。

用市售试剂盒检测可有 1/3 正常妇女会有抗核抗体阳性。有研究显示肾上腺功能衰竭妇女类固醇细胞抗体阳性者可能会发生 POI。对可疑自身免疫性疾病患者应检查自身抗体、血沉、免疫球蛋白、类风湿因子等。有临床指征时，可进行甲状腺功能（血甲状腺激素、促甲状腺素）、肾上腺功能（血及尿皮质醇、血电解质）、甲状旁腺功能（甲状旁腺素）及血糖指标的测定。

5. 其他检查 目前还没有非侵入性的检查来确定卵泡数目及功能，通过卵巢活检诊断卵巢炎或判断是否有卵泡存在对 POI 诊断的意义目前尚未肯定，因为卵巢活检对确认 POI 的分型没有帮助，而且有报道卵巢活检发现卵巢中缺乏卵泡者也有妊娠可能，故建议不常规进行。

目前可通过 GnRH 类似物进行刺激试验和用氯米芬促排卵试验来判断卵巢功能。孕激素撤退试验意义并不大，因为有些 POI 前驱患者有时可以产生足够的雌激素而使孕激素撤退试验阳性。对一些继发闭经未生育者及所有原发闭经患者应进行染色体核型检查，对有 Y 染色体的患者应尽早行双侧性腺切除以预防性腺肿瘤的发生。

四、诊断

公认的卵巢早衰的诊断标准是 40 岁以前出现至少 4 个月以上闭经，并有 2 次或以上血清 FSH >40U/L（两次检查间隔 1 个月以上），雌二醇水平 <73.2mol/L。病史、体格检查及其他辅助实验室检查可有助于相关病因疾病的诊断。

1. 病史 对患者进行详细的病史采集，包括初潮年龄、闭经前月经情况、闭经期限，有无闭经的诱因（精神刺激、环境毒物等因素），有无使用药物史，有无癌症化疗史、放疗史，卵巢手术史，盆腔感染史、结核病史以及妊娠和生育史。自觉症状，如潮热、多汗、失眠、易怒、急躁、阴道干燥、尿痛等。既往和目前有无流行性腮腺炎和艾滋病（AIDS）病毒感染，因为有罕见的继发于感染的卵巢功能衰退。了解患者及其家人中既往和目前是否患有自身免疫性疾病，如 Addison 病、甲状腺疾病、糖尿病、SLE、类风湿性关节炎、白斑、克罗恩病和干燥综合征等。少数流行病学研究显示卵巢早衰有家族倾向，也有研究显示促性腺激素受体遗传性突变可导致卵巢早衰，故应仔细询问其家族史，包括母亲、姊妹及女性二级亲属的月经、生育情况和男性亲属的生育情况。

2. 体格检查　进行全身检查时，注意全身发育、智力及营养状况，对乳腺和阴毛发育情况进行检查，并根据 Tanner 分级标准分级。

盆腔检查注意有无雌激素缺乏引起的萎缩性阴道炎。自身免疫性 POI 患者（淋巴细胞性卵巢炎）有时可通过盆腔检查发现增大的卵巢。应重点检查有无上述自身免疫性疾病的有关体征。

3. 实验室检查　除血清性激素水平测定外，当有临床指征时，还应注意酌情进行相关疾病的检查，如血、尿常规分析，血沉、抗核抗体、免疫球蛋白和类风湿因子检测。可通过磁共振检查和通过甲状腺释放激素刺激产生完整 FSH、α 和 β 亚单位的情况来鉴别有无垂体肿瘤。

怀疑有低骨量和骨质疏松症者应进行骨密度测定。

进行盆腔超声检查了解有无解剖结构异常以及有无卵泡存在。但对染色体核型正常的自发 POI 患者，盆腔超声检查并不能改变临床诊断，因为即使发现有卵泡存在，目前尚未证实经过治疗能够使卵巢功能恢复。

五、并发症

1. 慢性不排卵　患有卵巢性不孕的患者会有月经失调，月经次数少、月经量少、甚至闭经的现象，有少数的患者会有月经量多，经期长等症状。

2. 肥胖症　患有卵巢性不孕的患者中，30% 的患者会出现肥胖的现象。

3. 多毛症　卵巢性不孕的患者，由于体内含有过多的雄激素，所以女性会有毛发的分步，有男性化的倾向，会出现胡须、胸毛、肛门、四肢的毛发增多，阴毛粗，浓和黑。

4. 不孕　激素紊乱或卵巢功能不全引起的无排卵都有可能引起女性卵巢性不孕，另外卵子质量差或孕激素缺乏会使得女性子宫内膜生长不良，影响到受精卵的着床，引起不孕。

六、治疗

1. MHT　患 POI 者除闭经外，只有少数人出现类似更年期症状，故常不被重视，也不接受治疗，但长期处于低雌激素状态下，年轻妇女会发生子宫萎缩，阴道分泌物减少，性交痛，甚至长期缺钙以致骨质疏松。所以应及时补充雌激素。对于有可能恢复卵巢功能且期望生育者也可加用促排卵药物。

2. 免疫治疗　查获明有抗体因素存在者可行免疫治疗。注射免疫疫苗已经成为一种较可靠的治疗手段。

3. 手术治疗　如下所述。

1）对于因卵巢血管因素导致卵巢营养缺失而发生的 POI 者应早诊断，早治疗，在卵巢功能丧失殆尽前尽早行血管搭桥手术，如将卵巢动脉与肠系膜下动脉或肾动脉等吻合，恢复卵巢血管供应，使卵巢再现生机。

2）对于已处于 POI 晚期或由于各种原因导致卵巢阙如者，卵巢移植已成为很成功的一种治疗手段，借助她人的一小部分卵巢即可来完成女性生理功能。

4. 促卵疗法　针对因内分泌失调导致排卵障碍、月经不调而引起的女性不孕，专家运用传统医学之精华使之与高科技的现代西医技术融会贯通，经过潜心研究与临床实践，采用中药三期促卵疗法效果显著，该疗法是根据女性"月经"这一特殊的生理现象，将治疗周期分为月经前期、月经中期、月经后期，针对月经周期各个不同阶段的生理变化而制定相应的治疗方案达到促卵、排卵、受孕的目的。在具体实践中，根据月经周期、子宫内膜、卵巢的不同变化又分为卵泡期、排卵期、黄体期、月经期，根据各期的生理变化分阶段用药，将中医的辨证和西医的辨病相结合，以中药治疗为主进行个性化治疗。

5. 食疗法　如下所述。

（1）首乌山楂汤：首乌 10 克、山楂 10 克、玉竹 10 克、粳米 20 克。月经后血海空虚，此方可以滋补肾阴、补血调经，经期后食用比较合适。

（2）荷叶薏米粥：荷叶 10 克、薏米 15 克、陈皮 10 克、粳米 15 克。先煮薏米、陈皮、粳米，煮熟后再放荷叶，煮出荷叶的清香味时即可食用，不宜煮太长时间。此方可以清热利湿。

（3）十全大补汤：猪骨 500 克，党参、茯苓、白芍、黄芪、白术各 10 克，肉桂 3 克，熟地、当归 15 克，炙甘草、川芎各 6 克，姜 30 克，葱、花椒、料酒各适量。以上材料煮汤食用，此方可益气补血，适用于经常感到疲劳乏力的朋友。

（4）灵芝猪蹄汤：灵芝 15 克，猪蹄 1 只，料酒、精盐、味精、葱段、姜片适量。此汤有利于抗衰老、抗肿瘤，增加免疫力、养颜美容。

（5）鲜奶粳米粥：粳米 100 克、鲜奶 250mL 煮粥食用。牛奶含优质蛋白；粳米性平，不温不寒，生津益胃，有利于保护胃黏膜，适于喝牛奶后有腹痛、腹泻等不适症状的女性。

七、影响

1. 促使皮肤衰老　肌肤干燥、暗淡无光，皱纹滋生，各类斑点生成；皮脂腺分泌旺盛，毛孔粗大。

2. 致使女性体形改变　诸多部位脂肪堆积，形成局部肥胖。胸部脂肪流向背部、手臂、两肋，导致乳房变形、下垂外扩、松弛萎缩。

3. 对于女性健康埋下隐患　降低女性生理代谢、内分泌紊乱、更年期提前；形成痛经、月经不规则、骨质疏松等疾病。

（徐　芬）

第六节　围绝经期及绝经期相关疾病

围绝经期综合征过去称更年期综合征，1994 年世界卫生组织人类生殖特别规划委员会决定废弃"更年期"一词，推荐使用"围绝经期"，并对一些术语做了阐述。围绝经期（perimenopause）是指从接近绝经，出现与绝经有关的内分泌、生物学和临床特征（卵巢功能衰退的征象）起至绝经 1 年内的时期。绝经（menopause）是指女性月经最后停止。可分为自然绝经和人工绝经。自然绝经是由于卵巢卵泡活动的丧失引起月经永久停止，无明显病理或其他生理原因。临床上，连续 12 个月无月经后才认为是绝经。人工绝经是指手术切除双卵巢或医疗性终止双卵巢功能，如化疗或放疗。绝经过渡期（menopausal transition）指从出现卵巢功能开始衰退的征象至绝经的一段时间，通常在 40 岁后开始，经历 2~8 年，平均约 4 年。绝经年龄受遗传、营养、体重、居住地区的海拔高度、嗜烟等多种因素的影响。我国城市妇女的平均绝经年龄为 49.5 岁，农村妇女为 47.5 岁。围绝经期妇女约 1/3 能通过神经内分泌的自我调节达到新的平衡而无自觉症状，2/3 妇女则可出现一系列性激素减少所致的躯体和精神心理症状，称为围绝经期综合征（perimenopause syndrome）。

一、围绝经期的内分泌变化

围绝经期的内分泌变化首先表现为卵巢功能衰退。由于卵巢功能下降，全身许多系统与器官的组织结构也受到影响，因而或早或晚地出现一系列衰退症状。卵巢功能衰退表现为卵泡发育较差，内分泌功能不足，卵泡对促性腺激素作用的反应较差。颗粒细胞所分泌的雌激素量低，甚至不能排卵。因此，垂体分泌较多的促性腺激素以达到排卵的需要。故在绝经前 10 年，虽尚有正常的有排卵的月经周期，但血中促卵泡素水平已开始升高，以促使卵泡可以达到成熟与排卵的状况，此时的黄体生成素尚保持原有的正常水平。随着卵巢组织的逐渐衰退，卵巢中卵泡群明显减少，雌激素水平明显降低，虽 FSH 及 LH 均升高，也不能使卵泡继续生长。

（一）卵巢的变化

卵巢体积缩小，其重量仅为性成熟期妇女卵巢的 1/3 至 1/2。卵巢门血管硬化，动脉分支减少。卵巢皮质变薄，原始卵泡几已耗尽，遗留的少数卵泡对促性腺激素又不敏感，以致卵泡成熟发生障碍，不再排卵。

（二）性激素

1. 雌激素　正常月经妇女体内雌激素主要是 17β 雌二醇（E_2）。血 E_2 95% 来自卵巢的优势卵泡和黄体，平均产生率为 60~600μg/24h。血浓度呈周期性变化。在绝经过渡期，与卵泡的不规则发育相应，E_2 水平变化大。绝经后 E_2 平均产生率为 12μg/24h，主要来自周围组织雌酮的转化和睾酮的芳香化，无周期性改变，并明显低于正常月经周期任何时相的水平。正常月经妇女另一主要雌激素是雌酮（E_1）。血中 E_1 少量直接来自卵巢和肾上腺，主要为 E_2 的可逆性代谢产物；雄烯二酮的芳香化是 E_1 的另一主要来源；E_1 还部分来自硫酸雌酮的转化。绝经后 E_1 成为体内的主要雌激素，主要来自雄烯二酮的转化，转化率约为青年妇女的 2 倍，与体重呈正相关，肥胖者转化率高。绝经后硫酸雌酮仍是 E_1 的另一来源。血 E_1 的下降程度较 E_2 轻，仍保持昼夜节律。

2. 孕激素　黄体酮在生育期主要由排卵后的黄体所产生。黄体期黄体酮水平反映黄体分泌活性。卵泡期黄体酮水平很低。绝经过渡期早期卵巢尚有排卵，但黄体功能不健全，黄体分泌黄体酮减少。绝经后血黄体酮水平进一步降低，约为青年妇女卵泡期的 1/3，可能来自肾上腺。

3. 雄激素　如下所述。

（1）雄烯二酮：雄烯二酮为正常月经妇女体内主要雄激素之一。主要来源于卵巢发育中的卵泡及肾上腺，两者各占 50%。绝经后卵巢产生雄烯二酮的能力明显下降，血中浓度约为青年妇女的 50%，以肾上腺来源为主，卵巢来源仅占 20%。

（2）睾酮：睾酮是妇女体内活性最高的雄激素，其活性比雄烯二酮高 5~10 倍。卵巢与肾上腺来源各约占 25%，其余 50% 来自周围组织中雄烯二酮的转化。绝经后卵巢卵泡来源睾酮减少，但在增高的 LH 作用下，间质分泌睾酮增多，因此卵巢来源睾酮与绝经前大致相同。总产生率比青年妇女低 1/3。

（三）抑制素

最近研究指出抑制素（inhibin）与卵巢功能开始衰退有密切关系。抑制素抑制 FSH 分泌，与 FSH 构成一个关系密切的反馈回路，当卵巢开始老化时，血 E_2 尚未降低，而抑制素已降低，使 FSH 升高。绝经后，抑制素很低，难以测出。

（四）促性腺激素

接近绝经时血中 FSH 及 LH 均逐渐升高，绝经 2~3 年时其水平可达到最高水平，此时 FSH 水平为正常早期卵泡期的 13~14 倍，LH 的水平约为 3 倍，持续这种水平达 5~10 年之久，然后开始逐渐下降，但 20~30 年后仍高于生育年龄时的水平。

（五）促性腺激素释放激素

促性腺激素释放激素的活动情况可以通过猴实验结果来推测。GnRH 水平在绝经后与 LH 水平一样是升高的，并且也有周期性释放。此时 LH 水平虽已较高，但若再给予静脉注射 GnRH，血中的 FSH 及 LH 水平仍可升高，这种现象说明了绝经后下丘脑与垂体之间仍保持一定的功能。

（六）泌乳素

由于雌激素具有肾上腺能耗竭剂的功能，可抑制下丘脑分泌泌乳素抑制因子（PIF），从而使泌乳素浓度升高，绝经后雌激素水平下降，下丘脑分泌 PIF、增加，致使泌乳素浓度降低。

（七）其他内分泌系统

1. 肾上腺　肾上腺雄激素脱氢表雄酮（DHEA）和硫酸脱氢表雄酮（DHEAS）均为妇女体内的主要雄激素前身物。从 30 岁以后随年龄增长，血浓度逐渐下降，到 50 岁左右，分别下降 50% 和 25%，这种下降与绝经无关。肾上腺糖皮质激素与盐皮质激素也不受绝经的影响。

2. 甲状腺　绝经后血总 T_4 与游离 T_4 水平无改变，T_3 随年龄增加下降 25% ~40%，但不存在甲低。

3. 胰岛 β 细胞　绝经前后 10 年左右，女性糖尿病发生率高于男性，说明绝经影响胰岛 β 细胞功能，有学者观察到绝经后妇女空腹和各时相的胰岛素、C 肽水平均明显高于青年女性，表明绝经后妇女存在高胰岛素血症，胰岛素抵抗。

二、临床表现

围绝经期综合征的持续时间长短不一，一般 2 ~5 年，严重者可达十余年。

（一）月经改变

（1）月经频发（polymenorrhea）：月经周期短于 21d，常伴有经前点滴出血致出血时间延长。其发生原因多为黄体功能不足，此时的黄体期由正常的 14d 左右缩短为 9d 以内。

（2）月经稀发（oligomenorrhea）：月经周期超过 40d，因排卵稀少引起，常伴有经血量减少。

（3）不规则子宫出血：因停止排卵而发生的无排卵性功能失调性子宫出血。

（4）闭经（amenorrhea）：卵巢合成性激素大幅度减少后，子宫内膜失去雌激素及孕激素的影响而处于静止状态，因而不再增殖及脱落，此时发生闭经。

多数妇女经历不同类型和时期的月经改变后，逐渐进入闭经，而少数妇女可能突然闭经，取决于卵巢的功能变化。

（二）血管舒缩功能不稳定症状

表现为潮热及出汗，有时伴头痛。典型的表现是突然上半身发热，由胸部冲向头部，或伴头胀、眩晕或无力，持续数秒至 30min 不等，症状消失前常大量出汗或畏寒，轻者数日发作一次，重者日夜发作几十次。潮热发作的体征是面、颈及胸部潮红，上肢温度升高，躯体温度正常或稍降低，血压不变，手指血流量增加。潮热是围绝经期及绝经后妇女特征性的症状，只有少数妇女（15% ~25%）不发生，症状严重者占 10% ~20%。

血管舒缩不稳定的机制尚未阐明，雌激素降低是重要原因。雌激素降低时，下丘脑 β - 内啡肽释放减少，降低了内源性鸦片肽对脑干去甲肾上腺素能神经元的抑制能力，使后者的冲动增加，刺激正中隆起近处的体温调节中枢及 GnRH 中枢，引起外周血管扩张和 GnRH 释放脉冲增多，出现潮红及血 LH 升高。绝经后妇女血中 5 - 羟色胺水平升高，已证实它有升高体温的作用，并能兴奋交感神经节前纤维，由颈部交感神经纤维传出冲动，产生上半身及头、颈部皮肤发红。

（三）自主神经系统功能不稳定症状

如心悸、眩晕、失眠、皮肤感觉异常等。常伴随潮热症状，少数妇女无潮热发作，只表现此类症状的一种或数种。

（四）精神、心理症状

如抑郁、焦虑、多疑、自信心降低、注意力不集中、易激动、恐怖感，甚至癔症发作样症状。

（五）泌尿、生殖道症状

（1）外阴及阴道萎缩，阴毛渐少：阴道壁的上皮细胞随着雌激素的降低而渐萎缩，绝经数年后，则可发生老年性阴道炎。阴道弹性减低，缩短，皱褶消失，阴道分泌物减少，呈碱性，有利于细菌生长，并且易受损伤。可发生一系列症状，如外阴瘙痒，性交疼痛，阴道出现血性分泌物，易遭受真菌、滴虫或细菌的侵犯而发生继发感染。

（2）膀胱及尿道症状：尿道缩短，黏膜变薄，括约肌松弛，常有尿失禁；膀胱因黏膜变薄，易反复发作膀胱炎。

（六）心血管系统疾病

绝经后妇女易发生动脉粥样硬化、心肌缺血、心肌梗死、高血压和脑卒中。

雌激素通过影响循环脂类的代谢或直接作用于心血管系统起到保护心血管的作用。①雌激素影响肝脏脂类代谢，使高密度脂蛋白和三酰甘油升高，低密度脂蛋白降低。②心肌血管和主动脉均存在雌激素受体，雌激素直接作用于心血管，抑制动脉粥样硬化斑块的形成，减少粥样硬化斑块的体积。③雌激素能通过调节血管内皮细胞分泌合成血管活性物质改善心脏供血，雌激素能使动脉内皮产生一氧化氮增加，一氧化氮可以增加动脉平滑肌细胞内一磷酸鸟苷的浓度，从而引起血管扩张，它也可以抑制血小板和巨噬细胞对动脉内皮的黏附作用；乙酰胆碱能刺激人类和猴类的冠状动脉扩张，雌激素可能增加内皮细胞上蕈毒碱受体量，引发乙酰胆碱诱导的内皮依赖性血管扩张。④雌激素能通过调节动脉壁突触前连接处肾上腺素、去甲肾上腺素释放及摄取起到保持动脉张力、稳定血流的作用。⑤雌激素使纤溶酶原活性及浓度增加，纤维蛋白原浓度降低，从而促进纤溶系统功能，保护心血管系统。

绝经后雌激素水平低下，使血胆固醇水平升高，各种脂蛋白增加，而高密度脂蛋白/低密度脂蛋白比值降低，失去了对心血管系统的保护作用。

（七）骨质疏松

绝经后妇女骨质吸收速度快于骨质生成，促使骨质丢失变为疏松，围绝经期过程中约有25%妇女患有骨质疏松症，其发生与雌激素下降有关。雌激素可通过多种途径影响骨代谢：①甲状旁腺激素（PTH）是刺激骨质吸收的主要激素，血中PTH没有改变时，雌激素降低骨对PTH的敏感性，绝经后由于甲状旁腺功能亢进，或由于雌激素不足使骨骼对PTH的敏感性增强，导致骨质吸收增加。②雌激素可促进甲状腺分泌降钙素，降钙素是一强有力的骨质吸收抑制物，对骨骼有保护作用，绝经后降低，应用雌激素后合成增加。③雌激素使肠吸收钙增加，降低肾排泄钙量。④骨组织上有雌激素受体，雌激素可直接作用于骨骼。⑤雌激素使转移生长因子 - β（TGF - β）及胰岛素样生长因子 - Ⅰ（IGF - Ⅰ）增多，它们促进骨形成。⑥雌激素抑制促骨吸收的细胞因子，如白细胞介素 - 1 及白细胞介素 - 6。⑦雌激素也可抑制 PGE_2 的合成，其促进骨形成，也抑制骨吸收。因此，雌激素不足使骨质吸收增加。骨质疏松主要是指骨小梁减少，最后可能引起骨骼压缩使体积变小，严重者导致骨折，桡骨远端、股骨颈、椎体等部位易发生。

（八）皮肤和毛发的变化

雌激素不足使皮肤胶原纤维丧失，皮肤皱纹增多加深；皮肤变薄、干燥甚至皲裂；皮肤色素沉着，出现斑点；皮肤营养障碍易发生围绝经期皮炎、瘙痒、多汗、水肿；暴露区皮肤经常受日光刺激易致皮肤癌。绝经后大多数妇女出现毛发分布改变，通常是口唇上方毫毛消失，代之以恒久毛，形成轻度胡须，阴毛、腋毛有不同程度的丧失；躯体和四肢毛发增多或减少，偶有轻度脱发。

三、诊断和鉴别诊断

（一）诊断

根据年龄、月经改变及自觉症状如阵发性潮热、躁汗等可诊断，测定血中激素水平，显示雌激素水平下降、促性腺激素水平升高，对诊断更有意义。

（二）鉴别诊断

其他多种疾病均可引起与围绝经期相似的症状和体征，综合分析，进行鉴别。

1. 闭经　绝经的主要症状是闭经，但引起闭经的原因很多，应根据年龄、症状及其他检查相鉴别。

2. 血管运动性潮热　有数种疾病会产生与潮热相混淆的潮红感症状，如甲亢、嗜铬细胞瘤、类癌综合征、糖尿病、结核及其他慢性感染等，应注意鉴别。

3. 异常阴道出血　月经紊乱是围绝经期的一个主要表现，应与子宫内膜癌、子宫内膜息肉等鉴别，必要时行诊刮或宫腔镜检查。

4. 外阴阴道炎　许多特殊的外阴阴道炎症表现与雌激素缺乏引起的外阴阴道炎相似，应通过检查、化验相鉴别。外阴有白化、增厚、皲裂，须行活检除外外阴癌。

四、治疗

（一）一般治疗

使患者了解围绝经期是正常生理过程及在这个过程中身体可能发生的变化，消除其对围绝经期变化的恐惧心理，对将会发生的变化做好思想准备。了解绝经前后减轻症状的方法，以及预防绝经后疾病的措施。加强锻炼，保持积极乐观的精神状态，可减轻患者的心理负担，在此基础上加用药物治疗。

（二）药物治疗

1. 非激素类药物　如下所述。

（1）镇静药：失眠较重的患者，可于睡前服用镇静药。

（2）可乐定（clonidine）：为 α - 肾上腺素受体激动药，可稳定下丘脑调温中枢，使潮热降低30%～40%。

（3）甲基多巴（methyldopa）：作用机制与可乐定相同。

（4）佳蓉片：为纯中药制剂，具有改善神经 - 内分泌功能，增强机体抵抗力及抗衰老的作用。主要成分为肉苁蓉、倒卵叶五加、肉桂、熟地黄等。其不影响出血而只控制症状，特别适用于尚未绝经或伴有月经紊乱者。

2. 激素替代治疗（hormone replacement therapy，HRT）　性激素治疗中以补充雌激素最为关键。雌激素受体分布于全身各重要器官，合理应用雌激素可有效控制围绝经期症状及疾病。

（1）适应证：雌激素缺乏所致的潮红、潮热及精神症状，老年性阴道炎、泌尿道感染，预防心血管疾病、骨质疏松等。

（2）禁忌证：妊娠、严重肝病、胆汁淤积性疾病、血栓栓塞性疾病、原因不明的子宫出血及雌激素依赖性肿瘤患者、血卟啉病、红斑狼疮、镰形红细胞贫血等。

（3）用药原则：HRT 的原则是以小剂量进行生理性补充，维持围绝经期妇女健康的生理状况。

在绝经过渡期，根据卵巢功能及雌、孕激素缺乏的程度、临床调整月经的需要、患者的症状进行补充治疗，基本上是以孕激素为主的个体化治疗，必要时可应用人工周期样的激素替代治疗。

在绝经后，HRT 是以补充雌激素为主。预防绝经后退化性疾病需要长期补充，为缓解围绝经期症状可短期使用。因雌激素能刺激子宫内膜异常增生及诱导某些妇女乳腺细胞的异常增生及癌的发生，故原则上有子宫的妇女在使用雌激素时要加用孕激素。孕激素在子宫内膜能增加 17β 雌二醇脱氢酶的活性，促进雌二醇的代谢，降调细胞核雌激素受体浓度，抑制 DNA 合成，周期性地加用孕激素可使受雌激素作用后呈增生状态的子宫内膜分化，或与雌激素同时用，对抗雌激素对子宫内膜的促增生作用。

用药剂量应为最小有效量，并对患者采取个体化原则，对不同年龄、不同症状、不同需要的患者采取不同的方案，在使用过程中根据疗效和不良反应及时进行调整。

（4）用药方案

1）单用雌激素：适用于子宫已切除，不需保护子宫内膜的妇女，但应检测乳房的变化。

2）单用孕激素：分周期性使用及连续性使用两种，前者适用于绝经过渡期，体内有一定雌激素水平者；后者可短期用于症状重，需激素替代治疗又存在雌激素使用禁忌证者。

3）合用雌、孕激素：适用于有完整子宫的妇女。分为序贯合用和同时连续联合使用两种方法。前者模拟生理性月经周期，在使用雌激素的基础上，每月序贯地加用孕激素 10～14d；后者为每日同时使用雌孕激素。上述两种方法又有周期性使用和连续性使用两种方案，周期性即每个月停用 4～6d，连续性即每日使用不停顿。周期性方案常有周期性出血，连续性方案避免了周期性出血，但用药早期可有非计划性出血。

（5）用药途径

1）口服：其疗效肯定，口服途径是绝大多数 HRT 妇女的用药方法，除非患有肝病或血栓栓塞性疾病。因雌激素摄入后除首过肝脏时 30% 剂量与葡萄糖醛酸结合，经尿及胆汁排泄外，还通过肝肠循环，

80％再吸收返回肝脏，导致门脉中雌激素浓度比全身循环中浓度高4～5倍。因此，口服给药对肝脏有一定损害，还可刺激产生肾素底物及凝血因子。口服给药的有利方面是通过肝效应可以改善血脂及糖耐量。

2）胃肠道外途径：包括阴道、皮肤及皮下给药。无论哪种途径，均能解除潮热症状，预防骨质疏松，但尚未证明能降低心血管疾病的发病率。阴道给药：当萎缩性泌尿生殖道症状为主时适合阴道局部用药，阴道用药不但有强烈的局部作用，且易被黏膜吸收进入全身血循环。皮肤贴片：可提供恒定的雌激素水平，方法简便。皮下埋藏：作用维持3～6个月，缺点是需要停药时难以去除。

（6）用药时间

1）短期用药：用药的目的是为了解除围绝经期症状，待症状消失后即可停药。

2）长期用药：用于防治骨质疏松，HRT至少持续5～10年以上，有人主张绝经后终身用药。

（7）不良反应及危险性

1）子宫出血：单独应用雌激素及连续联合应用雌、孕激素时都有可能发生非计划性出血，尤其是在用药早期，需根据出血情况及内膜厚度处理，必要时需行诊断性刮宫排除子宫内膜病变。

2）雌激素的不良反应：剂量过大时可引起乳房胀、白带多、头痛、水肿、色素沉着等，应酌情减量或使用雌三醇。

3）孕激素的不良反应：子宫出血。周期性加用孕激素停药后可有月经样出血，连续联合使用者有不规则出血，但很少发生；可能影响雌激素对心血管的保护作用，如降低高密度脂蛋白、促血管收缩、增加胰岛素抵抗等；可引起乳房胀、恶心、腹胀、口干、阴道干、情绪压抑、烦躁等症状。

4）子宫内膜增生及肿瘤：雌激素促进内膜细胞分裂增殖，如长期应用雌激素未予孕激素拮抗，则内膜将从单纯增生、复杂增生、不典型增生发展到早期癌，无拮抗的单用雌激素治疗，内膜癌的危险可增加2～10倍。用结合雌激素0.625mg/d，应用5年以上，发生子宫内膜癌的相对危险性为4.8，用药8年以上相对危险性上升至8.22，其对策是每日加用孕激素（甲羟黄体酮2.5mg）或每月加用孕激素至少10d（最好12～14d），剂量为甲羟黄体酮10mg/d，可以完全阻止单纯型和复杂型子宫内膜增生，内膜癌的相对危险性降至0.2～0.4。

5）乳腺癌：根据流行病学调查研究，激素替代治疗短于5年者，并不增加乳腺癌的危险性；长期用药10～15年以上，是否增加乳腺癌的危险性尚无定论。

（8）用药过程中的检测：实施HRT前要了解患者的一般情况，主要症状、绝经时间，行妇科检查除外生殖器病变，了解子宫内膜及乳腺的基础情况及体内激素水平，酌情检查骨密度、血糖、血脂、肝肾功能、凝血因子等，一般在初剂后4～8周随访，如无异常可半年至1年随访1次。HRT应用过程中要检测疗效及安全性。疗效主要包括症状、血雌二醇水平、血脂变化及骨密度。安全性主要包括血压、体重、乳房、子宫内膜厚度、阴道出血情况及有无新发疾病。乳房的检测方法有自检、超声检查、乳腺X线检查等。子宫内膜的检测方法有吸取宫内膜组织行细胞病理学检查，阴道超声检查测量内膜厚度，如厚度＞5mm，可行内膜活检。

五、骨质疏松症的预防和治疗

绝经后雌激素水平降低是骨质疏松的主要原因，骨质疏松以预防为主，因骨质一旦丢失，很难恢复到原有水平。激素替代治疗是预防骨质疏松的有效方法。维持骨质的雌激素水平为150～180pmol/L（40～50pg/mL），结合雌激素0.625mg/d、微粒化17β雌二醇1mg/d、炔雌醇15～25μg/d，能有效地防止骨质丢失。孕激素有拮抗雌激素的作用，但对减少骨质的重吸收与雌激素起着协同作用。这些预防性作用应尽可能在绝经初期开始。

预防和治疗骨质疏松需补充钙及维生素D，绝经后妇女钙需要量为1 500mg/d，补充雌激素者为每日1 000mg，除食用含钙丰富的食物外，还应根据需要服用补钙制剂。户外活动少的妇女补钙同时应每日服用维生素D 400～500U，与钙剂合用有利于钙的吸收。

降钙素可抑制破骨细胞的活性，有效地抑制骨吸收，降低血钙。还作用于肾脏的近端小管，加强

1α – 羟化酶的活性，使 $25 - OH - D_3$ 产生 $1,25 - (OH)_2D_3$。可缓解骨痛，稳定或增加骨量。有效制剂为鲑降钙素（salmon calcitonin，商品名 Miacalcic，密钙息）。

氟化物中的氟离子对骨有特殊的亲和力，聚集在身体发生钙化的部位，对维持骨和牙齿的生长代谢非常重要。绝经后妇女适量补充氟化物能预防和治疗骨质疏松。

运动对预防骨质疏松有益，适量运动可减少骨量丢失，因此老年人每天应坚持适当锻炼。

（徐 芬）

第七章

异位妊娠

正常妊娠时，孕卵着床于子宫体部内膜。异位妊娠（ectopic pregnancy）是指受精卵种植并发育在子宫体腔以外部位的妊娠，俗称宫外孕（extrauterine pregnancy）。

由于性紊乱、性开放、性传播性疾病、剖宫产、辅助生殖技术的应用等多种因素影响，全世界范围内异位妊娠的发生率均有提高，约占妊娠总数的2%，死亡率约占孕产妇死亡总数的9%～10%，是早期妊娠死亡率最高的疾病之一，是妇产科常见的急腹症。统计资料显示，近几年异位妊娠发病率与20世纪最后二十年相比呈三至五倍增长，在过去20年中美国异位妊娠的发生率增加了6倍，英国增加了4倍。我国内地一些大、中城市的发病率也有成倍的升高，尤其是青、少年发生异位妊娠的案例所占比例也在增加。随着超声诊断技术的普及，以及人绒毛膜促性腺激素（hCG）测定方法灵敏度的增强等，绝大多数异位妊娠已能在早期作出诊断，得到及时的治疗。但对于非典型病例，症状变化多，临床易造成诊断延迟或误诊，甚至死亡，故越来越受到重视。

异位妊娠发生部位以输卵管最为常见，占90%以上，其他部位有卵巢、腹腔、阔韧带、子宫颈、宫角以及残角子宫等。少见的异位妊娠有子宫憩室妊娠、子宫小囊妊娠、子宫壁妊娠、子宫峡部妊娠、子宫切除后异位妊娠、腹膜后妊娠、阴道妊娠、宫内宫外复合妊娠、多胎异位妊娠、持续性异位妊娠、绝育后异位妊娠等，由于近年来国内剖宫产率的上升，剖宫产子宫瘢痕妊娠的报道也日渐增多。

【病因】

1. 延迟或阻止受精卵进入子宫腔　如下所述。

（1）慢性输卵管炎：输卵管黏膜炎症轻者可引起输卵管黏膜粘连和纤毛缺损，影响受精卵的运行受阻而在该处着床。重者可引起管腔完全阻塞而致不孕。

（2）输卵管周围粘连：输卵管病变主要在输卵管的浆膜层或浆肌层，常造成输卵管周围粘连，输卵管扭曲、僵直、管腔狭窄、管壁肌蠕动减弱，使受精卵的运行缓慢。常继发于阑尾炎、腹膜炎和盆腔子宫内膜异位症。

（3）盆腔结核：盆腔结核会导致输卵管病变部位炎症、部分阻塞或狭窄，使其蠕动异常或黏膜纤毛破坏，影响精子或受精卵的输送而致异位妊娠。

（4）输卵管发育不良或先天性缺陷：发育不良的输卵管较正常输卵管细长，肌层薄弱，收缩力差，内膜纤毛薄弱，对精子、卵子或受精卵运送迟缓，容易发生异位妊娠。先天畸形如输卵管憩室、副伞均易发生异位妊娠。

（5）盆腔肿瘤：肿瘤的压迫和牵拉使输卵管变细变长或迂曲，可阻碍受精卵的运行而发生异位妊娠。

（6）既往输卵管手术：输卵管粘连分离术、伞端造口术、再通吻合术和输卵管妊娠保守性手术，均可造成手术部位瘢痕狭窄、输卵管管腔狭窄、部分阻塞或输卵管周围粘连。输卵管结扎术后再通或近端形成瘘管，均可能引起异位妊娠。

2. 胚胎发育异常　胚胎畸形或男方精液中精子计数过低及异常精子数过高，亦可增加异位妊娠的风险。

3. 受精卵的游走　一侧卵巢排卵，受精后经过宫腔移行到对侧输卵管，并在该处植入，称作受精卵内游走。若经过腹腔，被对侧输卵管摄取并植入，称作受精卵外游走。由于在移行过程中孕卵逐渐长大，当不能通过输卵管，即在该处着床时，就发生了输卵管妊娠。

4. 排卵异常　未排出卵巢的卵子受精于卵巢，在卵巢组织内种植和生长、发育，形成卵巢妊娠。以受精卵种植部位为基础，卵巢妊娠分为原发性及混合性两大类：原发性卵巢妊娠指孕卵种植于卵巢上，不论其卵泡内或卵泡外，包括卵巢表面、皮质内、髓质内；混合性卵巢妊娠是指孕囊壁由部分卵巢及其他器官或组织所构成。临床上所见的卵巢妊娠，绝大多数为原发性卵巢妊娠。

5. 输卵管妊娠流产或破裂　输卵管妊娠流产或破裂后胚囊进入腹腔，胎盘附着或种植于其他组织如盆腔腹膜、肠系膜、大网膜和子宫阔韧带等继续发育，形成腹腔妊娠。

6. 内分泌和精神因素　雌、孕激素调节平衡失调或精神因素导致自主神经功能紊乱，影响输卵管的蠕动功能，较易发生异位妊娠。黄体功能不足时黄体酮水平低，子宫内膜发育不良，黄体酮水平与输卵管蠕动功能有关，浓度低时输卵管纤毛末端向子宫方向活动力低，推动力弱，使卵细胞容易停滞而致异位妊娠。

7. 发生异位妊娠的危险因素　尽管一部分异位妊娠患者未发现明确的诱发因素，但仍有一些危险因素是异位妊娠发生率增加的原因。

（1）盆腔炎性疾病：盆腔炎性疾病是导致异位妊娠发生率增加的最为重要的因素之一。

1）国内20世纪80年代后期女性盆腔炎症发病率明显升高，导致了输卵管妊娠发病率的升高。阴道菌群的微生物动态平衡被破坏，优势致病菌种异常繁殖，沿黏膜面上行，并可通过血管、淋巴管或周围组织直接扩散达输卵管和盆腔内组织，致输卵管急、慢性炎症，形成输卵管粘连、封闭、扭曲、狭窄、蠕动减弱或僵硬，管内纤毛细胞与黏膜分离和纤毛定向摆动紊乱，均可不同程度地影响精卵的结合、输送。

2）20世纪90年代后性传播疾病在国内成为高发病，其中淋菌性盆腔炎和沙眼衣原体性输卵管炎引起的盆腔广泛粘连，被认为是近年输卵管妊娠发病率大幅度增加的重要原因。研究发现，发生急性输卵管炎以后，异位妊娠发生的危险性增加了7倍，以沙眼衣原体感染所致的输卵管炎症最多见。国内外报道均发现不孕患者输卵管中衣原体检出率高，沙眼衣原体感染可形成瘢痕性输卵管，而导致异位妊娠发生率升高。

3）结核性输卵管炎近年发病率已明显下降，但一旦感染，常可致原发不孕及输卵管妊娠。

4）多种病原体引起宫内膜炎症、粘连、内膜缺失，干扰孕卵着床而致孕卵异位着床。

（2）盆腔和腹腔手术：多种盆、腹腔手术均可引起粘连，改变输卵管的解剖和生理而导致孕卵游走异常，形成输卵管妊娠。

1）输卵管手术：输卵管妊娠时不论是开腹手术或腹腔镜下的保守性手术治疗后，再次发生输卵管妊娠者占8%～15%，最高达40.5%，输卵管结扎术后的复通手术、输卵管–盆腔脏器分离粘连术、输卵管整形术、输卵管通液及子宫输卵管造影术、保守性输卵管妊娠手术和期待治疗增多，也都是输卵管妊娠的综合病因。有过异位妊娠史，再次发生异位妊娠的概率明显增高。一方面，输卵管妊娠保守性手术可造成部分管腔的堵塞或输卵管周围炎症粘连；另一方面，异位妊娠多由炎症所致，而盆腔炎、附件炎等多为不可逆炎症，也可造成部分管腔的堵塞或输卵管周围炎症粘连，从而导致异位妊娠的发生。

2）其他妇产科手术：近年来剖宫产率明显上升，人工流产和药物流产后清宫术在年轻未生育女性中比例增加，其他如子宫肌瘤挖除术、宫腔镜手术、卵巢囊肿剥除术等，均可引起子宫内膜损伤和炎症，不利于孕卵着床，成为输卵管妊娠的综合病因。

3）外科手术：凡可引起盆腔粘连的外科手术、阑尾炎、肠梗阻或脏器穿孔出血手术，均因增加盆腔炎及粘连而增加输卵管妊娠的概率。

（3）与计划生育有关的因素

1）宫内节育器：宫内节育器能防止绝大部分宫内妊娠，但不能有效地防止宫外妊娠。宫内节育器是否引起输卵管妊娠发生率升高一直有争议。多数学者认为未使用过IUD的妇女与使用过IUD的妇女异位妊娠发生概率相等。有研究认为，IUD 改变宫腔内环境，干扰孕卵着床部位的子宫内膜，阻碍受精卵着床，并改变子宫及输卵管液，缩短配子的存活时间，以降低精卵结合和受孕的机会。此外，IUD 可以激活输卵管的免疫系统，干扰输卵管的免疫功能，并影响其在受精过程中的作用，从而干扰了着床前的生殖过程。此种理论支持了 IUD 并未增加异位妊娠危险性。但也有学者认为放置宫内节育器避孕失败后异位妊娠的危险显著增高，可能与以下因素有关：①IUD 对子宫的机械性刺激产生的局部组织反应可改变宫腔内环境，引起宫腔内膜的炎性反应，或类似前列腺素物质的大量分泌，使输卵管蠕动紊乱，甚至产生逆蠕动，从而影响孕卵的运行，增加异位妊娠的机会。②IUD 的使用可能引起支原体、衣原体及淋病的感染。经宫颈管伸出的 IUD 尾丝，游离在阴道内，可能成为阴道细菌进入宫腔的通道，引起上行感染，使输卵管黏膜充血、水肿、粘连、致管腔不同程度狭窄，失去正常蠕动及拾卵功能，阻碍受精卵在子宫内着床和发育，从而着床在输卵管而发生输卵管妊娠。文献报道，使用 IUD 避孕者患盆腔炎的概率较未使用者高出 3 ~ 4 倍，在西方国家，使用 IUD 者发生盆腔炎较未使用者高 5 ~ 8 倍。

流行病学研究和临床试验表明，不同国家的使用者中异位妊娠率也不同，可能与 IUD 的类型、使用者社会经济地位等有关。不同类型的 IUD 异位妊娠发生率也有一定差异。带铜节育器和释放左旋炔诺黄体酮的节育器能够最有效地防止异位妊娠。带铜节育器表面的金属铜经氧化成亚铜与亚铜化合物，进而游离出铜离子。当子宫内膜内铜离子增高时，锌离子含量降低，使许多重要的含锌酶如碳酸酐酶、碱性磷酸酶等酶的活性受到抑制，因而使精子的代谢受到较严重的影响；另一方面，溶酶体活性显著增强，使细胞结构发生破坏，从而破坏精子结构，加强了抗生育作用，因此，放置带铜节育器异位妊娠发生率较普通节育环低。

2）口服避孕药：所有的避孕方法都可通过防止妊娠而减少异位妊娠的发生。但复方口服避孕药服用者异位妊娠的发生率最低，可减少 90% 的危险。口服避孕药通过有效防止排卵和受精，以及对盆腔炎的保护作用间接减少异位妊娠发生。但使用低剂量纯孕激素避孕药时，可使输卵管蠕动异常，如排卵未被抑制，易发生输卵管妊娠；使用含有大剂量雌激素的事后避孕药避孕失败而受孕者，约 10% 为输卵管妊娠。紧急避孕的应用在减少非意愿妊娠、降低人工流产率方面起到了积极作用，但随着广泛应用，由此引起的异位妊娠已引起大家的注意，有关于紧急避孕后发生异位妊娠的个案报道。

3）输卵管节育：节育导致异位妊娠的原因可能为：①输卵管的自发再通；②形成输卵管腹腔瘘；③结扎过松、结扎不牢、机械性闭塞和黏堵不全使输卵管管腔闭塞不全。④绝育术后复通术、输卵管成形术或输卵管妊娠保守性手术，亦可因瘢痕使管腔狭窄，通畅不良而致病。

4）人工流产、中期妊娠引产和药物流产后清宫、部分药物流产后阴道流血时间过长伴感染等因素，均可引起子宫内膜损伤和炎症，不利于孕卵着床；也可造成子宫内膜炎症，炎症扩散到输卵管和盆腔而致输卵管及盆腔炎等并发症，均可阻止孕卵着床而发生异位妊娠。人流、药流、自然流产的次数越多，异位妊娠的发生率越高。

（4）辅助生殖技术的应用：文献报道，辅助生殖技术的应用可导致异位妊娠发生率升高 2 ~ 3 倍，可以达到 5%，较自然周期高 2 倍以上。由于辅助生殖技术中促排卵及 IVF - ET 等技术的应用，一些在自然妊娠中较少见或不可能发生的异位妊娠，如宫内外同时妊娠、宫外多胎妊娠、双侧输卵管切除术后的输卵管间质部妊娠、宫角部妊娠等也时有发生。输卵管结构和（或）功能改变是导致辅助生殖技术中异位妊娠发生的主要危险因素。此外，由于胚胎移植技术的应用，如操作时宫腔内置管位置不当，将胚胎直接置入输卵管管腔内，受术者头低位可因重力作用使胚胎移入输卵管。用于胚胎移植的黏稠介质含量过高，也可使胚胎移入输卵管，胚胎移植过多也可能发生异位妊娠。

（5）寄生虫：有血吸虫卵感染至输卵管引起异位妊娠的报道。虽罕见，但在血吸虫疫区的妇女应注意。

（6）吸烟：女性吸烟对妊娠的不良影响包括孕卵发育、排卵、拾卵、卵子运输、受精及早期胚胎发育等多方面。吸烟者的异位妊娠发生率高出不吸烟者 40%，并且随每日吸烟量和吸烟史的延长呈上升趋势。吸烟从两方面可能影响异位妊娠的发生率。其一为尼古丁成分能引起输卵管纤毛的逆蠕动而降低输卵管的活动性，推迟卵细胞进入子宫以及胚泡的形成和种植。其二为吸烟可明显增加盆腔炎性疾病的发生率，导致输卵管的解剖结构异常，进而增加了异位妊娠的发生。

（7）吸毒：与吸毒女性的性紊乱生活方式及妇科炎症发病率较未吸毒女性升高有关。

（8）子宫内膜异位症使宫腔内解剖结构改变和微环境改变，干扰排卵、受精、改变黄体功能、输卵管运动障碍、子宫内膜与受精卵发育不同步等多种原因造成不孕，并增加输卵管妊娠发生率。

（9）阴道冲洗：阴道冲洗后易破坏阴道 pH，引起菌群失调；也易引起上行感染，增加盆腔炎症的机会，易患异位妊娠。

（10）性生活：初次性生活年龄早、性生活频繁、性伴侣数量多以及性行为方式如口交、肛交等易致盆腔炎症，是异位妊娠发生的危险因素。

第一节　输卵管妊娠

卵子在输卵管壶腹部受精后，受精卵因某些因素在输卵管内运行受阻，而停留在输卵管的某一部位着床、发育，发生输卵管妊娠。其发生部位以输卵管壶腹部最为常见，占 50%～70%，其次为峡部，占 20%～25%，输卵管及伞部占 17%，间质部较少，占 2%～4%。

（一）病理

1. 输卵管变化　受精卵在输卵管壶腹部种植最多，其次为峡部、伞部及间质部。受精卵着床后，输卵管壁出现蜕膜反应，但由于输卵管管腔狭窄，管壁较薄且缺乏黏膜下组织，蜕膜形成较差，不利于胚胎发育，往往较早发生输卵管流产；输卵管的血管分布不利于受精卵着床，胚胎滋养细胞往往穿破输卵管动脉或小动脉。由于小动脉压力较绒毛血管高，故血液自破口流入绒毛间；同时，输卵管肌层不如子宫肌层厚和坚韧，胚胎滋养细胞容易侵入，甚至穿透输卵管壁而引起输卵管破裂。

2. 子宫变化　和正常妊娠一样，输卵管妊娠时合体滋养细胞产生的 hCG 使黄体类固醇激素分泌增加，子宫肌层和子宫内膜发生相应的变化，子宫增大、变软，子宫内膜发生蜕膜化，蜕膜化的程度与 hCG 水平有关。但输卵管妊娠蜕膜下的海绵层及血管系统发育较差。当输卵管滋养细胞活力下降时，蜕膜自宫壁剥离，发生阴道流血，有时可以排出完整的蜕膜管型，排出组织做病理检查无绒毛结构，这一点有助于异位妊娠的诊断。子宫内膜可见有 Arias – Stella（A – S）反应，即子宫内膜呈过度增生和分泌状态，内膜腺体增生，腺体细胞肥大，边界消失，排列成团，突入腺腔，细胞极性消失，核深染，胞质有空泡。内膜 A – S 反应与妊娠有关，并非异位妊娠所特有。

3. 卵巢变化　与正常妊娠相似，卵巢黄体转变成为妊娠黄体，有时还可见到黄素囊肿。

4. 转归和结局　输卵管管腔狭小，管壁薄弱，妊娠时不能形成良好的蜕膜，不利于胚胎的生长发育，常发生以下结局：

（1）输卵管妊娠流产：是输卵管妊娠最为常见的结局，多见于妊娠 8～12 周的壶腹部妊娠。受精卵种植在输卵管黏膜皱褶内，由输卵管黏膜及纤维蛋白形成的包蜕膜很脆弱。随着孕囊的发育增大，发育中的胚泡突破薄弱的包膜，落入管腔，而发生流产。若整个孕囊剥离落入管腔并经伞部进入腹腔，则为输卵管完全流产，这种情况下出血一般不多。若孕囊部分剥离排出，则为输卵管部分流产，和宫腔内不全流产相似，此时可发生反复出血，形成输卵管血肿或输卵管周围血肿，血液积聚在直肠子宫陷凹，形成盆腔血肿。如果出血量不多，病情稳定，久之，胚胎死亡，血肿机化并与周围组织粘连，临床上称之为"陈旧性宫外孕"。也有部分晚期胎儿发生多种改变，如浸软、木乃伊化或石化，有时并发感染化脓，或形成千性坏疽；偶有感染破溃进入肠管、阴道穹窿，甚至从肠道或阴道排出。

（2）输卵管妊娠破裂：多见于输卵管峡部妊娠，发病多在孕 6 周左右。随着受精卵发育长大，滋养细胞向管壁侵蚀肌层及浆膜，穿透输卵管管壁引起。输卵管破裂后，由于输卵管肌层及浆膜内血管丰富，破裂后可造成急性大出血，患者迅速进入休克状态。但也有表现为少量反复出血，并形成盆腔血肿。输卵管间质部妊娠虽然少见，但结局几乎都是妊娠破裂。由于间质部肌层较厚，破裂时间晚，常发生在妊娠 12～16 周，因该处为子宫血管和输卵管血管汇集区，一旦发生破裂，出血量大而迅速，后果十分严重，常常在短时间内发生致命性的腹腔内出血。

（3）继发腹腔妊娠：输卵管妊娠流产或破裂，孕囊排出进入腹腔，多数情况下胚胎枯萎，停止发育；偶尔也可发生胚胎腹腔内继续发育生长，形成继发性腹腔妊娠。当输卵管破于阔韧带前后叶腹膜之间，则可发生阔韧带内妊娠。胚胎脾脏种植也见有报道。

（4）异位复合妊娠：同时存在宫内和输卵管妊娠称之为异位复合妊娠，这种情况十分少见，并常常误诊为单纯输卵管妊娠。随着辅助生殖技术的应用，复合妊娠时有报道。

（二）临床表现

输卵管妊娠的临床表现与受精卵着床部位、有无流产或破裂，以及出血量多少、时间长短等因素有关。

1. 停经　多数输卵管妊娠患者在发病前有短期停经史。除输卵管间质部妊娠停经时间较长外，大都在 6～8 周。但有 20%～30% 患者无明显停经史，仅表现为月经周期改变及经血量异常而无明显的停经史。原因是：①部分异位妊娠因滋养层活力低，蜕膜自行变性剥脱而致阴道流血；②将异位妊娠流产、破裂、胚胎死亡、绒毛停止发育、蜕膜组织丧失激素的支持而坏死脱落误认为"月经延迟"；③少数异位妊娠破裂，破裂处血液逆流入宫腔而致阴道流血。常因医师或患者将不规则阴道出血误认为末次月经，或由于月经仅过期几日，不认为是停经，所以仔细询问病史十分重要。

2. 腹痛　腹痛是输卵管妊娠最常见的症状，其发生率在 90% 以上。输卵管妊娠发生流产或破裂之前，由于胚胎在输卵管内逐渐增大，输卵管膨胀而常表现为一侧下腹部隐痛或酸胀感。当发生输卵管妊娠流产或破裂时，患者感一侧下腹部撕裂样疼痛，常伴有恶心、呕吐。当血液积聚于直肠子宫陷凹处时，可出现肛门坠胀感。出血量较多时呈贫血貌，血液刺激膈肌可引起肩胛部放射性疼痛。

3. 阴道流血　多见于停经后阴道少量流血，色暗红，淋漓不尽，持续性或间歇性，可伴有蜕膜碎片排出，偶有大量阴道流血。出血可能与胚胎死亡、流产、雌激素撤退有关。

4. 晕厥与休克　当输卵管妊娠流产或破裂时，由于腹腔内出血和剧烈腹痛，部分患者很快处于休克状态。休克程度取决于内出血的速度及出血量，与阴道流血量不成比例。

5. 盆腔包块　1/3～1/2 患者可扪及盆腔包块，位于子宫一侧或后方，其大小、形状和质地常有变化，边界多不清楚，伴有压痛和触痛。病变持续较久时，肿块机化变硬，边界逐渐清楚。

6. 腹部压痛或反跳痛　因腹腔内出血激惹腹膜可引起压痛和反跳痛，反跳痛常重于压痛。少数患者出现肩痛，为腹腔内出血量多刺激膈肌引起，称为 Danforth 征。

7. 宫颈举痛　将子宫颈轻轻上抬或左右摇摆时可引起剧烈疼痛，称为宫颈举痛或摇摆痛，为输卵管妊娠的主要体征之一，是因加重对腹膜刺激所致。若腹腔内出血较多，查体子宫有漂浮感。

8. 体温　一般体温正常，少数患者因腹腔内出血吸收可出现体温略升高，但不超过 38℃。

（三）诊断

1. hCG 测定　hCG 是由两个非共价键相连的肽链组成的糖蛋白激素。其单个亚基不具有生物活性，当连接成完整化合物时始具活性，分子量约为 4.7 万。其主要功能就是刺激黄体，有利于雌激素和黄体酮持续分泌，以促进子宫蜕膜的形成，使胎盘生长成熟。hCGα 亚单位的氨基酸排列与黄体生长激素（LH）α 亚单位相似，故用完整的抗 hCG 分子的抗体测定 hCG 时与 LH 间有免疫交叉反应。但它们的 β 亚单位各不相同。因此为避免交叉反应，目前临床上多采用灵敏度高、特异性强的 β-hCG-RIA 法进行特异的 hCG 检测，定量动态观察 β-hCG 的变化。

正常妊娠受精卵着床时，即排卵后的第 6 日受精卵滋养层的合体细胞开始分泌微量人绒毛膜促性腺激素（human chorionic gonadotropin，hCG）。着床后用特异的 β-hCG 抗血清能在母血中检测中 hCG。妊娠早期 hCG 分泌量增长迅速，约 2 日增长一倍，在受精后 10 日可用放免法（RIA）自母体血清中测出，故成为早期诊断妊娠的最敏感方法。hCG 在妊娠 8～10 周达最高水平，持续约 10 日后迅速下降，至妊娠中晚期血清浓度仅为峰值的 10% 左右，持续至分娩。产后 2 周恢复至正常月经周期水平。临床上常以 hCG 水平增长的速度协助诊断宫内妊娠与异位妊娠，在妊娠早期检测血 hCG 倍增水平具有宫内妊娠的诊断意义。

正常参考值：

妊娠周数　hCG（IU/L）

0.2~1周　5~50

1~2周　50~500

2~3周　100~5 000

3~4周　500~10 000

4~5周　1 000~50 000

5~6周　10 000~100 000

6~8周　15 000~200 000

8~12周　10 000~100 000

异位妊娠时，受精卵着床在子宫外，蜕膜形成不良，滋养细胞发育欠佳，合体滋养细胞合成、分泌的 hCG 量往往低于宫内妊娠。通常异位妊娠患者更加倾向于出现过早的 hCG 平台期，或者 hCG 水平较低（往往<2 000mIU/mL），且 48 小时倍增小于 66%。如果在怀孕 4 天内，血浆 hCG 水平在 48 小时内倍增小于 50%，往往提示异常妊娠，但并不能鉴别是异位妊娠还是流产。异位妊娠与流产血 hCG 下降各具特点，血 hCG 下降快，半衰期<1.4 天者约 92% 是宫内妊娠流产；血 hCG 下降慢，半衰期>7 天者约 86% 为异位妊娠；半衰期 1.4~6.9 天，则两者均有可能，其中 1/3 为异位妊娠。对于异位妊娠被误诊为宫内妊娠行人工流产者，如果宫内吸出物未见绒毛或病理报告内膜呈 A-S 反应，应动态监测 hCG 水平的变化，辅助超声检查，必要时腹腔镜检查明确诊断；若吸宫术后 24 小时 hCG 下降≥50%，诊断为异常宫内妊娠的敏感性和特异性分别达 92% 和 100%，由此可排除宫外妊娠。

异位妊娠者腹腔内血 hCG 水平均高于血清 hCG 水平，是因为异位妊娠破裂或流产时含 hCG 的血液直接流入腹腔，保持较长时间。而静脉循环中的 hCG 经肝脏代谢后由肾脏排出，下降迅速。

2. 超声检查　超声检查对异位妊娠的诊断具有重要的临床价值，尤其是早期异位妊娠，通过超声检查往往能提供较多的信息。超声诊断异位妊娠的敏感性为 73.9%，特异性为 99.9%。随着仪器分辨率的提高，尤其是阴道超声及彩色多普勒血流成像的应用，超声诊断异位妊娠的正确率明显提高。异位妊娠的超声表现可见子宫大小正常或稍大，内膜蜕膜样变化，子宫的一侧附件处可探及肿块，肿块边界欠清，边缘不规则，回声类型主要与超声探查时异位妊娠所处的不同阶段而不同，未破型、破裂型、流产型、陈旧型异位妊娠患者的超声声像图表现均有其自身的特点。

（1）破裂型输卵管妊娠：超声声像图表现为大片液性暗区，宫体一侧或子宫后方探查到回声紊乱包块，边界清晰或不清，形态不规则，宫内未见到孕囊。包块内可见圆形或椭圆形无回声区，少数病例可见包块见妊娠囊，内见胚芽组织和原始心管搏动。

（2）未破裂型或流产型输卵管妊娠：超声声像图表现为子宫内膜增厚，宫内无孕囊，子宫周围或一侧附件混合回声包块；在子宫与卵巢间可见输卵管环，该环为增宽的输卵管管壁水肿，与管腔内的妊娠组织及血块共同形成低回声区所致。在输卵管环内可见妊娠光环，约 10% 的病例在妊娠囊内见到胚芽或心管搏动。此外，腹盆腔存在程度不一的液性暗区。

（3）陈旧型输卵管妊娠：超声声像图显示盆腔内形态不规则、无包膜、边缘模糊、内部回声增强的混合性光团，其间可见散在液性暗区。

经腹超声检查和经阴道超声检查是临床上常用的诊断异位妊娠重要的辅助手段。异位妊娠经腹超声诊断符合率 71.4%，经阴道超声诊断符合率 85.7%，准确率为 97.59%。经腹超声具有较大的检查范围，但影响检查结果的因素较多，如膀胱充盈程度、肠胀气、患者过胖等均可影响对正常结构的观察；阴道超声检查异位妊娠图像分辨力高，能更好地显示子宫、卵巢及盆腔肿块的细微结构，对宫内、外妊娠囊、卵黄囊、胚芽、原始心管搏动等细微结构的显示效果好，尤其在异位妊娠早期内出血不多，无回声区只局限于直肠子宫陷凹或子宫周围时，阴道超声检查有较高的敏感性，但检查范围较小，往往不能了解疾病声像图表现的全貌；故破裂型异位妊娠出血量较多的病例，最好能联合经腹部扫查，以补充经阴道检查的不足，进一步提高诊断准确率。阴道超声一般较经腹部超声提前 1~2 周确认宫内妊娠囊，而经腹部超声检查显像要到停经 7 周才能查到胚芽与原始心管搏动。

3. 腹腔镜检查　多数情况下，异位妊娠通过病史、体征、血 β-hCG 测定及超声检查即可对早期异位妊娠作出诊断，但有部分诊断比较困难的病例，可以在腹腔镜直视下明确诊断，并进行手术治疗。对特殊部位的异位妊娠，如卵巢妊娠、宫角妊娠、残角子宫妊娠等可对病变部位作出正确的诊断，同时也可与其他不易鉴别的附件包块等相鉴别。但在极早期受精卵着床部位形态学未发生明显变化前，或盆腹腔粘连的情况下，腹腔镜的假阴性率为 2%～5%。由于腹腔镜检查为有创性检查，故不宜作为常规检查方法。此外，在腹腔大量出血或伴有休克的患者禁做腹腔镜检查。

腹腔镜技术用于妇产科疾病的诊断和治疗已日趋成熟。对于异位妊娠，腹腔镜可详细观察异位妊娠的部位，与周围组织的关系及有无粘连。未破裂型输卵管妊娠着床部位增粗肿胀，多呈暗褐色，局部膨隆，表面血管增生怒张。若腹腔内有出血，凝血块附着病灶，则观察妊娠着床部位较为困难，可用生理盐水冲洗、洗净腹腔内血液，待视野清晰后，再观察诊断。若输卵管妊娠流产，则在患侧输卵管伞端可见活动性出血，伞端周围有积血块；输卵管着床部位先兆破裂时，病灶表面局部有浆液性渗出，输卵管浆膜菲薄；破裂时可见到输卵管局部有不规则破口，有活动性出血或血液渗出，有时可见到绒毛或胚胎阻塞于破口处。盆腹腔积血较多。若进行盆腔冲洗，有时可从吸引液中找到胚泡。

4. 阴道后穹窿穿刺　阴道后穹窿穿刺是一种简单可靠的诊断方法，适用于疑有腹腔内出血的患者。腹腔内出血最易积聚于直肠子宫陷凹，穿刺常可抽出暗红色血液，放置后不凝固，是因为异位妊娠破裂或流产血液流入腹腔，刺激腹膜产生一种纤维酶原激活物，使血液中的纤维酶原转为纤溶酶，促使血液中纤维蛋白溶解。此外，纤溶酶同时能水解多种血浆蛋白和凝血因子，使血液不再凝固。若抽出液体为脓液或浆液性液体，则可排除异位妊娠。若穿刺针头误入静脉，则血液较红，将抽出的血液放置 10 分钟左右即可凝结。若腹腔内无内出血，或出血很少，或血肿位置较高，或直肠子宫陷凹有粘连时，可能抽不出血液，但也不能完全否定异位妊娠的存在。

临床上常将抽出后的血液滴在白纱布上，若为新鲜静脉血，在纱布上出现一红晕，而陈旧性出血中含有小血凝块。在显微镜下观察，若为新鲜血，镜下红细胞呈串钱状，散在的红细胞很少，而后穹窿穿刺血则存在皱缩的陈旧性红细胞，散在分布，排列呈鱼鳞状。

5. 诊断性刮宫　单靠诊断性刮宫诊断异位妊娠具有很大的局限性，目前很少依靠诊断性刮宫协助诊断。在不能排除异位妊娠或阴道流血较多时，诊断性刮宫目的在于排除并发宫内妊娠流产。将刮宫获取的内膜进行病理检查，异位妊娠的子宫内膜变化无特征性，可表现为子宫内膜蜕膜反应、高度分泌相伴有或不伴有 A-S 反应、分泌相及增生相等多种不同的表现。若无阴道流血，则子宫内膜往往为致密层，呈蜕膜组织；若已有流血且流血时间在 2 周以内，刮宫组织往往取自海绵层，呈高度分泌相，或可见 A-S 反应，若流血时间持续 2 周以上内膜致密层和海绵层已相继脱落，而基底层内膜对激素反应不敏感，故多表现为分泌反应欠佳或者增生相。若刮出组织查见绒毛，则可诊断为宫内妊娠。

6. 黄体酮检查　血清黄体酮在妊娠 8 周前由滋养细胞及其黄体分泌，比较稳定，12 周后因胎盘形成，黄体酮合成能力上升，黄体酮水平迅速提高，但在 12 周前维持在一定水平。在这个时期，黄体酮水平反映了滋养层细胞的功能。异位妊娠患者滋养细胞发育欠佳，细胞活力下降，使黄体功能不足，从而引起血清黄体酮水平明显低于宫内妊娠者。因此，血清黄体酮量的变化情况是衡量黄体功能和胎盘发育是否正常、妊娠正常与否的一个最可靠指标。异位妊娠患者黄体酮值只达到正常月经周期黄体期的低限水平，显著低于正常妊娠和先兆流产患者。黄体酮检测与动态血 β-hCC 的检测相比，只需单次测定，随机取样，数小时内可获得结果，检测简便、快捷，将血清黄体酮测定作为对妊娠者的常规测定，可明显提高异位妊娠的早期诊断率，尤其对 β-hCG 阳性而 B 超宫内、宫外均未见妊娠囊者，联合测定血清黄体酮有相当大的诊断价值。目前认为，血清中黄体酮 <15.9nmol/L 时，胚泡活性差，可作为筛选异位妊娠和自然流产的标志。

7. 其他　生化标记：除血 β-hCG、黄体酮检测外，还有其他一些血生化检测或标记方法可用于协助诊断异位妊娠，包括：雌二醇（E_2），血管内皮生长因子（VECF）、激活素（ACT）-抑制素（INH）、妊娠特异糖蛋白 $β_1$（SP1）、妊娠相关蛋白（PAPP-A）、甲胎蛋白（AFP）、肌酸激酶（CK）、肾素、胎儿纤维连接蛋白（FFN）、人胎盘生乳素（HPL）、淀粉酶、子宫内膜蛋白、CA125 等。

（四）鉴别诊断

具有典型症状和体征的异位妊娠诊断不难，结合患者病史、体征，实验室辅助检查及超声检查，必要时行腹腔镜检查，多能明确诊断。但由于异位妊娠可发生在生育期的任何年龄，发生部位广泛，孕卵在不同部位发育的时间长短不一，病理过程不尽相同，加上个体差异，使其在临床表现与体征上变化多样，易与多种疾病相混淆，因而临床上异位妊娠误诊率仍较高。误诊的原因涉及多方面、多学科。疾病本身的复杂性与多变性、疾病发生过程的不典型性、临床医生本身知识、经验与技术水平不足、诊断技术设备与手段的不完善等均是造成误诊的原因。

异位妊娠误诊的原因：

（1）病史采集不详，查体不全面。详细的询问病史，特别是月经史和规范的体格检查是降低误诊率的重要环节。对育龄妇女遇有与异位妊娠有关的病史均应详细询问和全面考虑，如盆、腹腔手术操作史、盆腔炎史、人工流产和放置宫内节育器、子宫内膜异位症、分娩与产褥等。对于少数患者因腹痛、头晕而于内、外科就医，由于内、外科医生缺乏对女性病史的详细询问，只重视右下腹痛及消化道症状如恶心、呕吐、胃痛等，未作相关妇科检查，没有进一步结合辅助检查加以鉴别即作出内、外科诊断，将异位妊娠误诊为急性阑尾炎、急性胃肠炎、感染性休克等，从而延误治疗。

（2）过于相信输卵管结扎术后或放置宫内节育器者避孕者，未考虑异位妊娠的可能。由于安放宫内节育器可能并发输卵管炎而发生异位妊娠，输卵管结扎术后可出现再通、瘘管仍存在发生异位妊娠的可能。

（3）辅助检查误导：临床医生过度依赖辅助检查。尿妊娠试验简便、快速，试验阳性有助于排除其他疾患，但假阴性率较高，可达 10% 左右，故试验阴性不能完全排除异位妊娠，应复查尿妊娠试验或查血 β-hCG。超声检查可以区别孕囊在宫内还是宫外，并了解腹腔内有无积液或包块。但是，由于部分异位妊娠的超声图像不典型及 B 超的质量和超声检查者经验不足，可能造成误诊。

（4）人工流产手术时未对吸出物仔细检查，或对未见绒毛或仅见可疑绒毛未予重视，也未对患者进行严密随访。对术后患者出现腹痛、出血认为是术后常见症状，未详细询问手术过程均是造成误诊的原因。

（5）医务人员专业知识、技能缺乏，临床思维不当，因症状不典型、病史未掌握或对疾病缺乏全面的考虑，容易将该病与其他疾病混淆。

异位妊娠易误诊需与妇科其他疾病相鉴别的有早期妊娠流产、急性输卵管炎、出血性输卵管炎、黄体破裂、卵巢囊肿蒂扭转或卵巢囊肿破裂；易误诊或与其他科疾病相鉴别的主要有急性阑尾炎、输尿管结石、急性胃肠炎、胃穿孔、菌痢、泌尿系感染等。

异位妊娠根据症状出现的缓急分为急腹症型和稳定型两种临床表现。急腹症型主要表现为突发的下腹剧痛或全腹、胃部的疼痛，可伴有不同程度的休克，全腹压痛、反跳痛和移动性浊音。该型多系输卵管种植部位突然破裂，引起多量的腹腔内出血。常见于输卵管峡部妊娠、输卵管间质部妊娠和卵巢妊娠破裂。稳定型表现为病情进展缓慢，阴道出血不规则，似月经不调，腹痛不明显或不剧烈，多见于输卵管妊娠流产型或破裂后出血暂时停止，胚胎死亡或活力不高，形成包块。对有这两种临床表现的生育年龄女性均应高度警惕异位妊娠可能，重视病史的全面采集，尤其是未婚女性隐瞒性生活史者，要耐心个别询问，并给予相应检查，以免误诊。

1）急腹症型异位妊娠的鉴别：见表 7-1。

2）与卵巢子宫内膜异位囊肿破裂的鉴别：近年来对卵巢子宫内膜异位囊肿破裂导致的急腹症报道逐渐增多。卵巢子宫内膜异位囊肿常伴有继发性渐进性痛经、不规则子宫出血和不孕。其与异位妊娠破裂的鉴别诊断如表 7-2。

表7-1 异位妊娠的鉴别诊断

	输卵管妊娠	流产	急性输卵管炎	急性阑尾炎	黄体破裂	卵巢囊肿蒂扭转
停经	多有	有	无	无	多无	无
腹痛	突然撕裂样剧痛,自下腹一侧开始向全腹扩散	下腹中央阵发性坠痛	两下腹持续性疼痛	持续性疼痛,从上腹开始,经脐周转至右下腹	下腹一侧突发性疼痛	下腹一侧突发性疼痛
阴道流血	量少,暗红色,可有蜕膜组织或管型排除	先量少,后增多,鲜红色,有小血块或绒毛排出	无	无	无或有如月经量流血	无
休克	程度与外出血不成比例	程度与外出血成比例	无	无	无或有轻度休克	无
体温	正常,有时稍高	升高	升高	升高	正常	稍高
盆腔检查	举宫颈时一侧下腹疼痛,宫旁直肠子宫陷凹有肿块	宫口稍开,子宫增大变软	举宫颈时两侧下腹疼痛,仅在输卵管积水处触及肿块	无肿块触及,直肠指检右侧高位压痛	无肿块触及,一侧附件压痛	宫颈举痛,卵巢肿块边缘清晰,蒂部触痛明显
白细胞计数	正常或稍高	正常	升高	升高	正常或稍高	稍高
血红蛋白	下降	正常	正常	正常	下降	正常
后穹窿穿刺	可抽出不凝血液	阴性	可抽出渗出液或脓液	阴性	可抽出血液	阴性
β-hCG检测	多为阳性	多为阳性	阴性	阴性	阴性	阴性
B型超声	一侧附件低回声区,其内或有妊娠囊	宫内可见妊娠囊	两侧附件低回声区	子宫附件区无异常图像	一侧附件低回声区	一侧附件低回声区,边缘清晰,有条索状蒂

表7-2 卵巢子宫内膜异位囊肿与异位妊娠破裂的鉴别诊断

	卵巢子宫内膜异位囊肿破裂	异位妊娠破裂(输卵管)
妊娠反应	-	+
下腹痛	轻→重	重
不孕症	+/-	+/-
出血量	不太多	可以很多
CEA	+/-	-
hCG	-	+/-
后穹窿穿刺	血黏稠如巧克力状	+/-,血不暗、不凝
超声检查	圆形,张力大的囊肿可因周围粘连而不规则,子宫直肠穿刺积液、积血	宫腔线清,妊娠囊多在输卵管,直肠子宫陷凹有积血
腹腔镜	可见多处灶性出血、充血、瘢痕、卵巢破口及巧克力液	可见输卵管外侧发蓝、肿胀

3)输卵管或附件扭转与梗阻:与输卵管系膜相连的输卵管可单独或与同侧卵巢一起发生扭转,称为输卵管扭转或附件扭转。临床上很少见。其原因有输卵管或输卵管系膜过长、输卵管积水、单角子宫双侧不对称,或卵巢肿瘤,或因妊娠、子宫肌瘤引起的子宫增大,在体位改变、创伤等诱因作用下引起输卵管扭转。亦有20%发生在输卵管及卵巢无明显病变时。其临床表现与卵巢囊肿蒂扭转相似,突发性下腹剧痛,呈间歇性,常伴有恶心、呕吐。患侧附件有压痛或肌紧张,如有输卵管积水等病变,可触及肿块。阴道检查有明显触痛,也可触及肿块。严重者直肠子宫陷凹处积聚渗出液,后穹窿穿刺时可抽

得浆液血性液体。但患者很少出现脉搏增快及其他休克症状。并发妊娠者，β-hCG 呈阳性，不易与异位妊娠鉴别，主要诊断靠腹腔镜检或剖腹探查术后确诊。

4）子宫肌瘤红色变性：子宫肌瘤红色变性是因子宫肌瘤血供障碍，导致肌瘤缺血、坏死、溶血、血栓、栓塞及溶血血液渗入瘤体所致。其发生率在 1.9%～25%，其中与妊娠有关占 20.3%～34.8%，且多见于妊娠中期。患者可出现严重的腹痛伴呕吐、发热，一般在 38℃左右。白细胞增高，检查肿瘤局部有明显的压痛，绝大多数一周左右即可恢复。根据病史、B 超、β-hCG 等检查可与异位妊娠鉴别。

5）子宫破裂、穿孔：产科因素引起的子宫破裂，多发生于难产、高龄多产和子宫曾经手术或有过损伤的产妇。可发生在妊娠早期、中期和晚期，可为自发性、创伤性或病理性等多种情况下的破裂。通过 B 超、β-hCG 及腹腔镜等检查多可鉴别。非产科因素的子宫破裂可为手术操作中医疗器械所导致的子宫穿孔，也可为疾病导致的自发性子宫破裂。后者可见于侵蚀性葡萄胎或绒毛膜癌侵蚀子宫肌层，穿破子宫肌壁，进入阔韧带致阔韧带血肿，进入腹腔引起腹腔内出血，出现腹痛及腹膜刺激征等表现。结合病史、超声检查及 β-hCG 检测可与异位妊娠鉴别。

6）胎盘早剥、前置胎盘伴植入：胎盘早剥、前置胎盘均属于妊娠晚期出血性疾病，胎盘早剥可表现为妊娠期剧烈腹痛，异位妊娠也有极少数患者妊娠至中晚期，如间质部妊娠、残角子宫妊娠、腹腔妊娠等。其破裂后导致腹腔内出血并伴有剧烈腹痛，通过超声检查显示子宫肌层不连续。有时需通过剖腹探查才能明确异位妊娠破裂部位，才能确诊和鉴别胎盘早剥或胎盘前置伴植入的情况。

7）膜样痛经：膜样痛经又称蜕膜样痛经，是痛经中比较严重的疾患，多见于青年女性。发生膜样痛经，是因为子宫内膜完整地从宫颈口排出，如果宫颈口狭小，完整的子宫内膜不容易排出，子宫就增强收缩，宫颈口逐渐扩张，子宫内膜才能排出。表现为患者腹部疼痛剧烈，出冷汗，面色苍白，肢冷，恶心呕吐，甚至晕厥。当子宫内膜整块排出后，腹痛即可缓解。膜样痛经为周期性腹痛，β-hCG 为阴性即可鉴别。

8）胃肠道疾病：急性阑尾炎、急性胃肠炎、胃穿孔、菌痢等胃肠道疾病可出现腹痛、恶心、呕吐等症状，若患者因消化系统症状就诊时，尤其是首诊于内外科时，须高度警惕异位妊娠，结合 β-hCG 及 B 超检查，诊断多无困难。

9）泌尿道疾病：尿路结石和泌尿系统感染患者可出现一些与异位妊娠相似的症状，如尿频、尿急等，通过详细的病史采集及相应的辅助检查多可鉴别。

（五）治疗

输卵管妊娠处理方式的选择取决于年龄大小、有无生育要求、异位妊娠的部位、大小、结局状况，包括出血程度及输卵管损害情况，术者技术水平及手术措施等综合因素决定。手术治疗仍是目前主要的治疗手段。由于阴道超声、血清 β-hCG 测定的应用以及腹腔镜诊治手段的广泛开展使得异位妊娠的早期诊断率得到明显提高，为患者的保守性手术和非手术治疗提供了更多的机会，为早期治疗提供了时间保证，减少了异位妊娠破裂导致腹腔内大出血的危险，降低了死亡率。而越来越多的患者迫切要求保留生育功能，因此，早期诊断、合理处理异位妊娠十分重要。

1. 手术治疗　手术治疗有经腹途径和腹腔镜途径两种，手术方式有根治性方式和保守性方式两种。根治性术式即为输卵管切除术；保守性手术包括伞端妊娠物排出术、壶腹部妊娠线性切开术及峡部妊娠节段性切除术等。采取何种途径和何种方式取决于患者有无生育要求、输卵管妊娠部位、大小、结局状况，包括内出血程度及输卵管壁损害程度，以及对侧输卵管的状况、术者技术水平及手术措施等综合因素决定。

（1）根治性手术：即输卵管切除术，为最基本最常用的术式。该术式可以达到迅速止血、挽救生命的目的，尤其适用于抢救内出血并发休克的患者。对于这种急症患者应在积极纠正休克的同时，迅速开腹，提出患侧输卵管，用卵圆钳钳夹住出血部位，或者用长弯钳夹住患侧输卵管下方的阔韧带和输卵管近子宫端，暂时控制出血，并加快输液、输血，待血压上升后继续手术切除输卵管。切除患侧输卵管前应先探查子宫及对侧输卵管情况。手术方法：用两把血管钳自患侧输卵管伞端系膜向子宫角部钳夹，在两把血管钳间切断，残端以 7 号丝线贯穿缝扎近卵巢端的系膜断端。用系膜周围腹膜或圆韧带包埋系膜残端。对适用于年龄偏大、已有子女无生育要求者，并根据患者要求决定是否同时结扎对侧输卵管；对虽有生育愿望要求保留输卵管者，若因输卵管病灶范围广泛，损害输卵管系膜和血管者，或在保守性手术中输卵管难以止血者，非手术治疗、腹腔镜手术失败者，也应行输卵管切除术。

输卵管间质部妊娠，应争取在破裂前手术，以避免破裂大出血，危及生命。手术需行子宫角部楔形切除及患侧输卵管切除，必要时需切除子宫。

在异位妊娠手术中行自体血液回收，是抢救严重内出血伴休克的有效措施之一，不禁可以节约宝贵的血液资源，自体血中还能提供新鲜的凝血因子和血小板等成分，也可以减少异体输血所致的输血反应和疾病传播的可能性，在一定程度上解决了基层医院血源短缺的问题。自体回收腹腔内血液应符合以下条件：妊娠 < 12 周，无胎膜破裂，出血时间 < 24 小时，血液未被污染，镜下红细胞破坏率 < 30%。每 100mL 血液中需加入 3.8% 枸橼酸钠 10mL 抗凝，经 6 ~ 8 层纱布或经 20μm 过滤器过滤后，再输入体内，为防止枸橼酸钠中毒，每自体输血 500mL 以上者，应补充 10% 葡萄糖酸钙 10 ~ 20mL。

（2）保守性手术：指手术清除妊娠产物但保留输卵管的方法。由于高分辨 B 超尤其是阴道探头超声的发展、血清 β - hCG 测定的应用、诊断与治疗性腹腔镜的临床应用，使异位妊娠的早期诊断和治疗成为可能，加上显微技术、手术器械及缝合材料的发展及普及，为输卵管保守性手术创造了有利条件。

保守性手术适应证多用于以下情况：无子女、希望生育者；或者子女小、要求保留输卵管功能的年轻妇女；输卵管妊娠是首次妊娠；既往已切除一侧输卵管，患者病情稳定；输卵管无明显炎症、粘连和大范围的输卵管损伤。但能否行保守性手术还取决于孕卵着床部位、输卵管破损程度和既往输卵管存在的病变。如输卵管已有明显病变或解剖学改变，切除病灶后残留段输卵管长度不足 5cm，陈旧性输卵管妊娠部位有血肿形成或积血、盆腔感染，或严重失血性休克者为保守性手术的禁忌。保守性手术主要有以下几种术式：

1）输卵管造口术：是在输卵管系膜的对侧即输卵管游离缘、输卵管妊娠部位表面最薄弱处作一切口，长度相当于妊娠部位最大管径或超过妊娠膨胀部位两端，从切口处轻轻挤压出妊娠组织挤出的方法。搔刮或清创孕卵的着床部位易引起出血，并增加输卵管内膜损伤的机会，因此，不主张搔刮和清创。输卵管切缘有出血者可用 4 - 0 肠线或 7 - 0 尼龙线扣锁缝合止血。该方法简单，效果良好，一般术后 4 个月恢复良好，随访做子宫输卵管碘油造影或腹腔镜检查少有瘘管形成。本法适用于输卵管妊娠未破裂型者。

2）输卵管切开缝合术：主要适用于输卵管壶腹部妊娠或妊娠部位接近伞端者。方法：将患侧输卵管伞端至输卵管妊娠部位切开，用钝刮匙或刀柄刮净妊娠组织，或吸管吸除妊娠组织，剥离面出血用电凝或缝扎止血。切口用 6 - 0 或 8 - 0 尼龙线间断缝合，称输卵管成形术。该法操作简单，但易形成输卵管与周围组织粘连，可在创面部位涂抹透明质酸钠等，减少粘连的形成。

3）输卵管伞端妊娠挤出术：当妊娠部位位于伞端、部分壶腹部妊娠接近伞端的患者，可用手指轻轻将胚胎组织从壶腹部向伞端挤压，使胚胎组织自伞端排除。但本法可能有妊娠产物的残留，可能造成持续性异位妊娠，有再次手术的可能，且再次输卵管妊娠的发生率高于输卵管造口术和输卵管切开术。

4）输卵管节段切除及端端吻合术：适用于输卵管妊娠破裂型或损伤较严重者以及峡部妊娠及壶腹部近侧段妊娠者。切除孕段输卵管，检查两端输卵管通畅后，两端残端用 6 - 0 或 8 - 0 的尼龙线间断肌层缝合 3 ~ 4 针，再间断缝合浆膜层 3 针以腹膜化。术中需不断用肝素盐水冲洗术野，防治血凝块阻塞吻合的输卵管腔。吻合后经宫腔注入稀释的亚甲蓝，观察是否通畅。

5）输卵管伞端成形术：适用于输卵管伞端妊娠。纵向切开输卵管远端，去除妊娠组织后，将输卵管远端黏膜像袖口样外翻，用 8 - 0 无创伤尼龙线将黏膜外翻缝合于近端浆膜。此术因破坏伞部拾卵功能，日后妊娠效果不佳。

施行保守手术时，应注意术中充分止血。在输卵管整形手术过程中的出血多采用盐水冲清创面，以细针电凝头很准确地凝固出血点，少数亦可用 3 - 0 无创伤肠线缝扎止血，对于上述方法用后胚胎着床部位仍有出血者，可行管壁浆肌层肠线"8"字缝合多能止血。术毕腹腔放置右旋糖酐 500mL 或透明质酸酶或甲硝唑等防止粘连。术后常规应用有效抗生素，或服中草药使输卵管组织尽快恢复功能及治疗对侧潜在的炎症。术后 2 周检测血清 β – hCG，了解妊娠组织是否被彻底清除。术后患者恢复第一次月经后 3 ~ 7 天行输卵管通液术。

（3）腹腔镜手术：近年来由于腹腔镜诊断与治疗手段的迅速普及和大力开展，腹腔镜手术逐渐成为诊断和治疗异位妊娠的首选。腹腔镜手术具有微创、术后盆腹腔粘连少，术后恢复快等优点，对于未育、要求保留输卵管功能的年轻女性，腹腔镜治疗异位妊娠已变得尤为重要。

随着异位妊娠的发生率增加及诊疗技术的进步，尤其是腹腔镜下的保守手术的广泛运用，持续性异位妊娠（per – sistent ectopic pregnancy，PEP）的发生率也随之上升。PEP 是指输卵管妊娠保守手术过程中未能完全清除胚囊，使残留在输卵管内的滋养层组织仍继续增殖，血清 β – hCG 血清滴度不下降或反而上升，阴道有不规则流血。PEP 是输卵管妊娠保守治疗后最常见的并发症。发生的高危因素包括：停经时间短，孕龄小，异位妊娠病灶的体积较小，盆腔粘连，术前 hCG 和黄体酮水平过高，滋养细胞活性强。研究报道腹腔镜手术有更高的残存滋养细胞的发生率，开腹的输卵管切开术后持续性异位妊娠的发生率为 3% ~ 5%，腹腔镜手术为 5.1% ~ 29%，挤压术或流产型者可高达 12.5% ~ 18%。

治疗持续性异位妊娠有再次手术切除输卵管，或输卵管切开清除病灶，以及 MTX 等治疗方式。为预防持续性异位妊娠的发生，线性切开手术时，切口应足够长，注意着床部位的彻底清除，避免绒毛残留；未破裂的孕囊应尽量完整切除病灶；已破裂者，应反复多次冲洗盆腹腔以防止绒毛残留。此外，术后可在病灶局部注射 50mg MTX，杀死残余的滋养细胞，防止持续性输卵管妊娠的发生。

2. 非手术治疗　随着医务人员诊断水平的提高和患者的警觉，高敏感度的放射免疫测定 β – hCG、高分辨 B 超的发展，诊断性和治疗性腹腔镜的应用，80% 的异位妊娠患者可在未破裂前得以诊断，早期诊断为非手术治疗提供了条件和时机。异位妊娠的非手术治疗包括期待疗法和药物治疗。

（1）期待疗法：是指对部分低危的输卵管妊娠患者不采取任何手段的干预，只严密监测血 β – hCG 水平的变化，观察患者症状和体征，直至 β – hCG 降至正常。部分早期的输卵管妊娠患者可以通过完全流产后胚囊死亡或溶解吸收自然消退，临床出血少，无明显的临床症状和体征，可选用期待疗法。

选择期待疗法的适应证一般是：①无临床症状或临床症状轻微；②异位妊娠包块直径 < 3cm；③血 hCG < 1 000mIU/mL 并持续下降；④无胎心搏动；⑤有随诊条件。治疗期间，密切观察临床表现、生命体征，动态测定血 hCG、血细胞比容，并进行超声波检查。如果连续两次血 β – hCG 不降或升高，或附件包块长大，应立即处理。需警惕个别的病例血 β – hCG 水平很低，但仍有破裂的可能。

（2）药物治疗：一些药物可以作用于滋养细胞，抑制其生长发育，促使妊娠组织的吸收、消散。药物治疗主要用于早期异位妊娠，Mol 等的 Meta 分析提示，对于低水平血清 hCG 的患者应用全身性的甲氨蝶呤治疗是一个很好的替代腹腔镜手术的选择。有证据表明，药物治疗避免了手术造成的创伤、痛苦及瘢痕、周围组织粘连和术后并发症等，同时最大限度地保全了患者的生育功能，在长期疗效和短期疗效方面与保守性腹腔镜手术具有可比性，而药物保守治疗比手术方式有更高的日后宫内怀孕概率，可满足患者的生育要求，同时药物保守治疗更为方便经济。药物治疗方法分为全身治疗和局部治疗，药物种类有甲氨蝶呤（MTX）、前列腺素（PC）、米非司酮（RU480）、氯化钾、高渗葡萄糖及中药等。其中，研究较为深入、应用最广泛、疗效最肯定的药物是甲氨蝶呤。

1）甲氨蝶呤：MTX 为抗代谢类抗肿瘤药物，是一种叶酸拮抗剂，通过与细胞内二氢叶酸还原酶结合，阻断二氢叶酸转化为具有生物活性的四氢叶酸，抑制嘌呤和嘧啶的合成，从而干扰 DNA、RNA 及蛋白质的合成。妊娠期滋养细胞增生活跃，多处于细胞增殖周期，MTX 能抑制胚胎滋养细胞分裂和增殖，导致胚胎死亡。MTX 对细胞的毒性决定于药物浓度和作用时间。高浓度的 MTX 持续作用较长时间后可造成骨髓和黏膜损害，连续给药的毒性是单次给药的数倍。研究表明，同量 MTX 无论全身用药还是局部给药在血清中能达到同量的 MTX 水平，一般终止妊娠的血药浓度远低于出现毒性反应的阈值，无须解救措施。MTX 现已被美国妇产科医师协会认可为临床治疗异位妊娠的一线药物。

适应证：适用于早期未破裂、无活跃性腹腔内出血的患者。①患者一般情况良好，无活动性出血和输卵管妊娠破裂的征象；②血 hCG ≤ 5 000mIU/mL；③无明显的胚胎心脏搏动；④输卵管妊娠包块直径 < 3cm；⑤肝、肾功能及红细胞、白细胞、血小板计数在正常范围内，无凝血功能异常；⑥具有良好

的随访条件；⑦保守性手术失败后发生持续性异位妊娠的补救措施之一。

禁忌证：①患者出现腹痛症状，表明妊娠部位张力较高，或者输卵管妊娠破裂或流产出血对腹膜产生刺激，或流产时输卵管痉挛收缩所致。②B超发现妊娠部位胎心搏动，表明胎儿器官和胎盘已发育，一旦破裂，出血往往迅速导致失血性休克。③血 hCG > 5 000mIU/mL，表明胚胎活性强，滋养细胞增殖活跃，药物治疗失败率增加。④严重的肝、肾疾患或凝血功能障碍不能进行药物治疗。外周血白细胞 > 4.0×10^9/L，血小板 > 100×10^9/L，肝、肾功能需在正常范围方能用药。

用药方法及疗效：MTX 给药途径有全身用药和局部用药，目前口服和静脉用药不常用，肌内注射和局部应用已成为临床普遍认同的方法。近年常有报道在超声、腹腔镜、宫腔镜下将 MTX 直接注射至病灶，以及髂内动脉插管栓塞介入化疗。

MTX 口服：0.4mg/（kg·d），连服 5 天为一疗程。目前仅用于保守手术治疗输卵管妊娠失败后的持续性输卵管妊娠的辅助治疗。

MTX 肌内注射：0.4mg/（kg·d），连用 5 天为一疗程。如一个疗程后 β – hCG 无明显下降，间隔一周可开始第二个疗程。异位妊娠单纯肌内注射 MTX 保守治疗，成功率有不同报道，国内报道 90% 以上，国外文献报道为 71.4% ~ 84.5%。

MTX 单次肌内注射：按体表面积计算，MTX 50mg/m²，单次肌内注射。如给药后 4 ~ 7 天，β – hCG 下降 < 15% 或继续升高，第 7 天给予第二次药物肌内注射（50mg/m²），而不需用 CF（甲酰四氢叶酸）解救。

MTX – CF 方案：该方案 8 天为一疗程。MTX 1mg/kg 肌内注射，隔日一次，第 1、3、5、7 天使用，同时使用 CF 以减少不良反应，其用量为 MTX 的 1/10，即 0.1mg/kg 肌内注射，隔日一次，第 2、4、6、8 天使用。给药后 48 小时如果 β – hCG 下降 > 15%，可以停药观察，否则继续用药。

MTX – CF 个体减量方案：该方案根据患者的血 β – hCG 水平决定用药。MTX 1mg/kg 肌内注射，一日一次，次日 CF 0.1mg/kg 肌内注射。一次 MTX 和一次 CF 注射为一次化疗剂量，总量共 4 次剂量。每日测定血 β – hCG 和黄体酮水平。当 β – hCG 下降 > 15% 及黄体酮 < 1mg/mL 时停用。

MTX 腹腔镜下局部注射：腹腔镜诊断与治疗同时一次完成。在确诊后，将一根 22 号长针从患侧耻骨联合上 3 ~ 4cm 腹壁进入，外接注射器，提起患侧输卵管，将 MTX 10 ~ 25mg 溶于 2 ~ 4mL 注射用水或生理盐水中，注射入输卵管妊娠部位的最扩张段，缓慢推注，注射后停留 1 ~ 2 分钟后快速推出针头。文献多有报道在注射 MTX 前先用细穿刺针在输卵管系膜内注入 1：8 000 肾上腺素 10 ~ 20mL，或将垂体后叶素 6 ~ 12U 用 20mL 生理盐水稀释，分 1 ~ 3 点注入输卵管系膜内以及输卵管包块的基底部，使系膜血管收缩，以减少出血量，疗效更佳。目前腹腔镜下 MTX 局部注射多用于输卵管妊娠腹腔镜保守治疗后预防持续性异位妊娠的辅助手段。方法为：腹腔镜下行输卵管切开取胚术或输卵管挤压术后，检查无活动性出血，50mg MTX 溶于 3 ~ 5mL 注射用水或生理盐水中，注射到患侧输卵管系膜内。研究证实，联合治疗可最大限度地降低持续性异位妊娠的发生，但对再次同侧的异位妊娠并无预防作用。

MTX 宫腔镜下局部注射：B 超监视下，宫腔镜下行输卵管插管，对准输卵管口插入导管深 1.5 ~ 2.0cm，拔出管芯，再将导管轻柔插入输卵管内，感觉有阻力时停止，经导管缓慢注入溶于注射用水 2mL 的 MTX 40mg，时间约 5 分钟，推注后停留 2 ~ 3 分钟，将导管和镜体一同拔出，让患者臀部抬高。

MTX 经阴道或腹部超声引导下局部注射：在阴道或腹部超声引导下经阴道后穹窿穿刺进入异位孕囊内，先抽出孕囊内的液体或部分内容物，局部注射 MTX 10 ~ 50mg（溶于 2 ~ 4mL 注射用水或生理盐水）。第 4、7 天测 β – hCG，如下降 < 15%，需肌内注射 MTX 50mg/m²。如 β – hCG 下降 ≥ 15%，则每周复查 1 次。

MTX 单次给药与多次给药成功率无明显差异，但单次用药操作简单，注射次数少，患者所受痛苦较小，减少患者医疗费用，不良反应发生率低，不需解毒，疗效确切，更易被患者接受，尤其对有生育要求的患者，在异位妊娠早期诊断的前提下，有着更广泛的使用前景。

监测指标：因妊娠滋养细胞具有较强的侵蚀性，且患者对药物的反应不一，因此，在保守治疗过程中密切注意观察病情变化和治疗反应，包括患者的临床症状和体征、血 β – hCG 水平的波动、毒性反应等。

临床征象：药物治疗过程中需密切监测患者生命体征，观察自觉症状，了解有无活跃性出血的征象。有 1/3 ~ 1/2 患者用药后会发生腹痛加重，但并无活跃性出血的征象，可能与滋养细胞坏死、溶解有关。滋养细胞坏死后自输卵管管壁剥离，妊娠产物排至腹腔内，刺激腹膜引起腹痛。若患者发生腹痛，需严密观察病情发展，门诊患者改为留院观察。若有内出血征象者，根据患者的一般情况及出血量的多少，决定是否需要手术治疗。

血清 β-hCG 水平：异位妊娠给予药物保守治疗后，能够确切反映疗效的最主要指标是血清 β-hCG 的下降。血 β-hCG 监测在评价治疗效果、及时调整治疗方案、提高保守治疗成功率方面具有非常重要的意义。常为用药后隔日测定 β-hCG，如下降 ≥15%，可改为每周测一次，直至正常。治疗过程中，由于 MTX 在注射后 1 ~ 4 天内抑制快速增长的滋养细胞，摧毁胚胎及胎盘绒毛，使异位妊娠流产，在此过程中加快了 hCG 的释放，致使 hCG 在一段时间内有所增高，以后才逐渐下降。故用药前应与患者充分沟通交流，否则会带给患者焦虑，容易产生对医疗的不信任，干扰治疗。需注意即使 β-hCG 下降很低时，仍有输卵管破裂的可能性。β-hCG 降至正常所需的时间与用药前的 β-hCG 水平有关，给药前 β-hCG 值越高，则下降至正常所需的时间越长。

B 超监测：药物治疗不需常规进行 B 超监测。若患者出现腹痛加重，需进行 B 超检查，了解附件区的包块有无增大，直肠子宫陷凹的液体深度有无增加，以此估计内出血量，评估是否需手术治疗。附件区包块消失的时间与用药前的初始包块大小有关，包块越大，所需时间越长。部分患者 β-hCG 降至正常后，附件包块可能仍持续存在，可继续观察。

毒性反应：MTX 在人体内的吸收、分布、生物转化和排泄等存在着很大的个体差异，患者体内的 MTX 血药浓度过高和持续时间过长是导致其不良反应的直接原因。MTX 高浓度维持时间越长，其毒性发生率越高。常见为胃肠道反应，包括食欲缺乏、恶心、呕吐、口角炎、消化道黏膜溃疡、腹胀、腹痛、腹泻、消化道出血等，其余还有骨髓抑制、肝肾功能损害、神经系统损害、脱发、药物性皮疹等，严重时危及患者生命。多数反应为轻度，少数反应为中度，停药后可自行恢复。若反应较重可减量或停药，也可用 CF 解救。

对妊娠和子代的影响：MTX 于 1965 年开始用于治疗妊娠滋养细胞疾病，多年来，在治疗妊娠滋养细胞肿瘤方面 MTX 的使用及毒性反应的观察积累了大量经验。而治疗异位妊娠的剂量远远低于治疗妊娠滋养细胞肿瘤的剂量，故 MTX 治疗异位妊娠是安全、有效的。MTX 对以后妊娠无不良反应，并不增加流产率和畸形率，无远期并发症，是安全可靠的。但 MTX 用量超量可引起输卵管超微结构紊乱，导致输卵管表面上皮节律性蠕动能力的下降，通畅度受损，从而出现不孕和再次异位妊娠的后果，因此 MTX 剂量因限定在避免以上情况的最低剂量范围内。Hajeruus 等对 35 篇关于异位妊娠治疗方案的随机对照研究进行循证医学分析发现，MTX 治疗与保留输卵管的腹腔镜手术治疗比较，在输卵管保留、输卵管通畅程度、再次发生 EP 和保留生育功能方面比较，无显著性差异（$P > 0.05$）。

2）其他药物：米非司酮（RU486）：可通过竞争黄体酮受体，拮抗黄体酮活性，从而使绒毛组织发生退变，蜕膜组织发生萎缩性坏死，致胚胎死亡。可作为对局部化疗或介入治疗后的辅助治疗酌情使用。国内多与 MTX 联合应用治疗异位妊娠。

中药天花粉结晶蛋白注射液：天花粉最初用于中期妊娠引产。结晶天花粉能迅速选择性作用于绒毛滋养细胞，催化细胞内核糖体失活，抑制细胞内蛋白质合成，导致细胞死亡，绒毛滋养层广泛变性、坏死，细胞解体，纤维素沉着，绒毛间隙闭塞及阻断血液循环，而后加速绒毛变性坏死、促进前列腺素释放而流产。根据研究剂量不同，天花粉治疗异位妊娠的成功率为 86% ~ 93%。天花粉是一种大分子植物蛋白制剂，具有较强的抗原性，可引起过敏反应，过敏性体质者和青霉素过敏者禁用。用药前需做皮肤试验和先使用试探剂量。方法：在常规皮试后试探量 0.05mg 注射于肌内，如无反应，2 小时后给予治疗量 1.2 ~ 1.8mg 做臀部肌内注射。为减少不良反应，可同时加用地塞米松 5mg 肌内注射，每日 2 次，共 3 天。用药后 48 小时卧床休息，观察生命体征及不良反应情况。常见的副反应为发热，头晕，皮疹，全身酸痛等，少数可能产生过敏性休克。

氟尿嘧啶（5-Fu）：5-Fu 是对滋养细胞高度敏感的化疗药物，它可使绒毛变性、坏死，达到杀胚胎的作用。有报道采用宫腔镜下输卵管内注射 5-Fu 250mg/次，治疗输卵管妊娠的有效率为 88.24%，血 β-hCG 下降至正常所需时间为 7~14 天。5-Fu 的不良反应是骨髓抑制、过敏反应及严重的消化道症状，并有可能致突变，使用也不及 MTX 方便。

高渗葡萄糖：可引起局部组织脱水和滋养细胞坏死，促使妊娠物吸收，安全有效，无不良反应。可在阴道超声监测下或腹腔镜下将 50% 葡萄糖 5~20mL 注入妊娠部位。但治疗前血 β-hCG > 2 500mIU/mL 者不能使用该法。

氯化钾：作用于胎儿心脏引起收缩不全和胎儿死亡，故常与 MTX 合用于有胎心搏动者。用药方式为通过阴道超声引导行孕囊穿刺、局部注射氯化钾。

前列腺素（PG）：有文献报道 PCF2a 局部注射成功率可达 84%~92%，在腹腔镜引导下局部注射 PCF2a 治疗输卵管妊娠的成功率为 92%（22/24）。PGF2a 能增加输卵管的蠕动及输卵管动脉痉挛，使黄体产生的黄体酮减少。但由于可能导致严重的心血管方面的不良反应，如心律失常、肺水肿等，目前临床上较少使用。

中药治疗：中药用于异位妊娠的保守治疗有数千年的历史，现代临床及药理研究表明有些中药确实有杀胚的作用，如天花粉、蜈蚣等。目前认为异位妊娠属"少腹血瘀症"范畴，其病机多由于气血劳损、脏腑虚弱、风、冷、湿、热之邪犯于冲任或气血瘀滞、情志不畅、房事过度、精浊损于冲任而导致孕后凝聚，孕卵未能移行至胞宫，而居于胞脉，以致胀破脉络，阴血内溢于少腹，有气虚瘀阻、气血虚脱、瘀阻包块，发生血瘀、血虚、厥脱等一系列证候。中药治疗以活血化瘀为其基本治疗法。临床遣方用药时应注意，既要遵循活血、化瘀、消癥的原则，还要结合病情的不同阶段和患者的特殊表现辨证用药。从症状体征，异位妊娠分为休克型、稳定型和包块型。应根据临床分型及症候，辨证施治。未破损期治法以活血化瘀、消癥杀胚为主。根据主方可适当给予清热解毒药如加黄芩、双花、连翘等以预防感染，此期以卧床休息为主，逐渐适当活动。已破损期临床慎用中药治法，腹腔大量积液，或盆腔包块较大者，宜手术治疗；休克阶段，内出血多，要注意虚、实两方面，同时兼顾患者体质的寒热，以回阳固脱、补气摄血为主；因输卵管妊娠本身为实症，而内出血、血压下降、面色苍白、出冷汗、脉虚弱又为虚症，要根据患者当时情况，进行分析，如虚症较重，用人参补气，以防血虚，同时佐以活血祛瘀，以促使内出血吸收。病情稳定，盆腔内有明显包块，中药治疗治法以化瘀消癥，破坚散结为主。除用主方活血祛瘀外，应加用化坚破积之药物，以消除包块，加用善破癥瘕之三棱、莪术等；如包块较硬，加穿山甲、川牛膝，以加强消癥散结效果；体质虚弱，加黄芪、党参，以扶正祛邪。异位妊娠中药保守治疗成功的关键在于早期诊断和严格选择患者，在治疗过程中，存在起效慢、疗程长，辨证施治存在主观性、经验性等特点。目前国内多采用中药治疗联合 MTX 或米非司酮、天花粉等治疗异位妊娠，均获得较为满意的疗效。

3. 一般治疗　输卵管妊娠流产或破裂常伴有腹腔内出血，出血过多过快可导致贫血，甚至失血性休克，如误诊或抢救不及时将危及患者生命。故需输液输血纠正一般情况，补足血容量；术后补充铁剂，增加营养，使患者早日康复。并发感染者应用抗生素。对出现失血性休克者，因立即输血、输液，抗休克治疗，同时尽快手术止血。

（六）输卵管妊娠治疗后的生殖状态

输卵管妊娠患者多数未生育，故治疗后的生殖状态逐渐得到越来越多的关注。目前，评价输卵管妊娠的治疗效果主要是观察其生殖状态和并发症。反应生殖状态的指标有宫内妊娠率和足月活产率，并发症包括持续异位妊娠和再次异位妊娠等。

影响生殖状态的因素：

1. 生育史　既往无生育能力低下或不育史者，治疗后宫内妊娠率为 75%~90%，再次异位妊娠率为 5%~10%。既往有此病史者，输卵管妊娠治疗后宫内妊娠率为 37%~42%，再次异位妊娠率比前增加 8%~18%。

2. 对侧输卵管情况　对侧输卵管正常者，术后宫内妊娠率和再次异位妊娠率分别为 75%~83% 和

8% ~9.7%，而对此输卵管有粘连或损伤者为41% ~56%和13% ~20%。

3. 再次或多次异位妊娠对生殖状态的影响　有文献报道，二次异位妊娠后再次异位妊娠率可达40%，三次异位妊娠后，宫内妊娠率和再次异位妊娠率都只有26%，而不育者可高达58%。异位妊娠术后的自然宫内妊娠中64.4%发生于治疗后12个月内，93.1%发生于24个月内。多次异位妊娠后宫内妊娠率显著下降，再次异位妊娠率升高。而采用体外受精（IVF）后的妊娠与自然妊娠比较，再次异位妊娠率降低，宫内妊娠率可达30%。因而对于对侧输卵管损伤或缺如及多次异位妊娠者，尤其是术后12~18个月仍未自然妊娠的情况下，应采用IVF助孕。

4. 开腹手术与腹腔镜手术后生殖状态比较　近年的大量研究表明，开腹与腹腔镜手术对异位妊娠的生殖状态没有影响。Yao等回顾了1 514例行保守手术的输卵管异位妊娠病例，开腹手术（n=811）后的宫内妊娠率和再次异位妊娠率分别为61.4%和15.4%，腹腔镜（n=703）术后为61%和15.5%。同样，切除输卵管术后宫内妊娠率和再次异位妊娠率也相似，与开腹或腹腔镜手术途径无关。

5. 输卵管切除与输卵管保留手术后的影响　输卵管保守性手术（线形切开、造口、开窗术、妊娠物挤出术）存在持续性异位妊娠发生率为5% ~10%。

（王翠霞）

第二节　输卵管间质部妊娠

（一）定义

输卵管间质部妊娠（interstitial pregnancy）是指受精卵种植在潜行于子宫壁内部分的输卵管间质部内发育形成的妊娠。约占异位妊娠的2%。由于间质部同时接受子宫及卵巢来源的双重血供，此处血运丰富，妊娠一旦发生破裂，可在短时间内发生大量腹腔内出血，若处理不及时，可危及患者生命，因此，间质部妊娠是输卵管妊娠中后果最严重的一种，其早期正确诊断、及时处理显得尤为重要。

（二）病因

1. 炎症影响　输卵管间质部约1cm，短而腔窄，盆腔炎及输卵管病变时使输卵管管腔狭窄，孕卵运送受阻或延迟，孕卵不能到达宫腔而着床于此。

2. 肌瘤压迫　宫角附近的肌瘤压迫，使输卵管管腔变窄。

（三）分型

输卵管间质部妊娠根据孕卵着床后的生长方向分为三型：①峡部型：孕卵向输卵管峡部方向生长、发育。②子宫型：孕卵向子宫腔方向生长发育，该型由于孕卵周围包绕着较厚的肌层组织，早期很少出现症状，妊娠维持时间较其他二型更长，可晚至妊娠12~14周，有报道最长可维持至21余周。此型一旦破裂，与子宫角破裂无异，可在短时间内发生致命性腹腔内出血。由于此型向宫角发展，位置深，绒毛不易清干净，术后易发生持续性异位妊娠。③纯间质部型：孕卵着床于间质部，在间质部生长发育，不向子宫角或输卵管峡部发展。

（四）临床表现

常有停经及早孕反应。未破裂时，仅有下腹隐痛。破裂时间较迟，多在停经12周以后发生。一旦发生破裂，可在短时间内发生失血性休克。阴道出血少见。

（五）诊断

在妊娠8周以前，难以和宫角妊娠相鉴别。停经、血β-hCG阳性、超声示宫内无孕囊，可诊断为异位妊娠。超声尤其是阴道彩超在鉴别宫角妊娠与间质部妊娠中有明显优势：间质部妊娠超声特点是：宫角部位突起包块，内有孕囊，孕囊偏向外侧，极度靠近浆膜层，其周围无完整的肌层，仅有间断的薄肌层围绕，孕囊与子宫内膜线不相连。直视下，包块位于圆韧带的外侧。宫角妊娠的超声特点是：子宫角部查见包块，其内有孕囊回声，孕囊偏向内侧，其周围有完整的肌层包绕，孕囊与子宫内膜线相连。

直视下，包块位于圆韧带的内侧。

（六）治疗

传统的治疗方法是：开腹行子宫角部楔形切除，甚至切除子宫。随着腹腔镜技术的不断提高，作为微创的腹腔镜，已基本取代开腹手术。常见的腹腔镜手术方式有三种：①线型切开取胚术：先于宫底部注射缩宫术 20U 或垂体后叶素 6U，于包块最薄处线型切开，迅速、彻底清除妊娠物后，适度电凝创面，尽快以 0/2 可吸收线缝合创面，创面周围可注入甲氨蝶呤 20mg，以减少持续性异位妊娠的发生。该方法适用于包块直径在 3cm 以内或包块外突不明显、不易套扎的患者。②输卵管套扎法：适用于可套扎的各种大小的包块，尤其是 3cm 以上易大出血的包块：切除包块远端输卵管，然后用套圈套扎妊娠包块，收紧后切开包块，彻底清除妊娠组织。对包块内部特别是靠近宫角方向，应充分电凝，既可止血又可破坏残余绒毛，防止持续性异位妊娠的发生。取出妊娠组织后，可切除部分包块组织，但应在套扎线上方 1cm 以上切除组织以防滑脱。该方法出血极少，但可能在套扎线以下残留异位妊娠组织，特别是子宫型患者，更易发生持续性异位妊娠。防止的方法：在完成套扎、切开、清除、电凝止血后，于宫底注射宫缩剂，剪断套扎线，此时创面一般无活动性出血。充分暴露包块基层部，彻底清除可能残留的妊娠物后，再行套扎或缝合止血可大大减少持续性异位妊娠的发生。③楔形切除宫角部：直接用电刀或超声刀楔形切除包块和部分宫角，由于该方法可能出血较多，且影响子宫正常形态，现已不推荐使用。④对于已破裂大出血的间质部妊娠，应在抗休克、加强宫缩的同时进行手术，如能套扎，则可明显减少出血，酌情缝合或宫角楔形切除。如不能套扎，应尽快清除妊娠组织，立即缝合止血，必要时行宫角部楔形切除甚至切除子宫。紧急情况下，腹腔镜技术不熟练者，建议直接开腹手术。

处理输卵管间质部妊娠的三个减少：①减少术中出血；②减少对子宫的损伤；③减少术后持续性异位妊娠的发生。妊娠部位套扎法，即可减少出血，又可最大限度地减少对子宫的损伤，现已广泛使用。但该方法可能残留部分绒毛，术中对包块底部（向宫角方向）适度电凝，必要时可解除套扎线，彻底清除、电凝可能残存的异位妊娠组织后，酌情再套扎或缝合妊娠部位，可以大大减少持续性异位妊娠的发生。

（王翠霞）

第三节　宫颈妊娠

（一）定义

宫颈妊娠是指受精卵着床于组织学内口水平以下的宫颈管内，并在此处生长、发育的异位妊娠。是异位妊娠中较罕见但危险的一种类型。占异位妊娠的比例近 1%，其发病率 1/8 628 ~ 1/1 000 次妊娠。宫颈妊娠若未早期诊断，或因误诊而行刮宫术，有可能发生危及生命的大出血。近年来，由于研究的深入以及超声技术的不断提高，宫颈妊娠的早期诊断率得到了提高，药物治疗（如 MTX）、Foley 尿管压迫、子宫动脉栓塞等保守治疗变得切实可行，有效提高了宫颈妊娠的疗效及预后，死亡率由 40% ~ 50% 降至 6% 以下。

（二）病因

病因不明，可能与子宫腔内膜损伤、宫腔环境异常、受精卵运行过快或发育迟缓等有关。患者往往有刮宫史、剖宫产史、宫内节育器的使用等病史。

（三）临床表现

典型表现为停经后的无痛性阴道流血，在妇检或刮宫时可能发生大出血；查体时宫颈膨大、紫蓝色着色，宫颈外口可扩张、边缘较薄，子宫正常大小或稍大，质地往往不软。

（四）诊断

确诊往往依靠彩色多普勒超声。根据上述临床表现，血 β - hCG 阳性结合既往患者的宫腔操作史或助孕史，再结合超声特点，多可确诊。宫颈妊娠超声诊断标准：①宫腔空虚；②宫颈管膨大；③宫颈内口下方颈管内可见孕囊，孕囊周围有丰富的血流信号，有时可见原始心管搏动；④宫颈内口关闭。

（五）鉴别诊断

宫颈妊娠容易误诊，需与以下疾病相鉴别：①难免流产和不全流产，子宫大小与孕周相符或稍小于孕周，而宫颈妊娠子宫多正常大小或稍大于正常。彩色多普勒超声显示：宫颈妊娠的孕囊多呈典型的圆形或椭圆形，且孕囊周围有丰富的血流信号，而流产至宫颈的妊娠，其孕囊周围无血流信号，孕囊多呈变形皱缩的锯齿状。80年代以前，宫颈妊娠的诊断率很低，多误诊为难免流产或不全流产。②滋养细胞肿瘤，多伴有肺部或盆腔其他部位的转移灶，且患者多有葡萄胎妊娠史。③子宫血管畸形，亦有可能发生无痛性阴道大出血，但患者血的 $\beta-hCG$ 呈阴性，血管造影可确诊。

（六）治疗

要减少出血，保留患者的生育功能，关键在于早期诊断，早期适当处理。凡确诊宫颈妊娠，严禁直接行刮宫术，必须先杀胚，如药物直接杀胚或栓塞子宫血管阻断血供，待胚胎死亡、局部血液循环不明显后，可以刮宫或期待治疗。

1. 药物治疗　常用药物为甲氨蝶呤（MTX），它能抑制滋养细胞增生，使绒毛变性坏死。全身给药：①单次给药：MTX 50mg/m² 肌内注射。②8日法疗，疗效较肯定，1、3、5、7天用 MTX 1mg/kg 各肌内注射一次，2、4、6、8天用四氢叶酸 0.1mg/kg 各肌内注射一次。局部用药：对孕囊大、血 $\beta-hCG$ 水平高者尤为适用，可作为首选。在超声指引下，将 MTX 30~50mg 注入孕囊，复查超声如仍有胎心搏动，可于孕囊内注入5mmol/L的氯化钾液。注意监测血 $\beta-hCG$ 及孕囊局部血流变化，可酌情行刮宫术，药物治疗失败的高危因素有：①孕周>9周；②血 $\beta-hCG>10\ 000U/L$；③超声可见胎心搏动。

2. 选择性子宫动脉栓塞术（UAE）　以往宫颈妊娠发生危及生命的大出血时，往往选择子宫全切术，近年来，子宫动脉栓塞术能有效阻断子宫的血供，达到有效止血的目的，因此，UAE 作为急诊止血的方案十分有效。栓塞后的子宫动脉约在两周后再通，不影响生育功能。该方法已在大多数有条件的医院广泛使用，对确诊或高度怀疑的宫颈妊娠先行栓塞术再酌情刮宫。目前，在血管栓塞的同时，常向左右子宫动脉各注入 MTX 各25mg，达到阻断胚胎血供和药物杀胚的双重功效，更易使异位绒毛坏死，治疗效果更明显。

3. 宫腔镜下异位妊娠清除术　应严格掌握适应证，以免导致大出血。适应证：①孕龄为4~6周；②阴道流血量不多；③血 $\beta-hCG$ 水平不高（一般<5 000U/L）；④超声未见胎心搏动。宫腔镜的优势在于可直视下明确胚胎着床部位，在直视下将妊娠物清干净，同时可对出血部位电凝止血。

4. 双侧髂内动脉结扎术　由于其操作较复杂且创伤大，现已很少使用。仅适用于大出血紧急情况下、其他方法无效、患者坚决要求保留生育能力的情况下使用。

5. Foley 导管球部压迫止血术　该方法简便、费用低，部分患者止血效果明显，可作为其他方法的辅助治疗，在清宫过程中持续少量出血时，该方法止血效果明显。如在清宫过程中发生大出血时，可用 Foley 导管压迫后，酌情行子宫血管介入术（栓塞术）。

6. 子宫全切术　该方法使患者丧失生育功能，现已很少使用。仅适用于无法控制的大出血时，为挽救患者生命不得以才行子宫全切术。

直接刮宫可引起难以控制的大出血，因此确诊的宫颈妊娠严禁先刮宫，而应在杀胚后再酌情行刮宫术。对疑似病例，可在备血、做好动脉栓塞术或子宫全切术准备的前提下行吸宫或钳刮术。操作过程中如遇大出血，宜停止操作，给予宫缩剂，于宫颈管内填塞纱布止血，如仍出血不止，可急诊行子宫动脉栓塞术，必要时行子宫全切术。如填塞有效，则可行药物杀胚或子宫动脉栓塞术以防再大量出血。因宫颈内膜薄、蜕膜化程度差，妊娠组织易植入宫颈间质导致清宫不全，因此，清宫时常规应在超声监测下进行，以求清宫完全。

综上所述，宫颈妊娠一旦确诊或高度怀疑，严禁直接刮宫，以免造成不可控制的大出血。宜先行药物杀胚或子宫动脉栓塞后，待血 $\beta-hCG$ 下降、超声示胚胎局部血供减少后再酌情行刮宫术，刮宫术应在超声监测下进行，可避免清宫不全和清宫过度。

（王翠霞）

第四节　卵巢妊娠

（一）定义

卵巢妊娠是指受精卵在卵巢内着床、发育，是一种罕见的异位妊娠，占自然妊娠的比率为 1 ∶ 7 000 ~ 1 ∶ 50 000，异位妊娠中有 0.3% ~ 3.0% 的发生概率。近年来，由于辅助生殖技术的广泛开展，其发生率有上升趋势。因临床症状和体征不典型，孕早期易发生破裂大出血，因此应早期诊断、早期治疗。

（二）病因

尚不明确。可能：①与宫腔操作、盆腔手术、盆腔炎症等有关；②与宫内节育器（IUD）有关，IUD 能使前列腺素分泌增加，使输卵管发生逆蠕动，受精卵通过输卵管种植于卵巢皮质、髓质或尚未愈合的排卵孔内；③卵子排出前在卵巢内受精而形成卵巢妊娠。

（三）临床表现

以腹痛为主要表现，腹痛更明显于一般的输卵管异位妊娠，而停经和阴道流血并不突出。体征和辅助检查与输卵管异位妊娠相似。

（四）诊断

由于卵巢妊娠易发生内出血，一般无明显停经史，往往以下腹痛为主要临床表现，容易误诊为其他急腹症如卵巢囊肿扭转、黄体破裂、急性阑尾炎等。由于卵巢妊娠与输卵管妊娠相比，其临床表现无特征性，因此，二者的术前鉴别诊断较困难，最后确诊要靠腹腔镜及病理检查（病检示绒毛着床于卵巢组织内）。因卵巢妊娠发生早期破裂概率高，且破裂后易发生失血性休克，因此，早期诊断尤为重要。有以下表现，应高度怀疑卵巢妊娠：以下腹痛就诊、血 β - hCG 阳性，但无明确的停经史、无明显的阴道流血，超声显示宫内无孕囊，附件区有占位，盆腔有液性暗区。Spiegelberg 的诊断标准为：①输卵管完整并与卵巢分离（无粘连）；②孕囊位于卵巢内；③孕囊由卵巢子宫韧带与子宫相连；④孕囊囊壁可找到卵巢组织。由于取出的标本在运送处理过程中可能存在差异，因此，卵巢妊娠的最后诊断不只是依靠病理诊断，还应结合临床进行综合考虑。

（五）治疗

卵巢组织质脆、缺乏肌性组织，因此易发生破裂，且不易自行止血。卵巢局部血供丰富，一旦破裂出血，往往引起腹腔内大量内出血甚至休克。因此，一旦高度怀疑卵巢妊娠，应尽早手术，可在腹腔镜下行卵巢楔形切除、异位妊娠清除后行卵巢修补术，一般不行卵巢大部切除术，以尽量保留其内分泌及生育功能。

（王翠霞）

第五节　腹腔妊娠

（一）定义

是指位于输卵管、卵巢、阔韧带以外，种植于腹腔内的妊娠，其发生率为 1/30 000 ~ 1/15 000。是一种罕见的异位妊娠，围生儿死亡率高达 75% ~ 95%，先天畸形率高达 50%，胎盘处置不当，可引起大出血。因此对母儿的威胁较大，因无特征性临床表现，不易早期诊断，如处理不及时，可能造成严重后果。

（二）分类及病因

分为原发和继发两种。原发性腹腔妊娠是指卵子在腹腔内受精、种植并生长发育，临床上极少见，大多数腹腔妊娠为继发性：①多继发于输卵管妊娠流产或破裂，孕卵落入腹腔继续生长、发育；②子宫肌壁缺陷（如剖宫产后子宫切口愈合不良、子宫憩室等），妊娠后子宫破裂，胎儿进入腹腔继续生长；③卵巢妊娠破裂，胚胎落入腹腔继续生长、发育。

（三）临床表现

孕早期一般无典型病症，可有下腹痛、阴道少量流血等，孕中期可有突然下腹剧痛或持续下腹痛等，妊娠晚期，胎动剧烈，孕妇常感不适，扪诊时腹壁下可清晰扪及胎儿，并常可触及一实性团块物，即长大的子宫。胎位多为横位，胎先露常高浮，迟迟不入盆。如胎儿存活，在下腹部可清晰听到母体的血管杂音。

（四）诊断

①病史：多数患者年龄偏大，有不孕史，常有可疑的输卵管妊娠流产或破裂史。②上述临床表现、结合以下检查，有助于诊断。B超，是目前诊断腹腔妊娠的有效手段：a. 子宫均匀长大，宫腔内无妊娠囊或胎体反射；b. 羊水液性暗区接近母体体表。妊娠晚期，可行缩宫术激惹试验（OCT），如果不能监测到子宫收缩，则有助于诊断。

（五）治疗

腹腔妊娠一经确诊，应尽早取出胎儿，胎盘是否一并取出，应视情况而定：①胎盘附着于大网膜表面，可切除部分大网膜，同时取出胎盘；②胎盘小部分位于脏器表面，在不影响该脏器功能的同时，行部分脏器切除，如部分小肠切除术，同时一并取出胎儿；③胎盘位于重要的器官（如肝、肠系膜根部）或大血管的表面时，如果强行剥离胎盘可导致严重出血，因此取出胎儿后可将胎盘留置腹腔，胎盘大多能逐渐吸收（但应注意凝血功能），如果发现感染、粘连或肠梗阻，可在胎儿取出后2~3个月开腹取胎盘；④胎儿死亡，胎盘血液循环停止，可考虑取出胎儿的同时，取出胚盘。

由于MTX可能使胎盘组织迅速坏死，可引起严重的并发症，如毒血症，严重者可危及患者生命，因此，严禁使用MTX。

（王翠霞）

第六节　阔韧带妊娠

（一）定义

阔韧带妊娠是指受精卵着床于阔韧带两侧之间并在此生长、发育。可以认为是孕囊在腹膜后生长的腹腔妊娠。

（二）原因

具体原因不明。多数学者认为，阔韧带妊娠是继发于输卵管妊娠流产或破裂，妊娠物脱落种植在阔韧带继续生长、发育。

（三）临床表现

与腹腔妊娠相似，妊娠早期常有腹部疼痛，随着孕周的增加，腹痛可能进一步加重，如果发生破裂出血即有急腹症的相关表现。查体：宫颈常回缩，暴露较困难，患侧穹窿常膨出，双合诊时觉患侧阔韧带增厚或触及包块，如果停经月份超过5个月，腹部检查可发现：子宫轮廓不清，胎心音异常清晰。

（四）诊断

术前很难确诊，如果停经后腹痛明显，应尽早行腹腔镜探查，以尽快得到诊断与治疗。

（五）处理

一旦确诊或高度怀疑阔韧带妊娠，应尽早手术，否则随着妊娠月份的增加，手术剥离胎盘时极易发生不可控制的大出血。因此，在术中应酌情剥离胎盘，如果强行剥离胎盘引起大血时，可将胎盘留于腹腔内让其自然吸收。

（王翠霞）

第七节　残角子宫妊娠

（一）定义

受精卵种植于残角子宫内并生长发育，形成残角子宫妊娠。其发生率很低，1/40 000 ~ 1/10 000。由于残角子宫肌层发育不良，若诊治不及时，常在妊娠中、晚期发生子宫破裂，导致严重的内出血，甚至危及患者的生命。因此，早期诊断、及时处理尤为重要。

（二）病因

子宫是由一对副中肾管发育并融合而成。如果副中肾管中段未合并，仅一侧副中肾管发育为功能较正常的单角子宫，另一侧停止发育，下段缺如而形成残角子宫，它无峡部也无宫颈。分为Ⅲ型：Ⅰ型为残角子宫有宫腔，宫腔与发育较好的单角子宫相通。Ⅱ型为残角子宫有宫腔，宫腔与发育较好的单角子宫不相通，此型最常见，占72% ~ 85%。Ⅲ型为残角子宫无宫腔，仅为一实体的始基子宫，借纤维束与发育侧单角子宫相连。对Ⅰ型残角子宫而言，精子或受精卵从发育侧单角子宫游走至残角子宫内生长而成残角子宫妊娠。对Ⅱ型而言，受精卵经腹腔外游走至残角子宫侧的输卵管，由此运行至残角子宫内生长发育而形成残角子宫妊娠。

（三）临床表现

症状与输卵管异位妊娠相似，可有停经、下腹痛、不规则阴道流血。

妇检：在子宫旁可扪及包块，质地较软，边界清楚，多与子宫相连。

超声检查示：子宫轮廓呈不对称的双角状，妊娠囊周围有正常肌层结构，妊娠侧宫腔与正常宫颈管不相连。

（四）诊断

残角子宫妊娠在破裂前常无明显症状，因此，其早期诊断较困难，过去的诊断率不到5%。近年来随着超声设备的不断改进和超声医生的诊断水平不断提高，其诊断率有所上升。目前，残角子宫妊娠的诊断主要依靠超声特别是阴道超声的协助。

（五）鉴别诊断

残角子宫妊娠易与下述异常妊娠相混：①宫角部或输卵管间质部妊娠（子宫型）：超声提示，孕囊位于宫角部，可向宫外突起，但孕囊外上部肌层较薄或不完整，孕囊内侧与宫腔相通，宫腔形态基本正常，而残角妊娠其孕囊周围的肌层较厚且较完整，孕囊与一侧单角子宫宫腔不相关。②双角子宫单侧宫腔妊娠，超声示：孕囊周围有内膜向宫颈方向延伸，并与之相连，而残角妊娠，其孕囊下缘位置高，其下方没有正常的宫颈（内膜）相连。

（六）处理

残角子宫妊娠，一旦确诊，应尽早治疗。手术特别是腹腔镜手术是最好的选择，宜行残角子宫切除术，并行同侧输卵管切除术，以免该侧输卵管再次发生异位妊娠。如果患者生命体征平稳，某些学者认为可予 MTX 杀胚治疗，但目前已少用，因为即使药物治疗成功，畸形子宫仍然存在，仍有可能再次发生残角子宫妊娠，最终仍需切除残角子宫。

（王翠霞）

第八节 重复异位妊娠

（一）定义

重复异位妊娠是指首次异位妊娠经手术切除或保守性治疗（手术或药物治疗）后，再次发生的异位妊娠，随着异位妊娠的增多，重复异位妊娠的发生率也随之增加。对患者的身心均有一定的影响。

（二）病因

多种原因可引起重复异位妊娠：①盆腔炎、输卵管炎未得到及时控制，引起不同程度的输卵管粘连、变形、瘢痕形成、蠕动障碍、管腔狭窄和内膜损害等。输卵管病变是重复异位妊娠的首要病因，有研究发现，并发输卵管病变（主要为粘连）者其异位妊娠的发生率多达33.3%，无病变者仅为16.3%。追问病史，患者往往有人工流产史、剖宫产史、宫内节育器等宫腔、盆腔操作史。②精神因素：过度紧张、恐惧可能引起输卵管功能的异常而致异位妊娠。③初次性交年龄小于18岁、多个性伴侣、不孕、吸烟、反复阴道冲洗等。

（三）临床表现及诊断

临床表现无特征性，与首次异位妊娠相似。有异位妊娠史，患者本人及医生均有较高的警惕性，因此往往早期得以诊断。

（四）治疗

治疗原则与异位妊娠相似，包括药物治疗、保守性手术治疗、输卵管切除术。①药物治疗，同首次异位妊娠。②手术治疗，开腹手术，因其创伤大，已很少采用。腹腔镜手术因其创伤小、恢复快而被广泛使用，术中如发现重复异位妊娠发生在同侧，建议行该侧输卵管切除，如果患者无生育要求，建议同时行对侧结扎术。3次及以上异位妊娠者，无论有无生育要求，建议切除患侧、结扎对侧输卵管，结扎时尽量靠近宫角，以免发生间质部妊娠，有生育要求者，术后可行 IVF - ET。

（五）预防

重复异位妊娠，有以下预防措施。

1. 重视首次异位妊娠的及时合理治疗　①一旦高度怀疑异位妊娠，应尽早行腹腔镜探查，避免在破裂、出血量明显增加后再手术，此时因出血多、手术时间延长等均可引起盆腔炎发生率增加。即使符合药物治疗的条件，对有生育要求的患者，亦建议尽早行腹腔镜手术。因药物治疗所需时间长，输卵管内包块可能长期压迫输卵管，可能造成输卵管阻塞、粘连、功能障碍等，有报道，药物保守治疗，输卵管内病灶时间最长可达2年未吸收。②手术时应尽量吸尽盆腹腔内积血，特别应清除血凝块，以减少粘连的发生。③保留患侧输卵管时，采用"输卵管外翻点状止血法"，即在线型切开输卵管、清除异位妊娠病灶后，将输卵管（底部）外翻，在暴露管腔内出血点的确切位置后，以双击电凝准确止血，由于仅对出血部位行点状准确止血，避免了盲目电凝对输卵管的严重损伤，易保留输卵管的正常功能。④腹腔镜：相对于开腹手术，腹腔镜有直观、微创的特点，术后患者再粘连发生率减少，可减少再次异位妊娠的概率。术中还可在盆腹腔内注入抗生素、防黏剂，以减少术后粘连的发生。⑤术后常规应用有效抗生素，并适时辅以适当的中药、理疗以提高治疗效果。

2. 选择合适的再次妊娠的时机　首次异位妊娠处理后应尽量彻底治疗盆腔炎症，并避孕一段时间后再考虑怀孕，避孕时间为3~6个月，准备再次妊娠前，应先对输卵管进行再评估。

3. 输卵管的再评估　首次异位妊娠后3个月，可对输卵管进行再评估，方法有腹腔镜探查及子宫输卵管碘油造影，后者因准确率仅60%~70%，多建议直接行腹腔镜探查术进行再评估，术中如发现输卵管病变（如粘连、阻塞等）即可予以解除。有研究报道，再次妊娠前行腹腔镜孕前评估（干预）的重复异位妊娠率仅为3.3%，未干预者发生率高达20%。腹腔镜孕前评估（干预）时发现，盆腔粘连的发生率高达93.3%，粘连程度不同，其中大部分为轻度粘连，这正是造成输卵管通而不畅、异位妊娠的主要原因。

（王翠霞）

第九节　宫内宫外复合妊娠

（一）定义

宫内宫外复合妊娠是指宫内妊娠与宫外妊娠并存，其发生率低，占自然妊娠的 1/3 000 ~ 1/1 500。近年来，随着促排卵治疗和辅助生殖技术的广泛开展，其发生率明显升高，有报道其发生率为自然妊娠发生率的 100 倍。由于宫内、宫外同时存在妊娠，血 β – hCG 值常高于单纯异位妊娠，一旦出现异位妊娠的症状体征，其严重程度往往重于单纯异位妊娠，因此，提高认识、早期诊断、早期治疗是复合妊娠治疗的关键。

（二）病因

①输卵管的机械性损伤；②促排卵药物的应用；③辅助生殖技术的开展，胚胎移植时，如果胚胎数量过多、液体量过多、推注压力过大、移植管末端太靠近宫底等都可以使胚胎进入输卵管，如果同时并发输卵管的病变，其蠕动功能受损，胚胎不能及时回到宫腔而形成异位妊娠。

（三）临床表现

可能同时兼有宫内妊娠及异位妊娠的双重特征，因此临床表现较复杂，血 β – hCG 阳性确诊妊娠后，以下"四联征"可供参考：腹痛、腹膜刺激征、附件包块及子宫增大。

（四）诊断

早期诊断、及时治疗才能改善复合妊娠的妊娠结局，宫内妊娠同时出现上述"四联征"时，应高度怀疑复合妊娠的存在。

超声医生在看到宫内妊娠后容易产生"满足感"，而可能忽略了宫内宫外妊娠的同时存在，因复合妊娠的发生率很低，临床医生在明确了宫内早孕后，不容易或不愿意再考虑可能同时存在的异位妊娠，因此，复合妊娠的临床漏诊率较高。对于早孕、人工流产后出现腹痛、腹膜刺激征、附件包块者，应高度警惕宫内宫外复合妊娠的可能，特别是该患者在促排卵或辅助生殖技术后妊娠者，更应重视，必要时可行腹腔镜探查术。

（五）鉴别诊断

难以同早孕同时并发黄体囊肿（特别是促排卵后）相鉴别，但黄体囊肿时腹痛及腹膜刺激征常较复合妊娠为轻。且复合妊娠的血 β – hCG 往往异常增高，有报道 IVF 移植后 14 天，血 β – hCG > 300U/L时，在排除多胎妊娠后需警惕复合妊娠。

（六）治疗

早期诊断、早期治疗，是改善复合妊娠预后的关键。复合妊娠一旦确诊，患者如果有生育要求，应立即行手术治疗宫外妊娠，如果在腹腔内大出血时才处理异位妊娠，此时可能因失血性休克，在影响患者的同时，胚胎亦因缺血、缺氧而胎死宫内。有报道腹腔镜与开腹手术流产率相近，但因腹腔镜有创伤小、手术时间短等优点，且早孕期 CO_2 对宫内胚胎无影响，因此目前多采用腹腔镜处理异位妊娠。手术操作应由有经验的医生进行。注意：①不能使用单极电刀；②尽量减少带电操作，双极电凝功率不宜太大，电凝时间力求缩短；③可采用异位妊娠局部套扎的方法，清除妊娠组织时最好用超声刀切开输卵管。特别是对于间质部妊娠时，套扎法对宫内妊娠影响更小，且出血较少；④尽量减少对子宫的接触，以免引发子宫收缩，尽量减少接触增大的卵巢组织；⑤冲洗盆腔时必须用温热的生理盐水，以免冷刺激诱发子宫收缩；⑥尽量缩短手术时间（50 分钟内为好），用超声刀行病灶局部切除或患侧输卵管切除，可缩短手术时间，在切输卵管时，尽量多留输卵管的峡部，以减少对子宫的刺激，同时亦可避免对卵巢固有韧带的热损伤而影响卵巢血供；⑦气腹压力 <13mmHg（不易呼吸性酸中毒），术毕充分吸出腹腔

内 CO_2，以减少术后恶心、呕吐的发生。

人工流产或药物流产后，明确的宫内早孕，行人工流产术后才发现的宫外妊娠，此类复合妊娠者，可根据患者的病情，按一般的单纯异位妊娠处理。

（王翠霞）

第十节　辅助生殖技术后的异位妊娠

（一）定义

指发生于辅助生殖技术（ART）后的异位妊娠。随着辅助生殖技术的广泛开展，由其导致的异位妊娠的发生率也逐渐升高。其发生率为 2% ~ 11%，高于所有妊娠中异位妊娠 1% ~ 2% 的发生率。

（二）特点

ART 在导致多胎妊娠的同时，也使在自然妊娠中少见的异位妊娠的发生率增加，这些异位妊娠包括宫内宫外复合妊娠（HP）、单侧输卵管多胎妊娠、双侧输卵管同时妊娠、双侧输卵管切除或结扎术后的输卵管间质部妊娠、子宫壁妊娠、腹腔妊娠、卵巢妊娠等。

（三）病因

在 IVF - ET 过程中，常移植 2 个及以上胚胎，有的胚胎可随移植液进入输卵管，而行 IVF - ET 的患者往往有输卵管的病变，病变的输卵管正常的蠕动功能消失，进入其内的胚胎不能返回宫腔而导致异位妊娠。双输卵管结扎后出现的卵巢妊娠、腹腔妊娠，它们发生的原因可能是结扎后输卵管再通或移植管穿过子宫达卵巢或腹腔所致。

（四）特殊类型

1. 宫内宫外复合妊娠（HP）　已在相关章节讨论，有报道，ART 后，HP 的发生率为自然妊娠发生率的 100 倍，应引起高度重视。特别应强调的是：一般不作后穹窿穿刺，原因是：①穿刺针可能刺激子宫收缩，穿刺时患者紧张也可能引发宫内孕流产；②即使存在大量内出血，后穹窿穿刺也可能抽不到不凝血，原因是：ART 的患者，往往盆腔粘连严重，大部分子宫被粘成后倾固定，盆底多已封闭，道格拉斯陷凹已不复存在，此处亦自然无沉积的血液，因此后穹窿穿刺多为阴性结果，不能以此判断无内出血的存在，以免延误诊断。

2. 双输卵管同时妊娠　由于 ART 移植胚胎的数量一般较多，胚胎可同时着床于双侧输卵管，因此，对于 ART 后的异位妊娠，应仔细检查"正常"侧输卵管，以免漏诊。

3. 单侧输卵管多胎妊娠　很罕见，但在 ART 后的异位妊娠中，也有见报道，提示我们在处理 ART 后异位妊娠时，应仔细检查输卵管的各个节段，以求一次彻底解决异位妊娠。

4. 双侧输卵管切除或结扎术后的输卵管间质部妊娠　由于间质部为输卵管通入子宫壁内的部分，狭窄而短，长约 1cm，在行输卵管切除时，为减少对子宫及卵巢固有韧带的（热）损伤，间质部常被保留；在行输卵管结扎时，结扎部位常规选在峡部，因此，无论是结扎还是切除输卵管，间质部仍然存在，受精卵仍可在此种植发育。在 ART 中，间质部妊娠的发生率较自然妊娠周期为高，前者为 7.3%，后者为 2% ~ 3%。其可能原因为：移植胚胎时，移植管位置过深，可将胚胎直接置于输卵管开口处或直接移入输卵管；移植液过多或液体本身的静力作用，可将胚胎带入输卵管。因此，对保留下的间质部应进行处理，最简单直接的办法是，在腹腔镜下对余留的峡部及间质部进行电凝，使其管腔闭合，可使间质部妊娠的发生率大大下降。

5. 子宫肌壁妊娠　在行 IVE - ET 时，移植管刺入子宫肌壁，胚胎着床于子宫肌壁并生长、发育，妊娠不在宫腔内，与宫腔、输卵管均不相通。临床表现：症状为持续下腹痛，妇检时子宫上有压痛的包块，如果发生破裂，则有急腹症的表现。术前确诊有困难，有赖于超声检查：确诊妊娠后，超声示宫内、输卵管内均无孕囊，于子宫肌壁间探得孕囊样信号，即应高度怀疑或拟诊子宫肌壁间妊娠。治疗：手术清除妊娠，修补子宫，子宫破损严重者可行子宫次全切除术。

6. 输卵管妊娠或腹腔妊娠　多为 IVF - ET 时，移植管穿出子宫，孕卵种植于卵巢或腹腔内，已在相关章节讨论。

总之，随着 ART 技术的广泛开展，一些罕见的异位妊娠发生率明显增高，因此，对于 ART 后的异常妊娠，应高度警惕自然妊娠中罕见的异位妊娠，以降低漏诊、误诊率，达到早期诊断、早期治疗、改善预后的目的。

（王翠霞）

第十一节　剖宫产后子宫瘢痕处妊娠

剖宫产后子宫瘢痕处妊娠（cesarean scar pregnancy，CSP）是指孕囊、绒毛或胎盘着床于既往剖宫产子宫切口瘢痕处，妊娠物完全或部分位于子宫腔外，周围被子宫肌层或纤维结缔组织所包绕，是一种特殊类型的异位妊娠。由于瘢痕处肌层菲薄，结缔组织及血管增生，随着妊娠的进展，绒毛与子宫肌层粘连、植入，严重者可穿透子宫造成子宫破裂。CSP 与宫内早孕、先兆流产、不全流产、宫颈妊娠、子宫峡部妊娠等症状相似，常因误诊为宫内孕行人流术或刮宫术时引发难以控制的大出血，为挽救患者生命而行子宫切除术，使年轻患者失去生育能力，严重危及女性身体健康，是一种危险的妊娠类型。近年来，CSP 与正常妊娠的比例为 1 : 1 800 ~ 1 : 2 216，在剖宫产史妇女中的发生率为 0.15%，占所有异位妊娠的 6.1%。由于剖宫产率的升高，以及现代诊断技术和对该病认识的提高，CSP 的病例逐渐增多，其诊断和处理受到临床医生的日益关注。

（一）病因

导致受精卵在剖宫产子宫切口瘢痕处着床的机制目前尚不清楚，多数学者认为 CSP 的发生原因可能与以下因素有关：

（1）由于剖宫产引起瘢痕部位子宫内膜间质蜕膜缺乏或有缺陷，受精卵在此着床后，常发生底蜕膜缺损，滋养细胞可直接侵入子宫肌层，并不断生长，绒毛与子宫肌层粘连、植入甚至穿透子宫浆膜层。

（2）剖宫手术中切口缝合错位及感染、愈合不良、瘢痕组织形成缝隙或空洞，或人流后损伤，切口瘢痕裂开，孕卵或滋养细胞通过微观可见的裂隙，种植在有缺陷的瘢痕处。

（3）子宫内膜炎、子宫蜕膜发育不良，受精卵着床后可能因血供不足，绒毛部分伸展到子宫下段切口疤痕处甚至达宫颈部位。因峡部管腔狭窄不利于孕囊的发育，常发生早期流产或不规则阴道流血。

（二）分型与结局

根据妊娠组织与瘢痕部位的关系，Vial 等将 CSP 分为内生型和外生型。确定剖宫产瘢痕妊娠的分型对临床处理具有重要意义。经阴道彩色超声多普勒检查或 MRI 检查可以明确 CSP 的临床分型。

1. 内生型　随着妊娠进展，子宫峡部或宫腔妊娠的羊膜囊种植于子宫下段切口瘢痕处，个别形成低置或前置胎盘，其结局可进展为活产；由于瘢痕处缺乏肌纤维，不能有效止血，植入部位大出血风险增高。

2. 外生型　妊娠囊种植在剖宫产切口瘢痕部位，深入瘢痕处肌层生长，在妊娠早期即可导致子宫破裂或大出血。即使诊断明确，但治疗相对棘手。

（三）病理

内生型与外生型剖宫产后瘢痕处妊娠的临床及病理特点不同。剖宫产后瘢痕处肌层内有缝隙存在可能是 CSP 发生的主要原因。确诊依赖于病理组织学检查。病理学检查见瘢痕处子宫平滑肌组织不完整，失去连续性，平滑肌细胞间连接不紧密，肌层组织中有缝隙存在，绒毛存在于缝隙中，出现这种缝隙的外生型剖宫产瘢痕妊娠患者比例明显高于内生型。

（四）临床表现

临床表现无特异性。患者既往有剖宫产史，此次起病有停经史，无或有阴道少量流血，可伴有轻微下腹痛；子宫破裂者伴有剧烈腹痛，或出现血压下降、心率增快等失血性休克症状。早期妊娠若被诊断为宫内孕或宫内孕流产行人流术或清宫术，则可表现为术中大出血或术后持续出血。妇科检查宫颈形态正常，子宫下段或峡部膨大增粗。

（五）诊断与鉴别诊断

超声是诊断本病的可靠方法。经阴道彩超可清楚地显示宫腔、宫颈内口以及局部肌层的形态、回声等改变，尤其是子宫纵切面声像图可直接显示孕囊与子宫剖宫产切口的关系，并可观察孕囊周边血流情况，为切口瘢痕妊娠提供客观可靠的诊断依据，故对有剖宫产史的早孕患者应常规行超声检查，尽早地了解子宫切口瘢痕处的血流情况，可提高 CSP 的诊断率，减少误诊。超声检查特征为子宫增大，内膜增厚，回声均匀，孕囊位于子宫峡部前壁，与膀胱之间肌层组织菲薄甚至消失，仅存浆膜层，宫腔内可能有或无孕囊。Godin 等提出 CSP 的超声诊断标准：①宫腔内无妊娠囊；②宫颈管内无妊娠囊；③子宫峡部前壁见妊娠囊生长发育；④妊娠囊与膀胱壁间的肌层组织有缺陷。这一标准适用于大多数 CSP 的诊断，但对于少数 CSP，妊娠早期首次检查时妊娠囊位于瘢痕处，妊娠囊快速发育，向宫腔方向生长，随访检查时发现妊娠囊部分位子宫腔内或宫颈管内，可继续生长至孕中、晚期，而一部分妊娠组织仍位于瘢痕处，此种情况下极易忽略 CSP 的存在而导致漏诊或误诊，故应重视 CSP 并非宫腔内一定无妊娠囊，但必须有一部分妊娠物位于瘢痕处，此时尤需注意与宫内妊娠鉴别。

CSP 易与下列疾病混淆，应注意鉴别：

1. 宫颈妊娠 患者可有或无剖宫产史。妇科检查见子宫颈膨大呈桶状，宫颈外口松弛，扩张膨出，外翻，着色明显。阴道超声提示子宫内膜线清晰，宫腔内无妊娠囊，妊娠囊着床于宫颈管内，即在子宫颈内口水平以下，宫颈内口关闭，宫颈外口部分扩张。

2. 子宫峡部妊娠 患者可无剖宫产史，可能有多次人流史，宫颈形态和长度正常，子宫下段膨大，阴道超声提示妊娠囊着床于子宫峡部前壁、后壁或侧壁，妊娠囊向宫腔方向生长，一部分位于子宫峡部；宫颈管存在且闭合，宫腔上 1/2 空虚；子宫峡部妊娠可持续至妊娠中、晚期，但常因前置胎盘出现一系列并发症。

3. 先兆流产 患者可无子宫下段剖宫产史；孕期有少量阴道流血，超声提示妊娠囊位于宫腔内，可见胎心搏动。

4. 难免流产 患者可无子宫下段剖宫产史；在先兆流产的基础上，阴道流血量增多，阵发性下腹痛加剧；妇科检查见子宫颈口扩张，有时可见胚胎组织或胚囊堵塞于子宫颈口内。超声检查提示孕囊位于子宫峡部，胎囊变形，胎儿多已死亡，无心管搏动，宫颈管及内口已开放，超声血流显示胚囊周围血流信号不丰富。

5. 妊娠滋养细胞疾病 患者可无剖宫产史，有葡萄胎史或流产、分娩史，血清 hCG 异常升高，可持续升高或不降；经阴道彩色多普勒血流成像显示病灶内部异常丰富的低阻血流信号，而瘢痕妊娠包块内部常常无血流信号，包块周边有低阻血流。

（六）治疗

治疗目的：杀死胚胎，排除妊娠囊，保留生育功能。选择治疗方案需根据瘢痕妊娠的部位、与子宫的关系、妊娠囊侵入子宫肌壁的深度、血 hCG 的水平、彩色超声显示病变部位的血流状况、阴道出血量的多少以及患者对生育的要求和经济状况等综合判断，强调个体化的治疗。治疗方式有全身或局部药物治疗、选择性子宫动脉栓塞术、负压吸宫术、子宫局部病灶切除术及子宫全切术。

1. 药物保守治疗 用于治疗异位妊娠的药物如 MTX、米非司酮、结晶天花粉、高渗葡萄糖及氯化钾等均可用于治疗 CSP。用药方式可采用全身、局部给药或联合全身及局部给药。全身用药时妊娠组织吸收缓慢，可能与妊娠囊被纤维瘢痕组织包绕血运较差有关。局部给药不仅可提高局部血药浓度，同时减少了全身用药的不良反应。全身用药方法可参照异位妊娠药物治疗。局部用药可通过腹腔镜下监测或阴道超声引导行孕囊穿刺、局部注射 MTX，同时给或不给氯化钾、高渗葡萄糖。药物治疗的优点为避免手术创伤，不足之处是孕卵吸收及 hCG 下降缓慢，需长时间随访，并且治疗过程中仍有子宫大出血、切除子宫的可能。故药物治疗前需常规履行保守治疗风险及预后的告知义务，治疗中密切观察生命体征，动态监测血hCG，要及时调整治疗方案。Haimov - Koclunan等提出非侵入性治疗应选择合适的病例，孕周最好不超过6~8周，超声显示无心管搏动。此外，药物治疗即使成功，也可能会遗留子宫瘢痕的缺损，将来可能再次发生剖宫产瘢痕种植，未修补的瘢痕裂口对未来妊娠的影响有待于进一步探讨。

2. 介入治疗 有条件的医院，可采用选择性子宫动脉栓塞和（或）化学药物治疗CSP及大出血，可迅速有效止血，保留子宫，并为后续治疗创造条件。栓塞术中采用子宫动脉内灌注MTX，提高病灶局部的药物浓度，增强杀胚效果，使胚胎组织坏死变性，甚至自然脱落。联合双侧子宫动脉栓塞可延长局部药物作用时间，使胚胎发生缺血缺氧，促其死亡，对因流产阴道大出血或盲目行清宫术中大出血患者可快速止血，达到抢救生命的目的。术后可酌情行清宫术，有效降低清宫术的难度和风险，也可联合药物、手术或期待治疗；子宫动脉栓塞治疗缺点是费用较高，且在无相应设备的基层医院，难以普及。故对可疑CSP但本院缺乏相应治疗经验和医疗设备者应及时转诊。

3. 手术治疗 主要有清宫术、子宫局部病灶切除术和子宫切除术等。

（1）清宫术：仅在有适宜病例并有急救准备的情况下使用。若妊娠囊侵入瘢痕处较表浅，或大部分凸向宫腔时，可在超声或腹腔镜监测下进行清宫术。对于药物治疗和子宫动脉栓塞后，决定是否行清宫术，应依据子宫前壁瘢痕处肌层厚度、血hCG的水平具体而定。如果妊娠组织与膀胱之间的肌层很薄，或妊娠组织已凸向膀胱，血hCG水平下降不明显者不宜行清宫术。清宫术多用于局部化疗后或子宫栓塞治疗后阴道出血减少、血hCG下降明显、超声检查妊娠物直径小于3cm、其边缘距浆膜层大于2mm、彩超示病灶部位血流不丰富的患者。

（2）子宫局部病灶切除术：如病灶较大，子宫肌层薄，超声提示血供丰富时，可选择开腹或腹腔镜下子宫峡部切开，清除妊娠病灶，切除子宫瘢痕，修补子宫。该方法的优点为在保留子宫的同时，提供了去除妊娠病灶、修补子宫缺损的机会，避免再次瘢痕部位妊娠。

（3）全子宫或次全子宫切除术：对于没有生育要求、局部病灶切除困难、药物治疗无效、难以控制的阴道出血，可考虑行全子宫或次全子宫切除术。多数情况下是误诊为正常位置妊娠行人工流产术或清宫术时发生致命性大出血，甚至子宫破裂时采用，是为挽救患者生命而采取的紧急措施。

随访监测：血清hCG的随访对治疗方案的选择、调整和估计预后具有重要的指导意义。药物治疗后hCG恢复正常的时间可长达数周甚至数月，而包块消失的时间可需一年以上。应警惕的是药物治疗期间或治疗后，即使hCG值明显降低或降至正常，若妊娠部位包块未消失，仍有大出血的可能，故治疗后随访时间应持续至hCG下降至正常和包块消失。

（七）预防

由于剖宫产后子宫瘢痕处妊娠可造成子宫破裂、致命性大出血，甚至死亡等严重后果，故预防和早期诊断尤为重要。

（1）控制剖宫产率，严格掌握剖宫产指征。

（2）重视产后避孕指导，告知产妇术后需采取切实有效的避孕措施，降低意外妊娠率。

（3）提高子宫切口缝合技术，防止切口感染。

（4）有剖宫产史的妇女再次妊娠时，应引起高度重视，及早进行超声检查，力争早期诊断，正确治疗，把风险降到最低。

（韦翠银）

第十二节 其他

（一）腹膜后妊娠

腹膜后妊娠极为罕见，目前国内外仅见极少的个案报道。腹膜后异位妊娠根据其发病机制可以分为两类：①继发妊娠：受精卵经输卵管脱落到腹腔并着床在后腹膜表面生长，因腹腔肠袢挤压，使孕卵向腹膜后生长并侵蚀其周围血管，易破裂出血形成腹膜后血肿；②原发妊娠：孕卵经血管淋巴管停留在腹膜后种植生长。腹膜后妊娠的诊断依据包括：①停经史，以突发腹痛或（和）腰背痛为主诉，无外伤史；②下腹轻压痛和反跳痛，若妊娠组织侵蚀后腹膜致破裂可表现出内出血体征；③血 β-hCG 升高；④影像学（包括超声、CT 或 MRI 等）证实腹膜后占位，甚至探及妊娠组织；宫内外未发现孕囊，双附件无明显肿物，腹腔无或有少量积液；⑤术中证实单纯腹膜后血肿或妊娠组织。腹膜后妊娠可采用手术治疗，既可明确诊断，又可清除血肿，达到彻底止血的目的；若腹膜后血肿较大，且与周围组织（腹主动脉、腔静脉等）粘连严重，估计手术困难，且无活动性出血、病情稳定者，可应用 MTX、米非司酮等抑制滋养细胞药物行保守治疗，所报道病例均取得满意效果。

（二）子宫壁妊娠

子宫壁妊娠又称子宫浆膜面妊娠，是一种少见的异位妊娠，指受精卵在子宫肌层内着床、生长发育。子宫壁妊娠可能与以下因素有关：①子宫内膜缺陷：多次宫腔操作史、剖宫产史或宫内节育器放置史；②子宫内膜炎症：炎症使部分浆膜破坏形成缺损，受精卵游离出输卵管，在盆腔内游走，从子宫浆膜缺损处植入肌层内；③IVF-ET 操作过程中遇到困难，误将胚胎植入子宫肌层；④妊娠并发子宫腺肌症：胚胎可能随子宫内膜植入肌层内。

临床表现为停经、不规则阴道流血、血 β-hCG 升高。患者多因 B 超监测下多次清宫不成功就诊。术前诊断极为困难，本病如不及时诊治可导致子宫破裂。子宫破裂多发生于停经 11~30 周，临床表现与输卵管妊娠破裂相似。一般无活婴，仅 1 例国外报道子宫壁妊娠获活婴。诊断应依据病理所见：①大体：妊娠组织位于子宫肌壁间，与宫腔及输卵管开口均不相通，子宫上没有小囊，也没有憩室，也无先天畸形；②镜下：肌壁内病灶可见新鲜或陈旧绒毛组织，滋养细胞浸润肌层。MRI 诊断准确性较超声高，可为术前临床诊断提供很好依据。

处理原则是手术清除妊娠，修补子宫，如宫壁破损严重需作子宫切除，可行开腹或腹腔镜手术，也可经阴道局部注射 MTX 行保守治疗。

（三）子宫小囊妊娠

子宫小囊妊娠是子宫肌层局部扩张的结果。它是一种妊娠特有疾病，3 000 例妊娠患者中可能发生 1 例。关于子宫小囊妊娠的发病原因亦存在多种假说：15% 女性为后位子宫，通常在妊娠 14 周之前会自发转为前位。当由于极度粘连或其他原因致宫底无法转为前位并且不能随妊娠月份增大上升至腹腔时，其局限在狭小的骨盆腔内导致子宫向前或向后折叠并扩张即形成小囊，小囊肌层虽然薄弱，但仍由三层完整结构组成。此时子宫颈被极度拉长并上升至耻骨联合后上方压迫膀胱、输尿管造成患者尿潴留、双侧肾盂积水等。子宫小囊妊娠可能致自然流产、死胎、胎儿生长受限和早产等。早期诊断困难，处理应根据患者的孕周综合考虑。早孕期间发现子宫小囊可以尝试使用手指或肠镜加压改变宫底位置，中孕期间密切随访，由于宫颈的特殊位置其临产后难以扩张，为防子宫破裂通常采用剖宫产终止妊娠。因膀胱、宫颈和胎儿的异常位置，手术时应避免损伤膀胱甚至误行子宫切除。

（四）子宫憩室妊娠

子宫憩室可分为真性及假性两种，前者为先天发育畸形所致，后者常因医源性子宫壁损伤，如剖宫产、人流术等操作所致。憩室可位于子宫壁，亦可位于宫颈，卵圆形，大小不一，小至 1~2mm，大至近 20cm，开口于宫腔，其内膜与宫腔内膜相连。子宫憩室罕见，妊娠并发子宫憩室更为罕见，而子宫憩室内妊娠至今仅见数例报道。国内通常因 B 超监测下反复人流失败而发现，术前诊断困难，其结局有破裂、流产及继续妊娠等数种，主要根据憩室口大小、憩室壁的厚薄及孕卵发育本身的大小而决定。因子宫憩室妊娠行人流术中出血较多，故可先采用抑制滋养细胞药物，并在 B 超或宫腔镜监测下清宫。

（五）阴道妊娠

阴道妊娠极为罕见，目前国内外仅见数例报道。根据其发生机制可分为两类：一类发生在子宫切除后的阴道残端上，原因可能为阴道残端与腹腔存在瘘管，受精卵游走至此着床；另一类发生于尿道阴道隔的间隙内，国内两例阴道妊娠均属于该类，包括一例因破裂致失血性休克。

（六）脾脏妊娠

脾脏妊娠属腹腔妊娠中的一种少见类型。与腹腔妊娠相同，脾脏妊娠亦可分为原发与继发两类，并遵循 Studdiford 原发腹腔妊娠的诊断标准：①输卵管及卵巢外观无异常并且无近期损伤证据；②无子宫胎盘部位瘘管形成；③当妊娠＜12 周时仅于腹膜表面发现妊娠组织；继发通常是由于输卵管或卵巢妊娠流产或破裂所致。患者常因上腹剧烈疼痛就诊，且常首诊于外科，多表现为突发左上腹疼痛并放射至左侧肩部，绝大部分患者伴腹腔内出血并失血性休克。术前多能诊断为异位妊娠破裂但较难明确部位，或考虑脾破裂但无确切诱因。术前诊断困难，目前确诊均通过剖腹或经腹腔镜探查并最终经病理证实。脾脏妊娠破裂发生时间通常为孕 6~8 周，并且孕囊大小集中于 2.0~3.5cm，但亦有妊娠 24 周，胎儿长到 30cm 者。妊娠囊可着床于脾脏上极至下极的任何部位，甚至脾门。处理应根据患者 β - hCG 水平，绝大部分患者接受了脾切除术，仅极少患者行药物保守治疗成功。对于 β - hCG 水平较高，宫内及附件区未发现占位者，可考虑行腹部 B 超、CT 或 MRI 协助早期诊断，为保守治疗提供可能。

（七）肝脏妊娠

肝脏妊娠亦属腹腔妊娠，由于肝脏血供丰富，利于胚胎的发育和生长。国内 11 例报道均为早孕及中孕早期患者，多因肝脏妊娠破裂致腹痛及失血性休克就诊于外科，术中探查孕囊及胎盘多位于肝右叶下缘。肝脏妊娠破裂通常出血凶猛，由于该处血供丰富，胎盘种植范围广，往往给胎盘处理带来困难。处理包括：①将胎盘留在原处，术后予 MTX 或米非司酮保守治疗，或采用介入栓塞，并严格随访；②切除包括胎盘在内的部分肝叶，并修补肝脏。试图强行剥离胎盘时，易引起难以控制的大出血致休克甚至死亡。

国外有肝脏妊娠保守期待治疗的系列个案报道，患者在医疗机构内密切观察至 34 周左右胎儿可存活时，剖腹娩出胎儿，胎盘酌情处理，术后母儿平安。

（八）子宫峡部妊娠

子宫峡部妊娠是指孕卵种植于组织学内口以上，解剖学内口以下的峡部，其不同于宫颈妊娠，后者孕卵种植于组织学内口以下的宫颈黏膜，但由于两者着床部位毗邻，其临床症状及体征相似。子宫峡部妊娠多见于瘢痕子宫、多次宫腔操作致子宫内膜缺如及瘢痕形成。亦有部分患者会由于受精卵游走过快或发育迟缓降至子宫峡部着床。因此，子宫峡部妊娠包括部分剖宫产术后子宫瘢痕处妊娠。子宫峡部妊娠常有少量阴道不规则流血、腹痛等不适，易与先兆流产、稽留流产等相混淆。若 B 超提示：①子宫腔内无胚囊；②子宫下段膨隆，其内可见胚囊或不均质强回声；③彩超提示该处血流丰富，应考虑到子宫峡部妊娠的可能性。子宫峡部妊娠盲目清宫可能致难以控制的大出血，常见保守治疗方法包括：MTX局部或全身使用，米非司酮治疗后再行清宫。现通过子宫动脉栓塞术及术后清宫或结合宫腔镜治疗达到满意效果，减少了出血及子宫切除风险。

（九）子宫角妊娠

子宫角妊娠（简称宫角妊娠）是指孕卵附着在输卵管口近宫腔侧或在输卵管间质部，但向宫腔侧发育而不在间质部发育。严格来说，子宫角妊娠属宫内妊娠，不属于异位妊娠。宫角妊娠与输卵管间质部妊娠较难鉴别，但前者胚胎向宫腔内生长，同侧圆韧带被推向外侧，后者胚胎向宫腔外生长，同侧圆韧带在块物内侧。

宫角妊娠占异位妊娠中的 2%~4%，每 2 500~5 000 例活胎中见 1 例宫角妊娠。其临床症状出现时间较普通输卵管妊娠晚。患者通常在妊娠 12 周左右，诉严重腹痛，可伴阴道流血，子宫不对称性增大，如孕早期不发生流血，上述症状到孕中期可消失。Jansen 等提出诊断标准为：①腹痛伴有子宫不对称性增大，继以流产或阴道分娩；②直视下发现子宫角一侧扩大，伴圆韧带外侧移位；③胎盘滞留在子宫角部。符合上述任何一项即可考虑为子宫角妊娠。

一般诊断为宫角妊娠，胚胎存活，圆韧带向外侧移位，覆盖在胚囊的子宫肌层组织健康，可继续妊娠，但须严密随诊，孕期易出现胎位异常、胎膜早破等。分娩时可因不协调宫缩导致难产，胎盘滞留在一侧宫角内是其特点，多需人工剥离，产后出血较正常分娩多。一部分宫角妊娠可在妊娠早、中期发生破裂，因宫角处血运丰富，一旦破裂，出血较多，甚至危及生命。

随着早孕期 B 超检查的普及，未破裂型宫角妊娠增多，腹腔镜逐渐成为诊断的金标准。患者症状轻，血 β - hCG < 3 000mIU/mL 者可考虑药物保守治疗。手术治疗趋于保守，腹腔镜下切开宫角取胚、宫腔镜直视下钳取妊娠组织或腹腔镜直视辅助下清宫等方式都成为满意的保留生育功能的选择，术前术后配合抑制滋养细胞药物等治疗，效果更佳。但宫角妊娠破裂或人工剥离胎盘后出血不止者，仍应首先考虑切除该侧宫角和输卵管。宫角切除前使用套扎或吻合方式可明显减少出血。

（十）子宫切除术后异位妊娠

子宫切除术后异位妊娠罕见，目前共数十例报道。大部分发生在阴式子宫切除术后，亦可发生在部分子宫切除或子宫次全切除术后。

根据妊娠时间，可将子宫切除术后异位妊娠分为早期和晚期两类。早期异位妊娠是指妊娠发生于子宫切除术前，即精子已进入输卵管或此时已受精，子宫切除术使输卵管近端被结扎，受精卵正常去路被阻断，孕卵在输卵管内着床致异位妊娠。早期异位妊娠患者通常因术后腹痛就诊，由于已行子宫切除术，因此就医时首诊通常排除妊娠，而被作为手术后并发症，如断端血肿、感染或肠梗阻等进行治疗，至异位妊娠流产或破裂行手术探查时明确诊断。子宫切除术后数月至数年后妊娠者为晚期异位妊娠，精子可能经宫颈管或阴道顶端小的瘘管状管道进入腹腔，特别是阴道顶端有持久性肉芽组织。罕见入口是脱出的输卵管。晚期异位妊娠可在输卵管内、阔韧带、膀胱阴道间隙或腹腔生长。子宫切除术前应确定经后无性生活史，手术时间最好选在月经干净 3 ~ 7 天，以尽量排除妊娠的可能性；在治疗持久存在的肉芽组织时，要注意阴道断端的腹腔愈合情况，必要时做活检排除输卵管脱出，对预防晚期异位妊娠可能有一定好处。

（十一）持续性输卵管妊娠

持续性输卵管妊娠是由于近 20 年来输卵管妊娠保守性手术增多，特别是应用腹腔镜治疗输卵管妊娠的广泛开展，出现的一种新的手术并发症。其定义为：①输卵管妊娠保守性手术后血 β - hCG 水平下降缓慢或上升；②手术侧输卵管内残留存活的滋养细胞；③部分患者因腹痛或内出血需药物或手术治疗。输卵管妊娠时滋养细胞往往向肌层内浸润性生长，正常情况下，保守性手术时大部分滋养细胞组织被清除，残留少量滋养细胞常自行坏死被吸收，如残留较多或持续生长则导致持续性输卵管妊娠。

持续性输卵管妊娠的高危因素包括：孕龄、盆腔粘连、术前 hCG 和黄体酮水平、滋养细胞活性及手术方式。术前若 hCG、黄体酮及抑制素 A 水平高，说明滋养细胞活性好，术后易发生持续性异位妊娠。保守手术时应注意着床部位的彻底清理。输卵管膨大处主要内容为血块和妊娠物，而真正的滋养细胞侵入部位在该处的近子宫端。因此作线形切开术时，切口应足够长，并注意冲洗和探查病变部位的近子宫侧。现多数学者已不主张采用伞部挤压术。术后血 β - hCG 水平变化成为良好的监测指标。hCG 下降至正常所需时间不一，研究也得出不同的预测结论。术后 3 天 β - hCG 下降值≤55％时，可预测持续性输卵管妊娠的发生。

治疗应根据患者的临床症状、hCG 变化具体选择，包括化疗、手术和期待疗法。化疗多采用全身 MTX 给药，一般可获得较好疗效，极少数患者保守治疗效果不佳再次行患者输卵管切除术。

（十二）多胎异位妊娠

多胎异位妊娠包括两种形式：宫内宫外复合妊娠和宫外多胎妊娠。宫外妊娠可发生在输卵管、卵巢、阔韧带、腹腔等处，但输卵管内多胎妊娠较多见。而单侧输卵管内双胎妊娠多于双侧输卵管内妊娠。多胎异位妊娠的危险因素包括：既往异位妊娠病史、吸烟、辅助生殖技术、促排卵和输卵管损伤（盆腔炎性疾病、子宫内膜异位症或输卵管手术史）。而在宫内宫外复合妊娠中，IVF 是最重要的危险因素。

多胎异位妊娠与单胎异位妊娠临床表现相似，但诊断多在异位妊娠破裂致腹痛或内出血时明确。对于宫内宫外复合妊娠及双侧输卵管妊娠，往往因为已发现一个妊娠部位而忽略对其他部位的仔细检查，因此对于疑异位妊娠者，B 超应仔细探查双侧附件及宫腔。

治疗包括 3 种方式：期待观察、药物治疗及手术治疗。但多胎异位妊娠期待观察的指征目前尚不明确；而包括 MTX 在内的药物治疗方法亦少见成功报道。当宫内宫外复合妊娠时可利用氯化钾或高渗糖水局部注射异位妊娠病灶，可取得满意效果。手术治疗亦是大多数学者的共识，包括经腹或经腹腔镜异位病灶清除术或患侧输卵管切除术等术式，术后宫内胎儿妊娠至足月分娩的病例仍有报道。

（十三）双侧输卵管同时妊娠

双侧输卵管同时妊娠罕见，估计发生率为 1 ∶ 30 000 次妊娠，术前诊断困难，多数超声仅诊断单侧病变，易误诊误治。双侧输卵管妊娠可以是同时两个胚胎分别位于各侧输卵管内，也可以是同期复孕，即同一时间排出两个卵子被两次不同机会的性交排出的精子受精，但也可能是在两个月经周期内先后两次受孕，分别于两侧输卵管内着床。随着辅助生殖技术的增多，该病的发生率亦逐渐增高。双侧输卵管同时妊娠处理棘手，期待观察及药物保守治疗较难取得满意效果。由于双侧输卵管均有病变，因此应根据患者有无生育要求慎重选择手术方式。该病提示影像学医师应仔细探查子宫及双附件，临床医师在异位妊娠手术时必须检查对侧附件以免漏诊。

（十四）输卵管葡萄胎妊娠

输卵管葡萄胎妊娠偶有报道，几乎没有术前诊断者，多由于输卵管妊娠破裂行手术术后病检提示为葡萄胎。绝大多数为良性，也有输卵管间质部侵蚀性葡萄胎的报道。该病症状明显，且血 hCG 显著高于一般异位妊娠，B 超对该病可有所提示。治疗方面，患侧输卵管切除是首选方法，但该病如何随访，术后恶变率，是否需预防性化疗还需进一步探讨。

（韦翠银）

第八章

妊娠特发性疾病

第一节　仰卧位低血压综合征

仰卧位低血压综合征（supine hypotensive syndrome，SHS）也称为主腔静脉压迫综合征（aortocaval compression syndrome），尽管最早可在妊娠 16 周左右发生该综合征的系列表现，但大多数发生在妊娠晚期，由于妊娠增大的子宫压迫下腔静脉使回心血量减少，继而出现呼吸困难、血压下降、脉搏快而弱、头晕、恶心、呕吐、出汗、胸闷、面色苍白、出冷汗、心跳加快及不同程度血压下降，当转为侧卧位后，上述症状即减轻或消失的一组综合征。也可能无明显的临床表现。严重者可危及母儿的生命。

关于仰卧位低血压综合征的发生率，各家报道不一，低者为 1%～2%，高者达 30%。范围如此之大，分析其原因主要与统计方法不同有关，低者仅报道重症患者，高者将轻症也统计在内。

一、发病原因

（1）孕周与发病的关系：本征多在 28 孕周后发生，32～36 孕周时最明显，接近预产期时，由于胎头衔接入盆，对下腔静脉压迫减轻，故较少发病，程度亦轻。随着胎儿不断增大，仰卧时，增大的子宫压迫下腔静脉，使盆腔和下腔静脉的血液回流受阻，到达心脏的血液骤减，导致心排血量迅速下降，血压随之降低。

（2）仰卧持续时间与发病关系：从仰卧位到出现本综合征所需要的时间称潜伏期，此期短者 1 分钟，长者 10 多分钟，大多在 7 分钟左右发病。潜伏期的长短可能与孕妇的侧支循环情况及心肺代偿功能等因素有关。

（3）增大的子宫还会压迫横膈，引起迷走神经兴奋，使心跳减慢，心脏血管扩张，同样导致血压下降。临床上发现多胎妊娠、羊水过多症等子宫异常增大的患者更易患本征，也提示其发生与下腔静脉受压有关。因此，又有人称其为下腔静脉综合征或体位性休克。

（4）妊娠晚期，子宫本身的用血量约占全身的 16.67%，也会使返回心脏的血量减少，继而血压下降。偶见于腹腔巨大卵巢肿瘤者，一般认为主要与孕妇体位有关。妊娠晚期子宫增大，如取仰卧位，增大的妊娠子宫可压迫下腔静脉，使下腔及盆腔内静脉回流受阻，回心血量减少，右心房压下降，心搏出量随之减少，从而引起血压下降，出现休克的一系列表现。

（5）与精神、神经性因素以及神经丛受刺激有关：人的血压高低，与心脏排出血量、循环血容量、血管外周阻力、血液黏稠度、血管弹性等因素有关，而这些因素又受到神经系统的调节。

（6）临产与否和发病的关系：孕妇已临产，特别是已进入活跃晚期以后，极少发生本征，临产后产妇的交感神经紧张亢进，末梢血管阻力增强。此时胎头多已嵌入盆腔，且宫缩时子宫被前举，对下腔静脉压迫减轻，宫缩时产妇下肢多屈曲，也能改善下肢血液回流，此外产程中产妇呼吸加深加快，胸腔内静脉压可转呈负压，更有利于静脉回流，故产时不易发生本征。

（7）剖宫产手术麻醉方法与发病的关系：硬膜外麻醉下剖宫产术较局麻下施术更易发生本征，其机制除血管扩张因素外，还与麻醉后腹肌松弛有关，由于腹肌松弛，失去了对子宫的支撑作用，妊娠子宫借自身重力，加重了对下腔静脉的压迫。剖宫产时，硬膜外麻醉能阻断交感神经节前纤维，使麻醉平面以内的血管发生扩张，血液淤滞，从而减少回心血量和心排血量，成为发病率增高的原因，也说明神经反射也能影响心脏功能和血压变化。用普鲁卡因浸润麻醉腹腔神经也可制止本征的发生。

二、发病的几种情况

妊娠后半期，上半身静脉压略有下降，下半身的血压上升，较非孕时可高出 3～10mmHg，约有90%的孕妇于平卧位时，下腔静脉受到程度不等的压迫，致下腔静脉完全受阻，其中50%的产妇呈现有明显的仰卧位低血压综合征；另有研究表明，导致SHS的另一个原因可能是盆腔的侧支循环不充分，因而压迫后使得心排血量的降低更加明显，即表现有程度不同的低血压、心动过速、晕厥。

1. 最常见于手术麻醉后　由于麻醉导致腹肌及子宫附着韧带的松弛，妊娠子宫失去支撑，平卧时下段主动脉也有程度不等的压迫，导致回心血量减少。联合麻醉由于交感神经节前神经纤维被阻滞，伴动脉扩张，周围阻力下降，加之血液淤积于周围血管系统，静脉回流受阻，心排血量减少，这样就会使SHS的发生率升高或症状加重。仰卧位低血压综合征发生于硬膜外麻醉后，是因为妊娠晚期硬膜外神经丛的体积增大，硬膜外腔间隙减少，由于妊娠子宫的压迫，药液易在蛛网膜下隙的外腔内扩散，致麻醉范围过大，若麻醉平面高达 T_8 以上则可诱发血压下降。

2. 发生于超声检查时　在仰卧位时行超声检查可突然发生仰卧位低血压综合征。可能系超声检查时探头探查左侧腹部时，将子宫推向右侧，压迫下腔静脉，使回心血量锐减，心排血量减少，血压下降，甚至发生晕厥。

3. 宫腔压力增加时　多胎妊娠、羊水过多等子宫异常增大的孕妇更易患本征。

4. 临产前　仰卧位低血压综合征大多数发生在临产前，而临产后很少出现。

三、对母儿的影响

由于回心血量减少，胎盘血流量也减少，可发生胎儿窘迫、新生儿窒息，不及时处理甚至可导致胎死宫内。对产妇的影响包括胎盘早剥、产妇循环衰竭甚至心搏骤停而死亡等情况。

1. 胎盘早剥　孕妇仰卧位时，巨大子宫压迫下腔静脉，使回心血量及心排血量减少，出现低血压，静脉回流受阻，子宫静脉淤血，静脉压升高，蜕膜层静脉淤血或破裂形成蜕膜层血肿，从而导致胎盘早剥的发生。剖宫产时，产妇进入手术室后若未能立即手术，待手术时间较长，取仰卧位，加之麻醉的血管扩张、血压下降，从而增加了仰卧位低血压综合征及胎盘早剥的发生，因此必须对此类患者予以重视。

2. 急性左心衰竭　引起急性左心衰竭的重要原因是仰卧位低血压综合征发生后，抢救过程中不做具体分析，没有及时终止妊娠而滥用升压药。基层医生对麻醉时仰卧位低血压综合征认识不足，认为麻醉后血压下降、心率快为麻醉药物过敏或不良反应引起的休克，随即快速、大量补液，使患者血容量和回心血量增加，心脏前负荷急剧增加，加重心脏负担。同时多巴胺、麻黄碱等升压药物使外周血管收缩，血压迅速回升，心脏后负荷加重，从而使心脏不能耐受巨大的负担，而引起急性左心衰竭和肺水肿。

四、临床表现

仰卧位低血压综合征的症状表现为妊娠晚期孕妇取仰卧位数分钟后，部分人即出现休克症状。表现头晕、胸闷、恶心、呕吐，检查可发现患者频频打哈欠、全身出冷汗、脉搏加快、血压下降，收缩压下降4kPa（30mmHg）或下降至10.6kPa（80mmHg）以下，随血压下降胎儿也受影响，表现为胎心率加快，胎动增强，继而胎心率慢，胎动减弱，出现急性胎儿宫内窘迫表现。如长时间仰卧位，下腔静脉受压过久，还能使下腔静脉压升高，绒毛间腔内压力也升高，经动物实验证明，可因此引起胎盘早剥及出血。虽然临床发病极少，但应予以警惕。

五、诊断要点

本征多见于妊娠晚期孕妇，常于产前检查、胎心电子监护或剖宫产手术取仰卧位时发病，表现上述血压下降等休克的症状和体征，如立即改侧卧位或将子宫向左或向右移位，剖宫产术中迅速娩出胎儿，则上述症状迅速改善或完全消失，即可诊断为本病。

六、预防和治疗

（一）妊娠期的防治

对腹部较大的孕妇，做产前检查或胎心监护无应激试验时，应注意将头部稍垫高，或取半坐位，必须平卧检查，时间不宜过长。一旦发病应立即改为左侧卧位，并密切监护血压及胎心情况。通常无须用药，即能自然恢复。

（1）根据本综合征均发生在孕 28 周之后，特别是 32～36 周时最易发作，故要把预防重点放在妊娠晚期、放在避免长时间仰卧上。

（2）必须坚持在睡觉时取侧卧位，使腰椎前弯度减小；孕妇仰卧出现不适症状时，常会自觉地变换体位，本能地避免不利体位，即使在睡眠状态下也如此。所以要了解孕妇平时的卧位习惯，以便合理地选择孕妇的体位。

（3）临睡前适当饮用些流质食物，诸如蛋汤、菜汤之类，可有效地减少疾病发作。

（4）睡觉前应避免过多出汗、过食甜食、过于劳累，活动后不宜立即卧床，更不宜仰卧。

（5）对于已发生过仰卧位低血压的孕妇，对有低血压病史的孕妇，要重点保护。

（6）对发作严重且频繁者，可以进行以下治疗。

1）输液治疗：由上肢静脉输注 500～1 000mL 平衡盐或血浆代用品，可较好地预防仰卧位低血压综合征。因输注的液体可以从上腔静脉直接流入心脏，从而增加回心血量和心排血量。不宜输入葡萄糖液，因短期内快速输入含糖液体后将引起孕妇高血糖，导致新生儿高胰岛素血症及低血糖症。对妊娠期高血压疾病及严重心、肺、肾功能衰竭者，输液速度不宜过快。

2）药物：阿托品对本征有拮抗作用（心动过速时慎用）。升压药物可选用麻黄碱，因其主要是通过增加心排血量来升高血压，而血管收缩作用较弱。但必须牢记，仰卧位低血压综合征所致的低血压决不能单靠扩容和升压药来纠正，以免造成不良后果。在医生的指导下还可服用阿托品预防。

（二）分娩期的防治

临产后较少发病，如发病也多在宫颈扩张的潜伏期或活跃早期，为预防其发生，可指导产妇取侧卧位待产。

（三）剖宫产手术时的防治

对孕期曾有本征发生的患者，手术时应将右臀垫高，向左侧倾斜15°，或将手术台向左倾斜15°，能对本征起预防治疗作用。临床观察发现，择期剖宫产者较急诊剖宫产者易发生本征，硬膜外麻醉者较局麻者易发病。因此，对择期硬膜外麻醉剖宫产更应提高警惕，如无心血管疾病，无严重心、肺、肾等功能不全者，可在娩出胎儿前 20～30 分钟内，从上肢静脉快速输入 10% 葡萄糖或糖盐水 500mL，所输入液体可直接经上腔静脉入心脏，能有效地增加回心血量及心排血量，对本征有较好的预防作用。术中一旦发生本征，不可惊慌，除注意改变体位外，应立即加大供氧，加快输液，必要时也可经静脉注射麻黄碱 20mg，在综合性抗休克情况下，迅速取出胎儿。

（1）剖宫产术前应常规仔细询问孕期体位喜好及改变体位后有何不适，尤其是胎儿较大，双胎、肥胖产妇、无力型产妇。剖宫产时将孕妇一侧臀部垫高，使骨盆向左倾斜，可减轻子宫对下腔静脉的压迫，预防仰卧位低血压综合征的发生。两腿交叉或屈腿，可使骨盆倾斜及减低腰椎前凸，从而减轻下腔静脉的压力，也有预防仰卧位低血压综合征或减轻其症状的作用。身体侧倾必须达30°或半侧卧位才能完全避免下腔静脉受压。

（2）硬膜外腔用局麻药之前，应经上肢静脉快速输注晶体液1 000mL以扩充血容量，必要时可以肌内注射麻黄碱10mg预防低血压。

（3）局麻药注入后，将手术床转向左侧倾斜20°~30°，减轻子宫对下腔静脉的压迫。

（4）一旦发生SHS，采用下列措施：①面罩吸氧。②加快输液速度，如果系下肢输液者，立即改经上肢静脉输液，以加强上腔静脉回流，因上肢静脉输液不受下腔静脉压迫的影响，液体可直接经上腔静脉回心而增加回心血量及心排血量。刘萍等在硬膜外麻醉下，对60例剖宫产手术进行了对照观察：上肢静脉输液组，血压平稳在90~100mmHg者占89.9%，脉率平均91次/分；下肢静脉输液组，则血压降到80mmHg以下者占46.6%，脉率平均为102次/分。说明剖宫产中上肢静脉快速输液确有预防仰卧位低血压综合征的作用。但是，必须注意，如经上述处理，低血压仍不能得到纠正时，就应考虑是否有造成血压下降的其他原因，并及时处理。③静脉注射麻黄碱，但不宜选用与缩宫素有协同作用的甲氧明或去氧肾上腺素，以避免血压骤升。④争取尽早取出胎儿，以降解子宫对下腔静脉的压迫。⑤做好新生儿窘迫的抢救工作。

（齐凤丽）

第二节　妊娠剧吐

妊娠剧吐（hyperemesis gravidarum）是指妊娠期间的顽固性恶心和呕吐，严重者需要住院治疗。妊娠早期呕吐，轻重不一。除头晕、倦怠、择食、食欲不振之外，出现轻度恶心、呕吐，多发生于清晨空腹时，称为晨吐。一般不影响日常生活与工作，常在妊娠12周前后自然消失。妊娠的恶心和呕吐（早晨呕吐）与妊娠剧吐之间没有明确的区分界限，相反，两者似乎有相同程度的轻、中和重度恶心与呕吐。若恶心、呕吐加重，且不限于晨间，但经休息、药物对症治疗及饮食指导后，病情可缓解，属于中度呕吐。少数孕妇恶心、呕吐频繁，不能进食，导致失水、电解质紊乱及代谢性酸中毒，甚至肝肾功能损害等，则为妊娠剧吐，其发生率0.3%~1%，绝大多数患者能够治愈，仅个别因延误诊治而丧生。

一、病因学说及相关因素

妊娠早期常见恶心与呕吐，发生率占50%~90%。实际上，早期妊娠的晨起不适几乎是最恒定的和常见的。临床上明显的妊娠剧吐者并不多见。其真正的发病率未能证实，可能低于3‰~1%。已明确的增大妊娠剧吐的危险因素包括体重大、初产妇和双胞胎妊娠（表8-1）。相反，与减轻妊娠剧吐危险相关的其他因素包括母亲年龄增大和吸烟。

表8-1　妊娠剧吐的相关因素

因素	概率（odds ratio）
母亲年龄 >35 岁	0.6
体重大	1.4
未产妇	1.4
吸烟者	0.7
双胞胎妊娠	1.5
胎儿流产	0.7

妊娠剧吐与婴儿出生体重小是否有关尚有争论。有报告认为妊娠期间无恶心和呕吐与流产率较高之间有相关性，提示妊娠剧吐（或某些不适状态）是防止流产的保护反应。早期妊娠时有恶心、呕吐妇女的流行病学研究表明，妊娠前20周流产的危险性明显减少，而妊娠后半期这些妇女流产的危险无显著降低。

妊娠剧吐认为由许多因素引起，从文献记载中按病因学和病理生理学分为如下八种类型并分别讨论，即：心理学因素、甲状腺毒症、妊娠激素、肝功能异常、胃电图的活动、自主神经系统功能异常、脂质和营养缺乏。

1. 心理学因素　最古老的妊娠剧吐发病机制学说认为由心理学和行为因素而引起。1968 年 Fairweather 发表一篇有关妊娠剧吐的综述："妊娠剧吐——人们已观察到该病在战争期间和缺乏食物供应时极少发生……主要是由于心理学因素"。1988 年发表的改进的该学说指出"因妊娠剧吐住院的 20 例患者进行精神病学评分，半数以上患者未打算怀孕，大多数对怀孕处矛盾心理状态或想放弃胎儿。推荐精神病学评分和劝告是严重妊娠呕吐处理的一部分"。这表明生理学的和激素因素可涉及妊娠的恶心，但早晨症状发作的机制未澄清。也有人提出生物学学说，认为妊娠剧吐在起源上主要是精神病学性的和行为性的。临床观察发现凡对妊娠怀有恐惧或厌烦心理、精神紧张、情绪不稳定、生活不安定、社会地位低、经济条件差的孕妇易发生妊娠剧吐，提示本病与精神、社会因素引起的大脑皮质及皮下中枢功能失调、下丘脑自主神经系统功能紊乱有关。

2. 甲状腺功能亢进与甲状旁腺功能亢进　妊娠剧吐患者发生的甲状腺功能亢进可能是前者对后者的发病起了作用。支持这种学说的资料不多，因为其他情况下甲状腺功能亢进并无顽固性恶心和呕吐症状，例如 Graves 病。甲状腺功能异常依次造成肝功能异常是可能的，肝病是甲状腺功能亢进的罕见并发症。与该学说相反，并不是所有妊娠剧吐患者患有甲状腺功能亢进。两种内分泌腺（甲状腺和甲状旁腺）存在异常，提示在某些妊娠剧吐患者有循环性激素或激素样物质，可以刺激这些腺体，使得它们暂时对垂体的控制不应答。当循环性物质消失时，妊娠剧吐和甲状腺或甲状旁腺的高活动性恢复。

3. 妊娠的激素　早期妊娠与妊娠激素水平的显著改变有关。人绒毛膜促性腺激素 β 亚基（phCG）高峰水平在妊娠早期。鉴于晨吐的发展和消失过程恰与孕妇血 hCG 值的升高时间相吻合，且呕吐最严重时，血 hCG 水平最高；葡萄胎、多胎妊娠时，孕妇血 hCG 值显著增高，其剧吐发生率也显著升高；妊娠终止后，症状立即消失，故大多认为妊娠剧吐与血 hCG 增高密切相关。但症状的轻重和血 hCG 值不一定成正比，这一事实难以解释。

雌性激素和黄体酮增高曲线的最高部分发生于妊娠第 10 周。妊娠剧吐的原因与激素水平的异常，特别是 β – hCG 的变化有关。妊娠早期的 β – hCG 水平增高支持该学说，也有人提出妊娠剧吐由于血浆雌二醇水平迅速升高引起。另一种可能的妊娠剧吐病因学因素是 17 – 羟黄体酮（17 – hydroxyprogesterone），一种妊娠期间由黄体分泌的类固醇激素。有报告 46 例妊娠患者检查 β – hCG 和 17 – 羟黄体酮水平，发现这些激素和恶心与呕吐的严重性或发生率之间无明确的相关性。研究中包括正常妊娠和葡萄胎患者的 β – hCG 水平是增高的。也有人提出妊娠剧吐患者表现甲状腺功能亢进是妊娠激素失平衡的结果，认为妊娠剧吐患者甲状腺功能亢进而且伴有 β – hCG 异常，并证明和呕吐与 T_4 及 TSH 的关系一样，β – hCG 水平和呕吐严重性之间有相关性。

4. 肝功能异常　许多患者出现妊娠剧吐期间观察到肝功能异常并认为是一重要的病因学因素。肝功能异常可能经过许多因素与妊娠剧吐有相关性，因为肝脏是类固醇激素主要的代谢灭活场所。当然，恶心和呕吐是肝病的明显症状，最多见于病毒性肝炎。不同意该论点的是肝功能异常不是见于所有患者，住院妊娠剧吐患者的发生率仅 50%。还有报告甲状腺毒症患者肝功能试验异常，提示妊娠剧吐患者肝脏和肝功能异常可能的机制。

5. 胃电图的活动性　妊娠剧吐患者胃动力学的作用尚不清楚。有人试图证明正常妊娠或妊娠剧吐患者是否固体或液体的胃排空延迟，结果存在争议。有人测定胃电节律，并发现妊娠并发恶心和呕吐者胃电图（EGG）异常，这些改变可能与妊娠期间自主神经功能的变化有一定关系。

6. 自主神经系统功能　也有人提出妊娠自主神经系统紊乱可能会促发妊娠剧吐。妊娠期间与生理学变化有关的自主功能变化包括血容量、体温、心率和血管阻力的改变。患者所测自主功能试验变迟钝，有些患者测得胃电节律紊乱，当发生 EGG 异常时，与交感神经肾上腺素功能异常之间存在相关性。

7. 脂质　呕吐与非呕吐患者之间血清脂质和脂蛋白是有差异的，雌性激素在肝脏代谢上的改变出现差异可以说明妊娠期间肝脏对激素负荷增加的缓慢适应性可能导致妊娠剧吐的状态。

8. 营养性缺陷　妊娠剧吐的另一学说是营养缺乏，如微量元素异常，可能与妊娠剧吐有关。虽然该学说有一定吸引力，有一项 40 例孕妇的研究发现，妊娠剧吐患者和正常孕妇的血清铜或锌并无差异，血浆锌浓度和甲状腺素水平之间有一定相互关系。

Borgreat 等研究妊娠剧吐是否与癌症化疗引起的呕吐相似，与 5 - 羟色胺的释放增加有关，结果证实两者无关，且妊娠剧吐不直接影响 5 - 羟色胺系统。Frigo 等测定 105 例妊娠剧吐患者的血清幽门螺杆菌（Helicobacter Pylori）免疫球蛋白 IgG，与同孕周无症状孕妇对照，发现研究组的阳性率是对照组的 2 倍，分别为 90.5%、46.5%（$P < 0.001$），提出亚临床幽门螺杆菌感染可导致剧吐。Flaxman 及 Sherman 认为早孕呕吐可使孕妇避免致畸危险失误而保护发育中的胎儿，但无科学依据。

病因学说的评价：前述学说代表了多种多样的妊娠剧吐可能的病因与发病机制。所有这些学说至少可能存在一种或多种不足之处。第一，心理学学说受到缺乏资料样本和缺乏病例对照组的限制。第二，甲状腺毒症是更实际的，但甲状腺功能异常只是短暂，尚不知道它们在妊娠剧吐时起了什么作用。第三，妊娠期激素异常学说仍有争论，作为妊娠剧吐的病因尚缺乏证据。许多病例发现有肝功能异常。此外，肝功能和其他因素如甲状腺疾病等之间可能有联系。其他学说均存在这样或那样的不足之处，不再赘述。

二、病理生理

频繁呕吐导致失水而血容量不足、血液浓缩、细胞外液减少，钾、钠、氯等离子丢失而电解质紊乱。由于不能进食，几乎无营养摄入，发生负氮平衡，以致血浆尿素氮及尿酸升高；由于机体动用脂肪组织供给热量，但脂肪氧化不全，导致中间产物——丙酮、乙酰乙酸及 β - 羟丁酸积聚，发生代谢性酸中毒。肝脏受累，血转氨酶值升高，严重时血胆红素升高，发生黄疸。机体严重脱水使血液浓缩及血管通透性增加，加上钠盐丢失，不仅尿量减少，尿中出现蛋白及管型。肾脏发生继发性损害，肾小管有退行性变，部分细胞坏死，肾小管的正常排泄功能减退，导致血浆中非蛋白氮、肌酐、尿酸的浓度迅速增加。肾功能受损和酸中毒使细胞内钾离子较多转移至细胞外，出现高血钾，严重时心搏骤停。病程长达数周者，由于维生素 C 缺乏，血管脆性增加，可导致视网膜出血。

三、相关疾病

1. 甲状腺功能亢进　若干病例报告已经证实妊娠剧吐妇女会发生甲状腺功能亢进，这些病例的临床甲状腺功能亢进症状与甲状腺功能试验相一致。有些再次妊娠病例证实了这种相关性，甲状腺功能异常是短暂的，与妊娠剧吐同时发生。大多数病例的症状随妊娠进展而自发缓解，个别病例呕吐症状与甲状腺功能亢进持续到妊娠结束。有报告这类病例对抗甲状腺药治疗改善甲状腺功能和恶心与呕吐有反应。剧吐并甲状腺功能亢进患者的妊娠结局不受影响，并发现甲状腺素浓度与新生儿出生体重无关。

有报告妊娠剧吐受累病例多有甲状腺功能异常，FT_4 指数平均 73%，恶心、呕吐的严重性与 T_4 升高和 TSH 变化之间有显著的统计学相关性。但也有争议。

2. 甲状旁腺功能亢进　文献报告有 2 例妊娠剧吐并高钙血症和甲状旁腺功能亢进，2 例颈部探查发现甲状旁腺腺瘤，1 例腺瘤切除后呕吐持续 3 周后消失。

3. 肝功能异常　虽然早期有报告认为妊娠剧吐与黄疸死亡有相关性，但该症与肝病有关的文献资料较少。1960 年报告妊娠剧吐患者肝功能试验异常包括血清胆红素和 45 分钟磺溴酞钠（BSP）试验升高。最近的研究报告 62 例妊娠早期恶心的妇女肝功能试验均在正常范围，血清总胆红素和 GGT 水平较低，仅在晚期妊娠期间血清总胆汁酸水平增高。有 1 例妊娠剧吐伴黄疸病例自发消失，其血清 ALT 水平为正常上限的 7～22 倍，肝活检示中心小叶胆汁淤积和散在肝细胞坏死。

有报告 12 例妊娠剧吐预期研究证明 50% 的患者转氨酶升高，有的病例转氨酶水平相当高（> 800U/L）。2 例严重病例肝活检示中心带空泡变性（vacuolization）和细胞脱落（dropout），很少胆汁淤积。

4. 脂质改变　有研究者注意到妊娠剧吐妇女血清脂质和脂蛋白有改变，恶心呕吐妇女游离和总胆固醇水平及磷脂水平升高，妊娠后期时有呕吐病史者高密度脂蛋白较高。

其他已报告的妊娠剧吐相关并发症还包括 Wernicke 脑病、胰腺炎和肾功能损害。

四、临床表现

妊娠剧吐是早期妊娠期间的疾病，发作于妊娠第4至第10周，大多数孕妇于妊娠20周后恶心和呕吐消失，仅少数病例这些症状持续存在至中期妊娠。患者常表现严重恶心和顽固性呕吐，有脱水、酮症（ketosis）和电解质水平改变。许多患者述有体重减轻超过原体重5%，由于该病体重过大的人发病多，查体时体重变化常不易发现。常发生多涎（唾液过多）。床旁需要放置一盘子供干呕需要，除肥胖和脱水外，查体对诊断无帮助。

妊娠剧吐的实验室检查所见包括尿酮体增高和比重增加，血尿素氮（BUN）增高，血细胞比容增高，表明血浆液体量有浓缩，也可以有相应血钠、钾和氯减少，有时血清天冬氨酸转氨酶（AST）和丙氨酸转氨酶（ALT）或胆红素升高。

五、诊断及鉴别诊断

根据病史、临床表现及妇科检查，诊断并不困难。但必须进行B超检查以排除葡萄胎而确诊正常妊娠。此外，尚需与引起呕吐的消化系统疾病（如急性病毒性肝炎、胃肠炎、消化性溃疡、胃癌、胰腺炎、胆囊炎等）或神经系统疾病（如脑膜炎、脑瘤等）鉴别。

妊娠早期顽固性呕吐的鉴别诊断可能有困难。患有糖尿病的患者应考虑胃轻瘫。妊娠剧吐没有典型的严重腹痛，如果存在，应行上胃肠道内镜检查是否患消化性溃疡，这在妊娠期间是少见的。如有肝功能试验异常，应鉴别是病毒性或药物性或其他原因致病。反复呕吐可能与严重肾功能异常有关。同样，恶心和呕吐可能与高钙血症有关，妊娠期间可以有短暂甲状旁腺功能亢进，应予排除。过去的医疗史对得出正确诊断也有帮助。妊娠剧吐的诊断是临床诊断，主要依据典型表现和排除其他疾病。

确诊为妊娠剧吐后，除从临床表现外，为鉴别疾病轻重，需进行以下检查：

1. 血液检查 测定红细胞计数、血红蛋白、血细胞比容、全血及血浆黏度，以了解有无血液浓缩及其程度。测定二氧化碳结合力，或作血气分析，以了解血液pH、碱储备及酸碱平衡情况。测定血钾、钠、氯，以及有无电解质紊乱。此外尚需测定血胆红素、肝肾功能。

2. 尿液检查 计算每日尿量，测定尿比重、酮体、做尿三胆试验。

3. 心电图检查 以及时了解有无高血钾或低血钾情况，并了解心肌情况。

4. 眼底检查 以了解有无视网膜出血。

六、治疗

妊娠剧吐患者需要经非胃肠道补充液体，一般在门诊静脉输液即可。如果经数小时静脉输液后患者感到已恢复或好转，可以回家休息。如果门诊治疗无效或如果呕吐和脱水发作，应住院治疗。大多数妊娠剧吐症状于妊娠20周后缓解，但部分患者症状持续时间较长或整个妊娠期，反复呕吐常需多次住院和静脉补液与电解质治疗。有些情况下，为了母亲和婴儿维持适当的营养素，可以给予非胃肠道高营养治疗。

妊娠剧吐患者特别需要注意电解质平衡和及时补液，第一线治疗给患者经静脉补液，停止口服饮食，让胃肠道得到休息，治疗后大多数患者会停止呕吐，其后可以缓慢给饮食，从限制脂肪饮食开始。适当的营养支持疗法是必要的，需要根据妊娠的特殊饮食要求摄取足够的热卡。营养失调不严重的患者主要给液体营养补助品。严重水电解质失平衡的患者不能耐受口服饮食时，可以给全肠外营养。尤其在严重妊娠剧吐患者早期妊娠期间是安全有效的。

心理学治疗包括简要的心理疗法，此外，行为治疗对该症患者也是有效的。

妊娠恶心和呕吐最常用的药物治疗是琥珀酸多西拉敏（doxylarnine succinate），因为多西拉敏（和其他药物）与先天异常之间可能有相关性，故不能长期应用。最近有报告早期妊娠使用该药与先天性心脏病的相关性明显低于阿司匹林。虽然多西拉敏作用机制不清楚，许多轻中度恶心和呕吐是有效的。

1. 轻度呕吐 了解患者的思想情绪，解除其顾虑，并注意患者的精神状态，多鼓励。指导饮食安排，宜进清淡易消化的食物，避油腻、甜品及刺激性食物，少食多餐。给予维生素 B_1、维生素 B_6 及维生素 C 口服。

2. 中、重度呕吐　必须住院治疗。入院后先禁食 2 ~ 3 日。每日静脉滴注葡萄糖液及林格液，总量 3 000mL，使每日尿量在 1 000mL 以上。输液中加维生素 B_6 及维生素 C，肌内注射维生素 B_1，每日 100mg。根据血钾、血钠情况，决定补充剂量。根据二氧化碳结合力值或血气分析结果，予以静脉滴注碳酸氢钠溶液。营养不良者，可静脉滴注必需氨基酸、脂肪乳剂等营养液。一般经上述治疗 2 ~ 3 日后，病情大多迅速好转，症状缓解。针灸足三里、内关穴有帮助。待呕吐停止后，即可试进少量流质饮食，以后逐渐增加进食量，调整静脉输液量。若治疗数日后，效果不显著，加用肾上腺皮质激素，如氢化可的松 200 ~ 300mg 加入 5% 葡萄糖内静脉滴注，可能受益。

国外研究较多的辅助治疗方法有指压内关穴、生姜汁、按摩、音乐治疗、色疗等。

经上述积极治疗后，若病情不见好转，反而出现以下情况，应从速终止妊娠：①持续黄疸；②持续蛋白尿；③体温升高，持续 38℃ 以上；④心率 > 120 次/分；⑤多发性神经炎及神经性体征；⑥Wernicke – Korsakoff 综合征。

七、医生的劝告

当妊娠早期恶心和呕吐的患者要请消化内科或肝病专家会诊时，脑子中会有些顾虑的事情，首先是剧吐什么时候发作或说明什么问题？呕吐多在妊娠 15 周以前，一般于 10 周前发作。典型的发病者多为年轻、体重超重、不吸烟、第一次怀孕，或许是双胎妊娠，多因脱水和酮症住院，过去无糖尿病或腹痛就医治疗史，查体示唾液分泌过多和很少有其他体征。

接诊这样的患者应寻找提示甲状腺功能亢进的实验室指标。出现肝功能异常要考虑肝炎的诊断。因为大多数患者对治疗试验有反应，上消化道内镜检查或肝活检等诊断技术很少使用。治疗上以静脉输液和停止经口供食，使恶心和呕吐缓解，改善肝功能。随着妊娠发展，症状和体征会消失。

八、并发症

虽然在当前的医疗保障条件下，妊娠剧吐患者大多能获得及时治疗，故而出现严重并发症者并不多见。但个别重症患者仍有可能发生下列情况。

1. 低钾或高血钾　如未及时发现、及时治疗，可引起心脏停搏，危及生命。

2. Mallory – Weiss 综合征　胃 – 食管连接处的纵向黏膜撕裂出血，引起呕血和黑便。严重时，甚至可使食管穿孔，表现为胸痛、剧吐、呕血，需急症手术治疗。

3. Wernicke – Korsakoff 综合征　是由于维生素 B_1 缺乏引起的中枢神经系统疾病，包括 Wernicke 脑病和 Korsakoff 精神病。两者的临床表现不同而发病机制与病理变化相同，是同一病程中的先后两个阶段。

维生素 B_1 缺乏，焦磷酸硫胺素减少，致需要硫胺的丙酮酸脱羧酶和转酮醇酶的活性下降。丙酮酸脱羧酶活性下降，丙酮酸不能进入三羧酸循环氧化供给，血中丙酮酸堆积；转酮醇酶活性下降，糖代谢的磷酸戊糖通路发生障碍，影响组织供能，影响磷脂合成，引起神经组织功能和结构上的改变。此外，间接引起中枢神经系统各种递质，如 5 – 羟色胺、谷氨酸或天冬氨酸的代谢改变而影响脑功能。

病理变化主要发生在丘脑、下丘脑的脑室旁区域、中脑导水管的周围区灰质、乳头体、第四脑室底部，迷走神经运动背核和前庭神经核群区、小脑的前上叶及上蚓部等处。基本病理变化为不同程度的神经细胞和神经纤维轴索或髓鞘的丧失，伴有星形细胞和小胶质细胞的增生。毛细血管扩张，血管的外膜和内皮细胞明显增生，有散在小出血灶。

Wernicke 脑病以眼部症状（眼球震颤、眼肌麻痹表现为眼球活动、凝视、会聚障碍，瞳孔异常，视力减退和视野改变，视网膜出血等）躯干性共济失调（站立和步态不稳）及精神障碍（震颤性谵妄、完全性意识模糊、淡漠状态）为特征。三征可同时出现，但大多数患者精神症状迟发。Korsakoff 精神病表现为严重的近事记忆障碍，对远期的记忆相对保留。患者意识清楚，其他认知功能尚好，常伴有表情呆滞、缺乏主动性，产生虚构与错构（颠倒往事的发生时间）。部分患者有周围神经损害而出现多发性神经病，表现为四肢无力、感觉异常、烧灼感、肌肉疼痛，四肢远端呈手套袜套型深浅感觉障碍，腱反射减退或消失等。心血管功能障碍如心动过速、直立性低血压、劳动时呼吸困难以及轻度心电图改变常见。

妊娠剧吐患者如出现脑症状，即应考虑本病。脑电图检查时，约半数患者呈轻度至中度弥漫性节律变慢，有 θ 波暴发。脑 CT 扫描时，可有脑室扩大或皮质萎缩。

该综合征为一紧急情况，如不紧急治疗，死亡率高达 50%，即使积极处理，死亡率约 17%。凡疑似病例，应立即终止妊娠并予以大剂量维生素 B_1，400～600mg 分次肌内注射，以后每日 100mg 肌内注射直至能正常进食为止，而后改为口服，并予多种维生素。为改善脑细胞代谢，可选用桂利嗪、吡拉西坦、甲磺酸阿米三嗪萝巴新等。有显著神经症状者，可给地西泮、奋乃静等。眼球震颤、眼肌麻痹和共济失调经维生素 B_1 治疗后皆可逆转，提示这些症状由生化异常引起。早期出现的淡漠、嗜睡、注意力不集中等精神症状应用维生素 B_1 亦可迅速消除，但记忆障碍、虚构等的疗效不佳，提示由结构损害引起。

九、预后

绝大多数妊娠剧吐患者预后良好，仅极个别病例因病重而需终止妊娠。曾有报道妊娠剧吐发生酮尿症者，所生后代的智商较低。

（齐凤丽）

第三节　胎死宫内

胎死宫内（intrauterline fetal death，IUFD）是妊娠期由各种高危因素导致的胚胎或胎儿死亡，并滞留宫内超过 4 周，出现以凝血功能障碍为特征的综合征。1949 年 Moloney 首次报道了死胎并发凝血障碍的病例，并称之为胎死宫内。1950 年 Wenier 提出 IUFD 与 Rh 血型不合的同种免疫有关的论点，1955 年 Pritechard 证实了引起产科血凝障碍的原因是死胎而非免疫。1958 年国内马炎辉报道了死胎并发纤维蛋白原减少症。

IUFD 在所有已诊断的妊娠胎儿死亡率中占 15%～20%，而孕龄大于 20 孕周死胎约占全部妊娠的 1%。鉴于胎死宫内在围生期死亡中占有相当比例，对孕产妇危害极大，故探讨 IUFD 发生原因，正确诊断 IUFD，不失时机地结束妊娠是降低围生期孕产妇死亡率的关键。

一、IUFD 的病因与危害

文献报道 IUFD 的发病率为 1%～2%，但如死胎滞留宫内超过 4 周，则发病率上升至 25%，IUFD 的原因包括母体疾病、产科并发症、母体或胎儿血流情况、胎儿结构、染色体畸形、胎盘和（或）胎儿感染。在妊娠不同时期各种有害因素可致胚胎发育障碍、畸形、胎儿宫内缺氧而发生胚胎和胎儿死亡。早孕期由于母体免疫缺陷，遗传基因的突变，TORCH 病毒感染等使胚胎发育受到严重影响，发生流产或发育停止。中晚孕期高危妊娠和妊娠期高血压疾病、妊娠并发心脏病、糖尿病、血液病、肾病、妊娠肝内胆汁淤积症、过期妊娠及胎盘脐带病变等均可导致胎死宫内。文献报道，年龄大于 35 岁孕妇发生 IUFD 风险增大，孕妇吸烟、吸食毒品、饮酒、接触农药、放射线等，可增加 IUFD 发生率。近年发现 IUFD 主要病理改变为弥散性血管内凝血（DIC）。DIC 是许多疾病发展过程中的一种病理状态，是以广泛的血管内凝血和出血为特征的一组综合征。由于妊娠期孕妇机体特殊的病理变化决定了死胎成为激发 DIC 的原因之一，病因一旦解除，DIC 病情可得以减轻。故产科因素诱发 DIC 的死亡率（25%）较其他病因所致 DIC 的死亡率（70%～80%）为低。病理产科诱发 DIC 为 79%，其中胎盘早剥占 47%，产后出血占 4%，重症感染占 10%，羊水栓塞、死胎滞留、子痫及出血性休克各占 4%，流产大出血占 2%。

二、IUFD 的发病机制

在正常妊娠进程中，孕妇体内多种凝血因子增加，如纤维蛋白原增加约 1 倍，凝血因子 Ⅷ、Ⅱ、Ⅳ、Ⅸ、Ⅹ 均有不同程度增加。相反纤溶系统功能下降，如优球蛋白溶解时间延长，血小板释放功能增强，血液黏度增高。妊娠期还具有多种促血小板聚集物质如凝血酶、5-羟色胺、血小板活化因子等使妊娠期血液呈高凝状态。研究证明死胎引起的凝血障碍进展较缓慢，诱发 DIC 主要机制是滞留在宫内的胚胎和胎儿死亡后变性自溶，缓慢释放出组织凝血活酶，并激活了外源性凝血系统，逐渐消耗了纤维蛋白原和凝血物质，机体代偿性产生促凝物质参与凝血过程，这种状态又激发了纤溶系统功能亢进。但当凝血物质消耗超过机体代偿极限时，纤维蛋白原则大幅度下降至正常的 50%，DIC 则从亚急性发作转向急性期，临床出现全身难以控制的大出血。有认为死胎滞留宫内 3~4 周约 1/3 病例出现凝血障碍。

三、临床特征与实验室检查

孕早期患者可自觉妊娠反应消失，有时出现不规则阴道流血，子宫明显小于停经月份，孕中晚期患者主诉胎动减少或消失，乳房肿胀色素沉着逐渐消退，宫高腹围无增长，B 超显示空囊妊娠，未见心管搏动。如胎死宫内较久，可显示颅骨变形重叠，胎盘水肿，无胎心搏动等特殊图像。在 DIC 亚急性发作期主要临床症状为孕妇出现轻度皮肤或黏膜下出血，紫癜或消化道、泌尿道出血。而在胚胎清除或死胎排出后，突然出现阴道大量流血，血液不凝固，迅速进入全身广泛出血的危重阶段，故死胎孕妇如出现多发性出血倾向，不易以原发病解释的末梢循环衰竭或多发性血管栓塞症状。应结合病史、体征和实验室检查明确诊断。

DIC 筛选试验：慢性 DIC 血小板可无明显变化，当机体失代偿时血小板计数明显下降，约 90% 患者血小板 $<100 \times 10^9/L$，凝血酶原时间 >15 秒，纤维蛋白原 ≤1.5g/L。

纤溶确诊试验：FDP >10mg/L 提示纤溶亢进，优球蛋白溶解时间 ≤120 分钟，筛选试验两项异常加纤溶试验一项异常，即可诊断 DIC。在受条件限制的紧急情况下，可通过出凝血时间及凝血块观察试验，间接估计患者凝血功能障碍程度。抽静脉血 4mL 注入试管内，正常 6 分钟内血液凝固，血块占全血的 30%~40%，凝固半小时后振动试管无变化。如 10 分钟后血不凝固或凝固 1 小时内血块溶解，血凝块体积小于 50%，均提示凝血功能异常。凝血时间 <6 分钟，估计纤维蛋白原 >1.6g/L，如凝血时间 >6 分钟，纤维蛋白原约在 1.0~1.5g/L 间，如 30 分钟后血不凝固，纤维蛋白原 <1.0g/L。

四、IUFD 监测与处理

胎死宫内 3 周以上会引起凝血功能障碍，造成不易控制的产后出血，危及产妇生命。故胚胎或胎儿宫内死亡一旦确诊应尽快清除胚胎，引产死胎。尽早、尽可能彻底清除宫内死胎及附属物，是防止 DIC 的关键，也是 DIC 能及时得到控制的关键。如患者感觉胎动消失时间大于 3 周，如患者宫缩尚未开始，可不急于引产，在引产前可预防性使用小剂量肝素治疗 24~48 小时，以达到抑制血小板聚集，结并发灭活血管紧张素和血管活性物质，增强抗凝血酶活性，降低 DIC 发生的作用，待纤维蛋白原和血小板恢复到有效止血水平时再引产。如患者入院时已有规律宫缩，宫口已开，失去运用肝素时机，只能在产程监测及分娩过程时做好抢救准备，一旦出现 DIC，应及时处理，否则可能造成难以控制的出血及多器官损伤，应备血（足量新鲜血及血小板或纤维蛋白原），以补充血容量及凝血因子。引产方法：肝素 25mg 加入 5% 葡萄糖液 500mL 中静滴，每日 1 次，共用 3 天。根据不同孕周选择不同的引产方法。①早期妊娠：胚胎发育停止易发生死亡胚胎组织的粘连机化，应在 B 超监测下进行清宫或钳刮术；②中晚期妊娠死胎，可经不同途径应用前列腺素制剂引产。方法：前列腺素 PGE_2 阴道栓 200μg，置入阴道后穹，引产成功率可达 90%，PGE_2 40mg 经羊膜腔注射，平均死胎排出时间为 5.3 小时，PGE_2 0.5~2.5μg/min 静脉滴注，平均引产时间为 12 小时。另外有关米非司酮、米索司酮用于晚期妊娠引产的临床报道逐日增多，证实了临床应用的安全性与有效性。方法：米索前列醇 50mg/d，空腹服用 3 日，第 4 日口服米索前列醇 100μg，根据宫缩发动情况，如无有效宫缩 2~6 小时追加 100μg，总量不超过

600μg。或单用米索前列醇50μg放入阴道后穹，每3小时重复用药一次，总量不超过150μg，引产成功率达80%以上。

（齐凤丽）

第四节　羊水栓塞

羊水栓塞（amniotic fluid embolism，AFE）是指分娩过程中羊水物质进入母体血液循环引起肺栓塞、休克、DIC、肾衰竭或骤然死亡等一系列严重症状的综合征，为极其严重的分娩并发症，亦为造成孕产妇死亡的重要原因之一。发生在孕足月分娩者死亡率可高达70%~80%。

一、病因

羊水中的内容物有胎儿的角化上皮细胞，毳毛、胎脂、胎粪、黏液等有形颗粒物质，这些有形颗粒物质进入母体循环后引起肺动脉栓塞，羊水中的凝血活酶、透明质酸酶、蛋白质、组胺等进入母血后形成弥散性血管内凝血。羊水中胎儿的有形成分对母体可能是一种致敏原，可导致母体过敏性休克。此外，除了羊水中有形物质引起栓塞外，与胎便的化学成分（即血凝固亢进性蛋白水解酶）有关。

二、发病机制

统计学分析发现羊水栓塞的发生与年龄、人种、产次、人流术史、自然流产史、产科疾病史、体重增长、血压、双胎妊娠、分娩途径及产程延长等均无关。研究发现78%有胎膜破裂的病史，较有意义的是41%的患者有药物过敏史或特异反应史，而妊娠胎儿中男性胎儿占了大多数，为67%。

正常孕期及分娩过程几乎无羊水进入母体循环。羊水进入母体血液循环的途径：①通过宫颈内膜静脉：在分娩、中期妊娠引产、钳刮术中由于子宫颈扩张而使内膜静脉发生裂伤，胎膜破裂后，羊水由宫颈内膜血管进入母体循环；②通过胎盘附着部位的血窦：羊水经破裂的胎膜进入宫壁与绒毛之间，当宫缩时胎头压迫宫颈，宫腔内压力增高驱使这些流动的羊水通过蜕膜进入宫壁间静脉血窦而进入母体循环；③通过病理情况下开放的子宫血管：在子宫破裂、剖宫产、前置胎盘、胎盘早剥等，羊水易由开放的子宫血管进入母体循环。

羊水栓塞的高危因素：①过强宫缩，使宫内压增高，多数学者认为过强子宫收缩与不恰当使用宫缩剂有关；②胎膜早破或人工破膜；③高龄产妇、多胎经产妇；④过期妊娠、巨大胎儿；⑤死胎；⑥前置胎盘、胎盘早剥、手术助产、中期妊娠钳刮术、剖宫产术、羊膜腔穿刺术等均可造成病理性血窦开放。

三、病理生理

1. 肺动脉高压及呼吸循环功能障碍　羊水到达肺血管后，其中有形物质与促凝物质散布于肺小动脉和毛细血管内，引起机械性栓塞，羊水中的凝血活酶促进血管内凝血，形成大量纤维蛋白血栓及血小板血栓，致肺小动脉及毛细血管广泛性栓塞。此外羊水中物质和组胺成为致敏原，致敏和栓塞反射性引起迷走神经兴奋而使肺血管痉挛和分泌亢进，从而使肺循环阻力增高形成肺动脉高压。肺动脉高压又产生以下影响：①肺动脉高压使肺循环阻力急剧增加，使右心室血液无法排入肺循环而加重右心负担，使右心室扩大导致急性右心衰竭；②肺动脉高压致肺血流灌注量减少，不能进行有效的气体交换而缺氧。肺缺氧时，肺泡毛细血管通透性增加而液体渗透，导致肺水肿及肺出血而引起急性呼吸衰竭；③肺循环受阻使左心房回心血量减少，因此，左心室排血量也减少，引起循环衰竭而致心脑肝肾供血不足而受到严重损害。

2. 过敏反应　胎儿成分作为一种抗原，强烈激发机体的反应，释放免疫物质及前列腺素、组胺、白三烯、细胞因子等，产生过敏性休克样反应。

3. 羊水中促凝物质　主要是凝血活酶及纤溶激活酶致DIC，致高凝及纤溶亢进，血液凝固障碍。由于DIC初期微血栓形成引起休克及器官功能损害，晚期纤溶亢进则致血液不凝而致严重出血。

— 151 —

4. 严重缺血缺氧造成的多器官功能障碍　如脑缺氧可致抽搐或昏迷；心脏缺血缺氧可致心力衰竭；肾缺血缺氧致急性肾衰竭；肺缺血缺氧致肺水肿、肺出血、急性呼吸窘迫综合征、呼吸衰竭等。

四、临床表现

AFE 多发生在产程中、产时（包括经阴道分娩及剖宫产）、产后早期，最迟可发生在产后 48 小时，但产时发生约占 70%。也有文献报道 AFE 发生在流产、中期引产、羊膜腔穿刺及羊膜腔灌注、腹部创伤、宫颈环扎拆线及手剥胎盘时。典型的临床表现包括肺动脉高压及呼吸循环衰竭、全身出血倾向及 DIC 以及急性肾功能衰竭及多器官功能衰竭三个阶段。此前常出现前驱症状。

1. 前驱症状　常表现为分娩期及产后早期突然出现寒战、烦躁不安、呛咳、气急、发绀、呕吐等。部分患者会出现恐惧感。这些症状在临床上易被误认为感冒、宫缩过强、缩宫素不良反应、产妇紧张等，而不被助产者重视。但这常常是羊水入血的初期征象，如羊水清、入量极少则症状较轻，有时可自行消失；如羊水浑浊或入量较多，则会进一步出现呼吸循环衰竭。

2. 肺动脉高压及呼吸循环衰竭　或称休克期，表现为前驱症状后出现呼吸困难、发绀，有肺水肿时咳嗽、咯泡沫血痰、肺底部出现湿啰音，心率增快、面色苍白、四肢厥冷、血压下降，陷入休克状态。由于中枢神经系统严重缺氧，可出现昏迷和抽搐。严重者发病急骤，甚至没有先兆症状，仅惊叫一声或打一个哈欠，血压即消失，呼吸、心搏骤停，于数分钟内死亡。分娩前发生的 AFE 还会存在胎儿窘迫。

3. 全身出血倾向及 DIC　部分 AFE 患者经抢救度过休克期后，可发生以子宫大出血为主的难以控制的全身广泛性出血，临床可见大量阴道流血、切口及针眼渗血、全身皮肤黏膜出血、血尿甚至出现呕血、黑便等消化道大出血。血液不凝固，出血无凝血块。产妇可因出血性休克死亡。

4. 急性肾功能衰竭及多器官受损　若能度过前两个阶段，很快出现肾功能受损。由于全身循环衰竭及凝血功能的改变，肾脏血流量减少，出现肾脏微血管栓塞，肾脏缺血引起肾组织损害，表现为尿少、无尿和尿毒症征象。一旦肾实质受损，可致肾衰竭。当 2 个或 2 个以上重要器官同时或相继发生功能衰竭时，称多器官功能衰竭。多器官功能衰竭是 AFE 后期的主要死亡原因。

5. 不典型临床表现　典型病例三阶段按顺序出现，但不典型 AFE 三个阶段不按顺序出现。如胎儿娩出前仅以呼吸循环系统的症状为主，胎儿娩出后可直接表现为 DIC。其他不典型表现如：可仅有大量阴道流血；也可前驱症状之后很快进入深度休克；休克程度无法用出血量解释；比较早的出现深度昏迷或抽搐；无前驱症状，突发呼吸心搏骤停等，应提高警惕。

五、诊断

截至目前，AFE 仍缺乏特异性的诊断措施，临床表现结合实验室检查的排除性诊断仍是 AFE 的主要诊断方法。

1. 临床表现　产前、产时及产后 48 小时内突然发生的寒战、烦躁、胸闷、呛咳、呼吸困难、发绀，不能用其他疾病解释，应高度怀疑 AFE。尤其是产时发生的不明原因的持续低氧血症、低血压及休克与出血不成比例、突然呼吸心搏骤停、猝死等情况时，应高度警惕 AFE。同时还要除外以下情况：麻醉并发症、药物过敏、肺栓塞、心肌梗死、子痫、胎盘早剥及产后出血等。应在积极救治的同时进行相应的实验室检查。

2. 常规实验室检查　凝血功能的检查有助于 DIC 的诊断及监测，血浆纤维蛋白原低于 1.5g/L；血小板计数 $<50 \times 10^9/L$ 或呈进行性下降；PT 缩短或延长 3 秒以上或呈动态性变化；3P 试验阳性或 FDP > 20mg/L 均提示 DIC 的可能，应动态监测血常规及凝血功能，并行血生化监测，包括肝肾功能、血清离子及心肌酶谱的变化等。

3. 血涂片找羊水中有形物质　上腔或下腔静脉插管取血作血液沉淀试验，放置后若沉淀为三层，最底层为细胞，中层为棕黄色，上层为羊水碎屑。取上层物质作涂片，染色，镜检可见到鳞状上皮细胞、羊水结晶、毳毛等物质。

4. 其他辅助检查 胸部 X 线检查可无异常或出现双肺弥漫性点片状浸润阴影，沿肺门周围分布，肺部轻度扩张或肺水肿（70%），心脏轻度扩大，肺部显示多处充盈缺损。心电图可显示具有典型 ST－T 改变的心肌劳损及心动过速，亦可显示右心室及右心房扩张。血气分析可显示严重的低氧血症。脉搏血氧监测仪示血氧饱和度突然大幅下降。

5. 标志性物 近 20 年的研究，尝试找到对 AFE 确诊的标志性物质，包括单克隆抗体 TKH－2、神经氨酸－N－乙酰氨基半乳糖抗原（STN 抗原）、粪卟啉锌、类胰蛋白酶及补体等，作为快速诊断羊水栓塞的一种标志物。

六、鉴别诊断

本病应与血栓性肺栓塞、空气栓塞、脂肪栓塞鉴别，这些疾病往往有胸痛，而羊水栓塞无此症状。此外尚需与其他原因引起的休克鉴别。失血性休克可引起子宫收缩乏力或宫缩过强，甚至子宫破裂或胎盘早剥。心肌梗死可能与心源性休克有关。败血症性休克亦可表现类似症状。肺部的任何变化，如发生于肺部栓子或吸入性肺炎后的心血管衰竭，均可导致突发缺氧。患者如首先表现为癫痫发作，此时应想到是否为子痫或局麻时药物进入静脉甚至大脑出血。

七、治疗

AFE 一旦确诊，应积极抢救产妇。早期诊断、早期治疗是治疗成功的关键，对于高度可疑 AFE 的患者，若无其他疾病可解释目前的症状，则按 AFE 积极给予相应的治疗，即强调边诊断、边治疗、边实验室检查的原则。总的治疗原则：降低肺动脉高压，改善低氧血症；抗过敏和抗休克；防治 DIC 及肾功能衰竭的发生；防感染。

（一）监测

应对可疑 AFE 的患者进行全方位的监测，包括心电监护、持续血压监测、出入量监测。有条件时进行呼吸功能的监测，肺动脉导管监测心排血量、中心静脉压、肺毛细血管楔压、体循环阻力等。另外，还包括血气、凝血功能、血常规及血生化的动态监测。

（二）传统治疗

1. 改善低氧血症 保持呼吸道通畅，面罩吸氧，必要时气管切开正压给氧以纠正低氧血症，同时给予罂粟碱（30～90mg 静滴，最大量 300mg/d）、阿托品（0.5～1.0mg 静滴）、氨茶碱（250mg 加葡萄糖静脉滴注）等解痉、扩血管药物以解除肺动脉高压。

2. 抗过敏治疗 给予氢化可的松或地塞米松以抗过敏。

3. 抗休克治疗 积极补充血容量，酌情给予多巴胺、多巴酚丁胺等升压药物以抗休克治疗；酌情应用毛花苷 C、米力农等强心治疗；积极纠正酸中毒及电解质紊乱。

4. 防治 DIC 临床上怀疑 AFE 者，应立即使用肝素，防止新的微血栓形成，间歇静脉滴注肝素 0.5～1.0mg/kg 加入 5%～10% 葡萄糖 100～150mL（30～60 分钟滴完）。以后根据情况酌情重复应用。观察凝血时间，维持在 15～30 分钟，在肝素抗凝的基础上补充各种凝血因子，可输入冰冻血浆、纤维蛋白原、凝血酶原复合物及冷沉淀等。抗纤溶治疗需要在有确切实验室证据证明有纤溶亢进时方可使用抗纤溶药物，如氨基己酸、氨甲环酸等。

5. 预防肾功能衰竭 监测尿量，护肾治疗，保持尿量大于 25mL/h。

（三）产科处理

AFE 发生在胎儿娩出前，应立即结束分娩。若发生在第二产程，有条件可阴道助产终止妊娠，否则应尽快剖宫产终止妊娠。终止妊娠后患者症状进行性发展，应尽早考虑切除子宫，以减少羊水物质进一步进入体循环，加重患者病情，这是改善 AFE 患者预后的关键。据统计，从产妇出现症状到分娩的时间平均为 27 分钟，由于最初产妇死亡率很高，医生应做好施行死后剖宫产的准备。尽管已报道幸存胎儿达 79%，但无神经系统并发症的仅占 39%。所有婴儿的脐带血 pH 均低于 7.0，因而，儿科医生应做好立即进行胎儿复苏的准备。

（四）治疗进展

羊水栓塞的治疗进展包括：①注射用重组人凝血因子Ⅶa：在短时间内可产生大量的凝血酶，迅速生成缠绕致密的纤维蛋白，可以抵抗纤溶作用，达到止血效果。不良反应可形成微血管内血栓。可应用于常规治疗方法无效的 DIC 的治疗。但由于价格昂贵，限制了其使用。②抑肽酶：有用于 DIC 治疗的报道。③以往有雾化吸入依前列醇以舒张肺血管，纠正严重低氧血症的报道。④McDonnell 等对于 AFE 发生肺动脉高压及右心衰竭的患者采用一氧化氮吸入治疗，取得良好效果。一氧化氮是一种选择性肺血管扩张剂，不会影响心排血量，但其在 AFE 的临床应用尚需进一步探讨。⑤子宫动脉栓塞以治疗严重的产后出血及心肺分流术治疗严重的肺血管收缩也见个案报道。⑥持续血液滤过既可以除去母体血液中的羊水成分，也可以过滤掉细胞活性物质，并纠正代谢性酸中毒，以往研究有在 AFE 患者中成功应用的报道。⑦体外膜式氧合（extracorporeal rriembrane oxygenation，ECMO）：近年来见突发 AFE 生命体征消失后经心肺复苏及 ECIO 成功治疗的个案报道。以上方法的应用为 AFE 新的治疗方法探索了新的方向，但均缺乏大样本研究，可行性尚需进一步探讨。

八、预防

（1）严格掌握缩宫素的使用指征，合理使用缩宫素。用缩宫素滴注时，必须严密观察，控制滴速，防止子宫收缩过强。

（2）对急产或产力过强者，适当给予镇静剂。

（3）人工破膜时尽量避免剥膜，人工剥膜时可使宫颈内膜血管损伤，当破膜后羊水直接与受损的血管接触，在宫缩时则易使羊水进入母体血液循环，另外，人工破膜时应避开宫缩。

（4）严格掌握剖宫产指征，预防产道及子宫裂伤。

（5）中期妊娠钳刮术时，必须待破膜羊水全部流出后，再行钳刮和使用缩宫素。

许多患者关心将来的妊娠问题，以往有在前次妊娠发生羊水栓塞的妇女已再次妊娠成功的报道。

（齐凤丽）

第五节　多器官功能衰竭

多器官功能衰竭（MOF）是在严重感染、创伤、大手术、病理产科等后，同时或序贯地发生两个或两个以上器官功能衰竭的临床综合征。发生急，进展快，死亡率高，此征极为凶险，一旦发生，预后极为不良。患者在发生多器官功能衰竭之前，大多器官功能良好，发生之后，一旦治愈，一般说不留器官的永久性损伤，也不转为慢性。有报道单一器官功能衰竭持续 >1 天死亡率为 40%；两个器官功能衰竭上升为 60%；如有三个或以上的器官功能衰竭，死亡率可达 98%，故只有采取预防措施、早期诊断、及时积极治疗才是上策。

一、病因和发病机制

多器官功能衰竭在妇产科并不少见，和外科类似，主要发生于下列情况：各种大出血、低血压、休克及大手术；严重分娩创伤、羊水栓塞、子宫破裂、宫外孕、前置胎盘等有效循环血量减少，严重影响各重要器官的供血，组织灌注压降低，致末梢循环衰竭而引起诸器官功能衰竭。严重妇产科感染和流产后、产褥感染或盆腔脓肿未及时处理引起的败血症等，可出现肺毛细血管内皮细胞膜损伤，致管内压力上升和通透性增加，引起肺间质水肿和气体交换障碍，逐渐发展为急性呼吸窘迫综合征（ARDS），随后继发循环系统衰竭和肾衰竭等。妇产科患者大量输血、补液，输血量每 6 小时 ≥1 800mL，或补给晶体液每 6 小时 >6 000mL，将使循环系统超负荷，导致主要器官的损害。其他如 DIC、严重先兆子痫、子痫、围生期心脏病发作亦可促发多器官功能衰竭。至于慢性疾病、营养不良、器官储备功能低下等以致机体免疫功能降低，亦是诱发因素。

二、多器官功能衰竭的征兆

多器官功能衰竭大多先是肺衰竭，然后是心力衰竭或肝衰竭、中枢神经系统衰竭、凝血功能障碍等，但亦可有不同的顺序，如先有心力衰竭或肾功能衰竭。下列是一些器官衰竭的征象。在感染或大手术后出现进行性呼吸困难及低氧血症，呼吸频率 > 35 次/分，氧饱和度 < 90% 或 PaO_2 < 6.7kPa（50mmHg），即为肺衰竭的先兆。临床上出现心源性或感染性休克，心动过速或过缓等严重心律失常，一过性心搏骤停，中心静脉压（CVP）> 1.96kPa（20cmH₂O），可考虑为心力衰竭。大手术、低血容量休克或严重感染等如出现少尿或无尿（连续 6 小时尿量少于 20mL/h），并有血尿素氮和肌酐增高（血肌酐在 176.8mmol/L 以上），提示为肾功能衰竭，临床过程出现明显黄疸，血胆红素明显增高（ > 34μmol/L），血清转氨酶超过正常值 2 倍以上，即为肝衰竭。尚有腹胀、腹泻，且有呕血或黑便，应疑有消化道出血及应激性溃疡。患者皮肤有瘀斑，血常规示血小板减少，常低于 50×10^9/L，凝血酶原时间延长，疑为凝血功能障碍。患者如出现定向障碍、嗜睡、反应迟钝则为中枢神经系统衰竭。凡符合上述两项以上者，即可诊断为多器官功能衰竭。

三、多器官功能衰竭的治疗

引起多器官功能衰竭的病因较多，发病机制较复杂，应以清除病因，控制感染，止住触发因子，有效地抗休克，改善微循环，加强营养管理，维持内环境平衡，防止并发症的发生，实行综合救治。多器官功能衰竭总死亡率为 70%，治疗极为棘手，重在预防。为此，对严重创伤或大手术者，应严格执行无菌技术，预防性应用广谱抗生素，疑有盆、腹腔脓肿形成者，应及早给以定位，通过经皮穿刺或手术彻底引流或清创控制感染。同时重视原发病的治疗，如对感染、休克等进行相应积极有效的处理。

多器官功能衰竭的治疗，目前采取的方针是支持疗法。当临床表现一个器官有可能发生衰竭时，应同时检测各器官的功能状态，尽早对全身各系统进行支持治疗，注意严防增加其他器官的代谢负荷，进而导致多器官功能衰竭。

1. 呼吸系统支持疗法　主要注意以下内容：①改善换气的方法：有自主呼吸者可通过密封面罩给以连续正压呼吸，增加功能残气量，改进肺的顺应性，提高气体交换率，以达适当的血液氧化。若血氧不足则需气管插管或气管切开，改行机械通气，作间歇性正压通气，维持氧分压在 7.3kPa（55mmHg）以上。②注意体液平衡：可通过限制输液，利尿措施，甚至用超滤法以减少通过受损的肺泡毛细血管膜的液体滤过量，维持体液的负平衡，降低肺毛细血管楔压。一般可根据中心静脉压、尿量、胸片与血气分析决定输液量和性质。至于清蛋白或其他胶体的应用尚有争议。此外，肾上腺皮质激素如地塞米松 20 ~ 40mg/d 或氢化可的松 200 ~ 300mg 的应用，目前仍有不同的意见。

2. 循环系统的支持疗法　恢复和维持合适的组织灌注，充分保证氧供应，以支持和维持正常的循环功能，是使所有衰竭器官恢复功能的基础。即：①通过监护仪连续测定血压、脉搏、CVP 和尿量，力求维持满意的血容量和心排血量。首先利用药物控制心率和心律，防止严重心律失常。②在 CVP 监测下输血补液，补足血容量。有条件可插置漂浮导管，监测肺毛细血管楔压（PCWP），以维持 CVP 0.78 ~ 0.98kPa（8 ~ 10cmH₂O）和 PCWP 1.33 ~ 1.56kPa（10 ~ 12mmHg）为准。③血容量纠正后，循环尚不稳定，需滴注正性药物，如多巴胺或多巴酚丁胺。

3. 肾功能的支持疗法　①对危重的患者需维持适当的血氧浓度、血容量和尿量（25 ~ 40mL/h）。②注意控制酸碱和电解质平衡。出现高血钾（血钾 > 7mmol/L）时必须紧急处理，立即静注 10% 氯化钙 10mL，碳酸氢钠，以及 10% ~ 25% 葡萄糖（含 1 : 3 ~ 1 : 5 胰岛素）。③如为少尿性肾衰竭，应严格控制进水量，每日 700 ~ 800mL，加上呕吐等额外损失。④大剂量使用利尿剂，如无效应及早作腹膜或血液透析。

4. 肝功能和消化道出血的支持疗法　①补充多种维生素，如维生素 B₁、维生素 B₆、维生素 C。②使用能量合剂以保证热量，减少组织蛋白分解，防止血氨增高。每日静滴高渗葡萄糖，加 ATP 40mg、辅酶 A 100U、细胞色素 C 100mg、胰岛素 8 ~ 12U、氯化钾 3 ~ 4g。③补充血浆、清蛋白、新鲜全血，以及水解蛋白，特别是支链氨基酸，还可用激素促进食欲。

5. 凝血功能不全的支持疗法　①凝血因子欠缺患者可输新鲜全血。当血小板大幅度下降时，应输浓缩血小板 4~10U。当纤维蛋白原≤1g/L 时，应补充纤维蛋白原 2~4g。②高度怀疑此病的患者则静滴低分子右旋糖酐 750mL/d 或每日 3 次肌内注射莨菪碱各 20mg。有时需考虑使用肝素，用量为 0.5~1mg/kg，每 4~6 小时静注或 30~50mg/d 静滴，维持试管法凝血时间在 20~25 分钟之间。

6. 营养支持疗法　是多器官功能衰竭综合治疗中的一个重要方面。严重感染后患者处于高代谢状态，热能需要极度增加，体内儿茶酚胺、肾上腺皮质激素、胰高血糖素分泌亢进，导致难治性高血糖症和内源性脂肪利用障碍，造成支链氨基酸代替脂肪作为热能源而被消耗，故在热量中增加氨基酸的比例尤为必要，以维持正氮平衡。应保证供应每日热量（104.7~146.5）kJ/kg，其中蛋白质 1.5~2g/（kg·d），糖类每日至少 300g，以减少蛋白质分解代谢。脂肪 2g/（kg·d）以补充不足的热量，尽量减少负氮平衡，不能进食者应经静脉或胃管保证营养，以后者为优。肝性脑病先兆者，应严格限制蛋白质用量，每日 18~20g。如出现少尿、水肿、腹腔积液时应限制钠盐的摄入。

7. 免疫调整疗法　由于感染后常发生全身免疫功能低下，近年来试用各种免疫调整剂或增强剂，包括新鲜冻干血浆、冷沉淀及针对产生内毒素（脂多糖）的革兰阴性菌各种特异性免疫血清，以改善器官功能，提高多器官功能衰竭患者的生存率。

8. 抑制和减少炎症介质的产生和释放　严重的创伤或感染后，多形核白细胞释放组织损伤物质，补体激活物和黏附分子。这些介质能引起组织缺氧后的再灌注损伤。非甾体抗炎药如布洛芬能改进动物模型的感染性休克和 ARDS。重组改构人肿瘤坏死因子低剂量单独应用或与 IL-1 合用，能降低实验动物败血症的死亡率。此外，多种氧化酶抑制剂如黄嘌呤氧化酶抑制剂、超氧化物酶等能减轻组织缺氧后的再灌注损伤。

（齐凤丽）

第六节　产后溶血性尿毒症综合征

产后溶血性尿毒症综合征（postpartum hemolytic uremic syndrome，PHUS）是指发病在产后（个别可发生在孕末期临产前），以急性微血管病性溶血性贫血、血小板减少及急性肾功能衰竭三大特征为主的综合征。本病虽少见，但发病急，进展快，由于病因不明及对本病认识不足、缺乏特异性治疗致使死亡率至今仍很高。我国至 1985 年 13 例 PHUS 的死亡率为 53.84%。1994 年报道降为 33.3%。近年由于对该病认识的提高和治疗手段的进步，死亡率进一步下降。1998 年，陆军等报道 5 例患者均治愈。2007 年崔先泉等报道 6 例患者均治愈。

一、PHUS 的病因

1. 妊娠期凝血功能异常　妊娠期血液纤维蛋白原，第 Ⅱ、Ⅴ、Ⅶ、Ⅷ、Ⅸ、Ⅹ 凝血因子均增加，血液处于高凝状态，而纤溶能力降低，当出现产科并发症，如感染、先兆子痫、子痫、妊娠肝内胆汁淤积症、HELLP 综合征、羊水栓塞、胎盘早剥及血容量减少等时，凝血功能易发生异常，可引起 PHUS。当出现产科大出血时，如血容量不能及时补充或应用了利尿剂，使血容量进一步减少导致肾小管缺血性坏死，严重者发生肾皮质坏死。妊娠高血压综合征患者由于肾小动脉痉挛，血管内皮肿胀和受损，肾内血管阻力增加，肾小球滤过率下降，更易发生肾功能衰竭。

2. 分娩中使用缩宫素和麦角生物碱　有研究认为，生产过程中过量使用宫缩剂可造成肾小动脉痉挛与血栓形成，诱发肾皮质坏死或纤维蛋白沉积于肾小球，尤其是沉积于肾小动脉内，引起肾脏缺血，导致肾功能衰竭。曹书华等报道 21 例 PHUS 有 11 例用了缩宫素。但是，缩宫素诱发 PHUS 缺乏实验证据，有待于继续观察和进一步证实。

3. 遗传因素　研究表明，PHUS 与遗传因素有关，成人为常染色体显性遗传，家族性 PHUS 常伴发有恶性高血压，其预后更差。妊娠晚期 ADAMTS13（vWF 裂解蛋白酶）浓度减少或活性降低均可增加血栓性血小板减少性紫癜溶血性尿毒症风险。近年研究发现，一些病例中存在哈格曼因子1基因缺乏和MCP基因突变。

4. 免疫因素 妊娠期孕妇免疫系统也发生相应变化。当分娩时尤其受产后出血性休克的刺激，免疫系统发生紊乱，使原无抗原性的红细胞获得抗原性，致使身体产生新的抗体，进而形成抗原抗体复合物，激活体内的补体，使自身红细胞溶解，促进血小板凝集，也可使输入的同型红细胞溶解，而发生难以恢复的溶血性贫血。

5. 感染因素 感染后细菌毒素可引起肾脏的血管内凝血。尤其对原有生殖道感染的患者，更易使肾脏受损，从而诱发PHUS。

6. 其他 近年有报道，内皮细胞一氧化氮轴紊乱、脂质过氧化也参与发病。另外，可能与口服一些药物，如避孕药或其他含雌激素的药物、抗凝药物、细胞毒药物等因素相关。

二、PHUS 的临床表现

1. 微血管病性溶血性贫血 产后当天至产后10周，甚至数月内突然发生进行性血管病性溶血所造成的贫血。产后当天至48小时发病者，病势急剧，进展迅速。在正常妊娠分娩后或原有妊娠或分娩的不良病情的基础上突然出现与原病情不一致的贫血。苍白容貌、巩膜黄染（若不注意易忽视），或抽静脉血化验时可发现针管内有溶血现象。此时若导尿可发现尿少，且为酱油色血红蛋白尿（常为一过性），以后则为肉眼血尿或镜下血尿。因血管内溶血继续进行，故患者出现进行性贫血及全身黄疸。化验末梢血时发现血红蛋白继续下降，可降至60g/L，甚至更低；末梢血片可见红细胞大小不等、形态异常，出现裂细胞、锯齿形细胞、头盔性及细胞碎片；网织红细胞增多 >0.015；血小板进行性下降，可降至 $\leq 100 \times 10^9/L$。血清胆红素增高 >20.5μmol/L，以未结合胆红素升高为主。Coombs 试验为阴性。

2. 急性肾衰竭 发病后很快就出现急性肾衰竭症状。首先是尿少，血红蛋白尿或血尿或镜下血尿，逐渐进展至无尿，随即血压逐渐升高，轻度或全身水肿（包括腹腔积液）；若未及时抢救，患者可很快昏迷，或由恶性高血压导致左心衰竭、肺水肿等多器官功能衰竭。化验：蛋白尿及多种管型；血尿素氮及肌酐增多，分别为 >10mmol/L 及 178.8μmol/L；血钾可增高，若 >6.5mmol/L 时发生心搏骤停的可能。

3. 血小板计数下降 血小板计数逐日下降，一般为 $\leq 100 \times 10^9/L$，即表示有DIC。DIC的其他检验指标：静脉抽血时不等针头拔出血液就在针管内凝集是血液处于严重高凝状态时最易发现的典型表现，或作试管凝集试验，凝血时间缩短 <4 分钟；血浆纤维蛋白原下降 <2g/L 因正常妊娠或妊娠高血压综合征时可升高至 <4~8g/L；凝血酶原及部分促凝血酶原激酶时间正常或延长；3P试验阳性。

4. 其他体征及实验室检查 PHUS所造成的DIC也累及其他器官。如出现黄疸加重的同时就可发现肝脾亦肿大。此乃由于肝脏在肝窦内也有纤维素微血栓形成，使肝细胞缺氧所发生的灶性坏死所致。坏死灶越多，化验血中丙氨酸转氨酶及天冬氨酸转氨酶越明显，但只要病情好转，转氨酶可很快恢复正常，在以非结合胆红素增高为主的同时，结合胆红素也有所增高。

三、诊断

因为PHUS的病因不明，只有根据上述临床表现归纳为以下三个方面进行PHUS诊断：①产后立即或10天内出现无原因的血管内溶血所造成的急剧性贫血且进行性加重的一些主要症状，如贫血、黄疸、血红蛋白尿或血尿及相应的血管内溶血的各项化验结果；②发病后病情急剧恶化，短期内即出现急性肾功能衰竭症状，如血红蛋白尿、少尿至无尿，轻度或全身水肿，血压升高及相应的肾衰竭的各项血及尿的化验改变；③在发病的同时检查血小板计数，发现血小板计数逐渐减少，说明有DIC存在，再测其他各项血管内凝血检查均为阳性。血浆抗凝血酶-Ⅲ（AT-Ⅲ）降低或血前列环素（PGI_2）降低则有助于诊断。

遇到难确诊的病例或为了进一步确诊可作肾脏穿刺进行活体组织病理学检查。镜下见肾小球丛毛细血管及小动脉有广泛纤维蛋白微血栓；肾小球动脉内皮细胞增生致使管腔狭窄；远端肾小管上皮细胞坏死；管腔内有色素管型或红细胞碎片管型。

四、治疗

对 PHUS 治疗的关键在于早期诊断，早期治疗。轻症初起时可在一般支持疗法基础上，每天静脉输入低分子右旋糖酐扩容，改善微循环。低分子右旋糖酐系胶体液，覆盖于血管内皮细胞，可使血管内皮光滑，减少血小板聚积机会，因此有轻度抗血小板聚积作用。同时给予抗血栓性药物以解除血小板的聚积，如双嘧达莫 100mg 口服，每日 1 次，最好与小剂量阿司匹林合用，每天 50～80mg。贫血严重者可适当输血或给鲜冻血浆，以补充抗血小板聚集因子如 AT－Ⅲ、PGI$_2$，当血管内皮受损后，由血管内皮细胞合成的 PGI$_2$ 减少，因 PGI$_2$ 为一种抗血小板聚集物质，其减少后血小板易于黏附及聚集在微血管内皮损伤处，使血小板数上升，同时也恢复血容量。尿少、血压高者给降压药及较大剂量的呋塞米。溶血重者可给少量免疫抑制剂如泼尼松 60mg/d，可减少机体对内毒素的反应，并可扩张微血管，改善微循环，但不可多用、久用。

重症者除上述疗法外，在高凝状态期应及早用抗凝药——肝素，以阻止微血栓形成。肝素具有强大的抗凝作用，可作用于凝血过程的多个环节，用于高凝期最奏效，但用量要足。低分子右旋糖酐可增强和促进肝素的作用，纠正酸中毒，AT－Ⅲ 亦可促进肝素的作用，每日可用 500～1 000U，阻止凝血酶因子的活化，阻止凝血酶的生成。肝素剂量及用法可视病情而定，首次肝素 6 000U（50mg）加入 5% 葡萄糖 100～200mL 中静注半小时至 1 小时，以后每 4～6 小时静脉滴注 4 000～6 000U，但要根据病情调整滴速及用量。每次应用前必须检查试管内凝血时间，要求维持在 15～25 分钟，过量会引起血不凝集性出血，一旦发现有这种倾向应立即停药，必要时用鱼精蛋白解救（鱼精蛋白 1mg 可中和肝素 100U），病情已晚则不宜用肝素。若尿量仍少应尽早作血液透析，使患者顺利度过急性肾衰竭少尿期，不要等到无尿期或血钾已升高再用。PHUS 自早期应用血液透析进行抢救肾衰竭以来，死亡率已明显下降，故有的医院把血液透析作为常规抢救 PHUS 患者的手段。

（齐凤丽）

第七节　剖宫产儿综合征

分娩是人类繁衍生息必然的生理过程，产妇和胎儿都具有潜力能主动参与并完成分娩过程，而且绝大多数都是以自然分娩而告终。但近 20 年来我国剖宫产率一直呈上升趋势，目前部分地区已达 50% 以上，其原因很复杂，有社会、个人及医方多层面的因素。剖宫产有其优点，如不必经历分娩阵痛、不会有产道裂伤、没有难产的忧虑、几乎可以定点定时操作。然而不容忽视的是，剖宫产与自然分娩相比，仍然有较高的严重并发症的发生率及死亡率。同时剖宫产对新生儿来说，虽然部分早产儿及难产儿的生存率有所改善，但是仍有相当部分的新生儿由于剖宫产而出现较多并发症而影响生存质量。

一、剖宫产儿综合征的概念

剖宫产儿综合征是指剖宫产儿呼吸系统并发症多，如窒息、湿肺、羊水吸入、肺不张及肺透明膜病等。

自然分娩时母亲通过血流动力学、血液流变学以及神经体液内分泌等调节来适应分娩。同样，胎儿也通过神经体液内分泌来适应分娩中由于子宫收缩及产道挤压所产生的血流动力学及血液生化的变化，使其能平安出生。在分娩过程中胎儿不是一个被动的排出物，而是一个适应的个体。由于产道挤压及儿茶酚胺调节使胎儿气道液体的 1/3～2/3 被挤出，为出生后气体顺利进入气道，减少气道的阻力作充分准备，也有助于生后剩余肺液的清除和吸收。在剖宫产时就缺乏这种过程，气道内液体潴留增加了气道的阻力，并减少了肺泡内气体的容量，影响了通气和换气，可导致窒息、缺氧。严重时肺血管阻力增加造成胎儿持续性缺氧。有学者提出，剖宫产儿湿肺的发生率为 8%，经阴道分娩儿湿肺的发生率为 1% 就是个例证。

二、与剖宫产相关的常见疾病

（一）新生儿呼吸窘迫综合征

剖宫产儿比自然分娩儿的新生儿呼吸窘迫综合征（NRDS）发病率明显偏高。可能与以下原因有关：自然分娩临产时，子宫规律收缩，促使肾上腺皮质激素分泌增加，胎儿胸廓也会随之有节奏地收缩，会使胎儿的肺泡产生较多肺表面活性物质，促进肺成熟，同时由于产道的挤压，肺内多余的液体被排出，便于肺的扩张及减少肺表面活性物质的消耗。采取剖宫产手术方式出生的新生儿，由于缺乏这种刺激，肺表面活性物质产生延迟、减少及消耗增加，有可能导致 NRDS。相关资料显示剖宫产儿、自然分娩的早产儿，NRDS 发生率分别为38%、27.6%，提示剖宫产 NRDS 的发病率较自然分娩早产儿明显升高；而 Gerten 等证实剖宫产是 NRDS 的独立高危因素。开始进入产程的剖宫产比未进入产程的择期剖宫产的 NRDS 发病率会有所降低。近年的研究表明 NRDS 不仅限于早产儿，有可能发生于足月新生儿，并与胎龄有明显相关。Donaldsson 等的研究提示，小于 38 周胎龄剖宫产新生儿 NRDS 的发病率仍较高，而 39 周以后剖宫产 NRDS 发病率则明显下降，故择期剖宫产最好推迟至 39 周以后。综上所述，剖宫产新生儿 NRDS 的发病率明显偏高。为减少 NRDS 发生，胎儿应尽量推迟至 39 周以后，或进入产程后再行手术。

（二）新生儿湿肺

新生儿湿肺又称新生儿短暂性呼吸窘迫。病因：胎儿出生前肺泡内有约 30mL/kg 的液体，胎儿通过产道时胸部受到约 9.31kPa（95cmH$_2$O）的压力，大概有 20~40mL 肺泡液经气管排出，剩余的液体由肺间质吸收。肺液的吸收与血儿茶酚胺含量呈正相关。未进入产程的剖宫产，一方面没有产道的挤压，呼吸道里的黏液和水分不易被挤压出来，另一方面胎儿血中儿茶酚胺低，肺液吸收延迟，故易发生本病。国外学者多项统计结果显示剖宫产新生儿较自然分娩的新生儿短暂性呼吸窘迫发生率明显升高。根据理论分析，进入产程后，由于出现阵痛，产妇血儿茶酚胺高，新生儿肺液吸收增加，其新生儿短暂性呼吸窘迫的发病率应随着下降，但该观点目前尚有分歧。一方面 Silasi 等研究表明剖宫产是新生儿短暂性呼吸窘迫的独立危险因素，并未受产程影响；Derbent 等也证实上述结果，并提出不小于 38 周剖宫产儿的新生儿短暂性呼吸窘迫发病率有所下降，提示新生儿短暂性呼吸窘迫与低胎龄有关。另一方面，Tutdibi 等却认为进入产程的剖宫产，新生儿短暂性呼吸窘迫发病率有所下降，且患儿氧依赖时间相对较短，病情相对较轻。

（三）新生儿吸入综合征

这种情况在剖宫产儿中常见。原因可能是由于在术中反复的操作挤压产妇的腹部，导致胎儿宫内呼吸，而吸入羊水、黏液等，胎儿娩出后可出现呼吸困难、口吐白沫、肺部闻及大量湿性啰音等临床表现，如羊水已经粪染，胎儿宫内呼吸将导致胎儿肺部吸入胎粪，发生胎粪吸入综合征的概率可随之明显增高，严重者可发生新生儿持续肺动脉高压、窒息、缺氧缺血性脑病等，影响胎儿大脑的发育，甚至导致患儿死亡

（四）新生儿窒息

目前临床上剖宫产大多选择硬膜外麻醉，产妇的硬膜外血管丰富，麻醉药较易吸收，容易导致血压下降；准备时，由于仰卧位时子宫压迫下腔静脉，影响回心血量，心搏出量受影响后可能发生血压下降；麻醉时如果麻醉平面过高，有可能阻断心交感神经，从而导致血压下降。如母亲血压下降至一定程度（收缩压下降 30mmHg 或降至 75mmHg 以下），胎盘供血锐减，胎儿供氧受到影响，从而导致胎儿窘迫，杨斌等对发生新生儿窒息的病例回顾性分析时发现，剖宫产后新生儿窒息的发生率约为 32.7%，其中术前胎儿无窘迫的占大部分，提示剖宫产为新生儿窒息的高危因素之一。另有小部分产妇由于各种原因行全身麻醉，麻醉药物能透过胎盘屏障，影响胎儿呼吸及血压，导致胎儿出生出现呼吸缓慢，甚至没有呼吸的情况，部分可能影响患儿血压，从而影响患儿生命体征；如在缺乏新生儿现代抢救设备的基层医院，剖宫产儿将可能发生严重并发症，如缺氧窒息后的脑瘫等，严重者尚可危及生命。

（五）对精神神经发育的影响

剖宫产儿不像阴道产儿在限定时间内能顺势通过产道各个平面连续完成衔接、下降、俯屈、内旋转、仰伸等。胎儿娩出产道的各个动作即为"感觉统合"，也就是说，经阴道分娩的过程中在神经体液调节下，胎儿受到宫缩、产道适度的物理张力改变，身体、胸腹、胎头有节奏地被挤压，这种刺激信息被外周神经传递到中枢神经系统，形成有效的组合和反馈处理，使胎儿能以最佳的姿势、最小的径线、最小的阻力顺应产轴曲线而下，最终娩出。而剖宫产却属于一种干预性分娩，绝没有胎儿的主动参与，完全是被动地在短时间被迅速娩出，使得产道分娩过程带来的神经接触失去，使感觉刺激信息不能在中枢神经系统进行有效率的组合，则整个身体不能和谐有效地运作就称为"感觉统合失调"，这可能会导致以后婴儿出现多动症、运动不协调、精神不集中、定位差、较易烦躁等诸多感觉统合失调方面的问题。相关研究显示，在行为问题儿童中，有 76.1% 伴有感觉统合失调，原因与多因素有关，其中与围生期不良因素（妊娠、产程、分娩方式、窒息、低体重儿、黄疸等）相关。

（六）新生儿贫血及红细胞增多症

目前剖宫产术常规在胎儿娩出后数秒内断脐，这将导致胎儿损失血液 50～70mL，国内学者贝原学报道剖宫产儿与经阴道分娩儿相比，贫血状态居多，多因剖宫产时断脐早，损失血液 50～70mL。而早在 1877 年 Hayem 就提出晚断脐的经阴道分娩儿由于子宫收缩、重力效应等因素，存在胎盘向胎儿输血，从而导致其血容量较早断脐胎儿高；近年 Aladangady 等证实晚断脐 30～45 秒，早产儿血容量将增加 8%～24%，从而能够减少输血频次，减少贫血，减少相关并发症。Ogata 等则发现剖宫产儿由于早断脐，没有类似效应，而且由于剖宫产后，胎儿高于胎盘，还可能存在胎儿向胎盘逆灌注的情况，故容易导致此类患儿贫血。所以，为减少患儿贫血发生率，应多提倡自然分娩，减少剖宫产；由于不可避免原因行剖宫产时，可先尽可能靠近胎盘端夹闭脐带，并将脐带中的血液挤进新生儿体内，以减少患儿贫血发生率。但同时，如胎儿位置低于胎盘位置，则有可能发生胎盘血逆流向胎儿过多，引起新生儿红细胞增多症。

（七）骨折及软组织损伤

剖宫产时发生骨折较自然分娩低，但非罕见，李馥玖等统计剖宫产儿骨折发生率为 0.12%。剖宫产时常见的骨折部位包括锁骨、股骨、肱骨、颅骨等，原因多由于取胎头困难时强行取头，或牵拉胎儿时着力点不对。如颅骨发生骨折，有可能会导致颅内出血，可能影响患儿精神运动发育，严重者可能危及生命；其他部位骨折时，有可能损伤周围神经及软组织，严重者可能遗留后遗症；而股骨、肱骨等部位骨折时，由于新生儿不能合作，骨折部位不易固定，有可能增加手术概率。剖宫产时还可由于胎膜过薄或术者用力过猛，导致器械划伤胎儿的先露部位，轻者可能遗留瘢痕，如损伤重要器官，如眼球等，尚有可能导致新生儿失明等严重后果。

（八）对新生儿免疫功能的影响

剖宫产有可能影响新生儿免疫功能。主要原因可能与剖宫产时胎儿未经历过产道挤压及接触产道细菌，直接接触外界，天然免疫力相对较差。有报道称剖宫产儿体内免疫因子（IgG、IgA、IgM、C3、C4 等）的含量明显低于经阴道分娩者。另外，剖宫产尤其是择期剖宫产，由于缺乏宫缩痛，催乳素分泌水平偏低，导致母乳喂养率明显偏低，有报道显示国内剖宫产母乳喂养率低于 50%，明显低于自然分娩儿，而母乳喂养率偏低，必然导致新生儿对感染抵抗力较差，从而易患感染性疾病，增大剖宫产儿死亡率。

（九）新生儿低血糖

剖宫产儿发生低血糖的概率较自然分娩儿高。由于剖宫产前需禁食，有可能给孕母输注了高渗糖，将可导致胎儿发生高胰岛素血症。如果短时间内剖宫产娩出的新生儿，因来源于母体的血糖突然中断，可引起出生后撤退性低血糖。

三、剖宫产儿综合征的防治

综上所述，对围生儿来说，剖宫产并不是绝对安全的分娩方式，虽然剖宫产有解决难产、胎儿窘迫以及快速终止高危妊娠的有效办法的一面，但剖宫产儿的并发症，特别是呼吸系统并发症较自然分娩多。剖宫产本身就是高危因素之一；有鉴于此，新生儿科专家提倡加强对剖宫产儿的关注，建议做到以下几点：①严格掌握剖宫产指征，杜绝社会因素的剖宫产；②把握手术时机，提高手术产的质量；③选择性剖宫产，有宫缩时施行为好，用小剂量缩宫素有利于刺激胎儿的适应调节；④对医源性早产者应提前促胎肺成熟；⑤注意产妇手术时体位，以左侧15°卧位为好；⑥充分估计胎儿大小、入盆情况，选择适宜手术切口；⑦娩出胎儿时要顺势利导，不要强行牵引以免造成产伤；⑧特别注意清理新生儿呼吸道；⑨增强对剖宫产儿风险的认识，严密观察新生儿的呼吸、意识、血糖等的变化，特别是在新生儿娩出48小时内，因为在出生后1周内死亡的剖宫产儿，其生后48小时内死亡率较高。

（齐凤丽）

第八节　妊娠期的血栓预防

静脉血栓形成和栓塞（VTE）是妊娠期最常见也是最严重的并发症之一，现在已飙升为发达国家孕妇发病率和死亡率的首要因素。近20年来，人们普遍认为VTE与获得性及遗传因素有关，而对如何预防血栓栓塞需要做出艰难决定。本节主要论述哪些患者是临床患VTE高风险者，对这些易于发生血栓者进行筛查，从而保证预防血栓发生，并对一些特定人群也给出了指导性建议。

一、流行病学

妊娠期和分娩后是VTE高发期，发生率为0.61‰~1.72‰，大约是非妊娠妇女发生VTE的4~5倍。这与临床发生于分娩前后与妊娠有关的VTE诊断符合率大致相同。分娩前发生VTE的风险平均分布于整个妊娠期。

一般来讲，妊娠期深静脉血栓形成（DVT）较肺栓塞（PE）更容易诊断。妊娠期DVT更易发生于左侧静脉的下游或末端，其主要原因是日益增大的妊娠子宫压迫左髂静脉所致。非妊娠妇女发生DVT时，很少发生盆腔静脉血栓形成，这在美国预期登记的DVT记录中得到证实，总共不到1%。产科专家应该认识到盆腔静脉血栓形成在妊娠期更普遍，占静脉血栓形成病例的11%~13%。

重要的是肺栓塞更易发生在产后，在这时期并发有VTE的高风险。因此在产后这段时期必须给予相应的重视，预防血栓发生。

二、病理生理学和风险因素

（一）病理生理学

Virchow等提出了发生血栓形成的3个危险因素：血液停滞、血管损伤、高凝血状态。这些因素在妊娠期和分娩后一段时间都一直存在着。妊娠期静脉末端血液处于停滞状态，静脉血流的速度随着妊娠的进展进一步减慢，而且左侧较右侧下降明显。另外，静脉膨胀可导致血管内皮的损伤和前凝血酶原的改变。盆腔静脉除了受机械压迫外，妊娠期雌激素水平的增高及一些代谢产物的堆积增加了静脉的血容量。Macklon和Greer学者发现产后4~42天静脉末端的血流速度加快、膨胀的静脉开始回缩，并逐渐恢复到早孕42天时检测水平。

血管内皮损伤的原因或是妊娠期静脉膨胀，或是子痫先兆导致血管内皮激活。自然分娩时，可发生血管压迫。手术和辅助分娩时可导致血管损伤，也有可能增加产后血栓栓塞的风险，这在剖宫产病例中确实存在。

正常妊娠时伴随着出凝血系统的改变，高凝血状态可抑制分娩时出血过多。总之，妊娠期出现斑块的危险因素增加了：一些抗凝血因子减少，分解纤维蛋白的活性减低，一些特定因子，如因子Ⅱ、Ⅶ、

Ⅷ、Ⅸ、Ⅻ、von Willebrand 因子增加。纤维蛋白原增加至非妊娠期水平的近 2 倍。抑制凝血的变化过程包括在早孕期减少游离和总蛋白 S 抗原水平，以减少其活性。虽然蛋白 C 水平保持不变，但是蛋白 C 整体活性抑制是增加的。活性抑制的程度依赖以下改变，包括因子 V Leiden 突变（F V LM）、纤维蛋白酶衍生物以及是否存在抗磷脂抗体等。纤维蛋白分解减少，主要取决于缩小组织中纤维蛋白溶酶原催化剂的活性。已有证据表明纤维蛋白溶酶原催化剂抑制剂 - 1 和 - 2 以及纤维蛋白分解抑制剂是增加的。高血凝状态的其他一些指标包括凝血酶 - 抗凝血酶复合物增加、凝血酶原碎片 1 和 2、纤维蛋白酶衍生物峰值、D - 二聚体水平的增加。

（二）临床风险因素

一些特定因素可能对 VTE 产生影响，这些因素与 Virchow 提出的 3 个危险因素不谋而合。它们是卧床休息（等同于血液停滞），手术分娩（等同于血管损伤），可遗传的血栓形成倾向（等同于高血凝状态）。孕妇年龄≥35 岁以及剖宫产被认为是重要的高风险因素。妊娠期和分娩期增加患 VTE 的因素有严重疾病、输血、产褥感染。表 8 - 2 是 James 等对可能患 VTE 的高危因素的阐述。

表 8 - 2 静脉血栓形成或栓塞的临床风险因素

因素	不等同比率（95% 的可信区间）
医学并发症	
高血压	1.8（1.4 ~ 2.3）
心脏病	7.1（6.2 ~ 8.3）
血栓形成倾向	51.8（38.7 ~ 69.2）
血栓栓塞史	24.8（17.1 ~ 36.0）
抗磷脂综合征	15.8（10.9 ~ 22.8）
镰状细胞贫血	6.7（4.4 ~ 10.1）
狼疮	8.7（5.8 ~ 13.0）
糖尿病	2.0（1.4 ~ 2.1）
肥胖	4.4（3.4 ~ 5.7）
产前风险	
体重指数（BMI）>25	1.8（1.3 ~ 2.4）
产前制动	7.7（3.2 ~ 19.0）
（BMI）>25 和产前制动	62.3（11.5 ~ 337.6）
吸烟（10 ~ 30 支/天）	2.1（1.3 ~ 3.4）
随机双胎	2.6（1.1 ~ 6.2）
人为双胎	6.6（2.1 ~ 21.0）
产后风险	
吸烟（10 ~ 30 支/天）	3.4（2.0 ~ 5.5）
出血（无手术）	4.1（2.3 ~ 7.3）
出血（手术）	12.0（3.9 ~ 36.9）
感染（经阴道分娩）	20.2（6.4 ~ 63.5）
感染（剖宫产）	6.2（2.4 ~ 16.2）
计划剖宫产	1.3（0.78 ~ 2.2）
急症剖宫产	2.7（1.8 ~ 4.1）

如上表所示，这些因素既可单独出现，也可多项联合出现。Jacobsen 等证明产前卧床并产后体重指数增加，或剖宫产后并发感染都增加了罹患 VTE 的可能性。

（三）可获得和可遗传的血栓形成倾向

有关 VTE 的引起血栓形成倾向风险因素在 2005 年 Robertson 等已做了系统文献回顾。以上不等同比率的增加使 FVLM（纯合的、杂合的）、凝血酶原基因突变（PGM）（纯合的、杂合的）、抗凝血酶缺乏、蛋白 C 缺乏或蛋白 S 缺乏以及抗磷脂抗体等发生改变。

FVLM 杂合体和 PGM 杂合体是最常见的易引起血栓形成的 2 种因素，有学者对它们进行过前瞻性研究，发现对于无血栓史的健康孕妇并没有太大的临床意义。目前还没有对抗凝血酶、蛋白 C 或蛋白 S 以及抗磷脂抗体缺乏进行过类似研究，主要原因是它们极其罕见。

三、血栓形成倾向的测试意义

虽然血栓形成倾向与 VTE 之间的关系是显而易见的，但是对孕妇进行这些不正常因素的筛查缺乏实用性和有效性。多数专家认为对无症状孕妇进行通盘筛查收效甚微，考虑到血栓形成倾向的筛查，产科医生应当对以下 4 类患者作为筛查对象：①伴有急性 VTE；②VTE 复发（2 次或更多次）；③先前本人有单一 VTE 病史；④有 VTE 家族史，但本人无 VTE 病史。

急性 VTE 虽然不是本节讨论的主题，临床医生应当认识到把可遗传的血栓形成倾向的筛查放在首位还是有争议的。主要是因为筛查结果不大可能改变处理意见，当然更改变不了通常用肝素作为急症处理，随后转为华法林维持治疗（非孕期）的方案。而且，有血栓形成倾向时主要表现为 FVLM 杂合体或 PGM 杂合体，这不是长期抗凝血的指征。通过检测狼疮抗凝血、抗心磷脂、抗 β_2 - 糖蛋白 I 指标进行的抗磷脂综合征测试通常是临床上 VTE 筛查的首要检查，因为抗磷脂综合征需要长期抗凝治疗。

近期 VTE 复发的孕妇已经进行过血栓形成倾向的检查，因此将不会引起太多关注。然而人们没有想到的是，正是这些孕妇需要在孕期长期抗凝治疗而不是单纯的血栓预防。

孕妇本人先前只有过单一 VTE 史而没有长期抗凝治疗者将接受内科医生而不是产科医生的血栓形成倾向筛查。当前美国大学妇产科医生协会推行这样一条原则，即患者应当乐意参与筛查，特别是筛查结果可能影响处置方案时。如果筛查结果阳性，只要遵循文章后面列出的指导方针就可以；如果未参与筛查，着实让医生们焦头烂额。

鉴于血栓形成倾向测试可能改变妊娠处置，那么是否有哪些患者虽然先前只有过单一 VTE 史而不需要产前预防血栓？Brill - Edwards 和他的同事们做了仅有的一项可信度较高的这类研究。他们以 125 名先前有过单一 VTE 史但没有在孕期使用肝素进行血栓预防的孕妇作为研究对象（值得注意的是所有病例均在产后抗凝治疗达 6 周）。所有病例均检测了 FVLM、PGI、蛋白 C 缺乏、蛋白 S 缺乏、抗凝血酶缺乏和抗磷脂抗体（游离蛋白 S 占总蛋白 S 不足 24% 即为蛋白 S 缺乏）。总之，病例中的 2.5% 诊断为产前血栓形成。然而 44 例病例虽然先前血栓形成是与短暂高危因素有关，包括妊娠或口服避孕药，结合本次筛查为阴性，他们中无一例在产前复发 VTE。虽然并不是所有专家都认同产前可以有一部分孕妇不必接受血栓预防，但一定要清醒地认识到这类人群所占比例太少，不足以证明他们就不存在发生 VTE 的风险。因此考虑到上述人群是处于孕期或早孕期，可试行以下方法：

制定出抗磷脂综合征标准，因为这个诊断将会改变妊娠结局，同样也是孕期使用肝素预防血栓的指征。

有罕见的抗凝血酶缺乏家族史，因为这是孕期需要抗凝治疗的指征。

一般来讲，如果孕妇先前 VTE 确定是自发的，也就是说，与一些高危因素无关（如妊娠、口服避孕药等），就没必要做血栓形成倾向的筛查，因为不管筛查结果如何，都建议患者血栓预防。

就妊娠期高风险因素审阅后，发现患者只短暂接触过高危因素，只要筛查结果是阴性，患者可以在孕期不使用肝素预防血栓。反过来，如果患者愿意接受肝素预防血栓，血栓形成倾向筛查也就没必要了。

第 4 类患者中有 VTE 家族史但无个人史，处理起来着实困难。美国大学妇产科医师协会也承认这一点。抗凝血酶缺乏家族中的一级亲属都应该进行筛查测试，在 FVLM 和 PGM 变异中表现为纯合体或复杂杂合体的一级亲属也应进行筛查。

如果一定要做血栓形成倾向筛查，建议查以下项目：狼疮抗凝和抗心磷脂抗体（只适合本人有VTE 史）、F V LM、G20210A 凝血酶原突变、抗凝血酶活性水平、蛋白 C 活性水平、蛋白 S 活性水平。决定做哪项筛查取决于患者自身临床情况和血栓预防中潜在不良反应孰轻孰重。由于正常妊娠期出凝血系统发生生理改变，可能影响、蛋白 C、蛋白 S 的检测结果，内科医生应当认识到在处置明显凝血块抗凝治疗过程中，检测结果比实际要低。

四、血栓预防

肝素是妊娠期可选择的抗凝药物，因为不能穿过胎盘屏障，被公认对胚胎或胎儿是安全的。肝素有两种存在形式：低分子量肝素（LMWH）和未分离肝素（UFH）。两者的基本作用是抗凝血酶与催化分子结合，抑制凝血酶的活性。UFH 增强抗凝血酶活性，而 LMWH 主要作用是调节抗凝血酶与抗因子 Xa 的活性。

UFH 复杂的药物动力学最终导致在某种程度上不可预测抗凝应答。皮下（SC）注射较静脉输液UFH 的生物效率是减低的。所谓生物效率，是指药物或其他物质经口服后，到达靶组织的程度。相反，LIWH 不需要与多种特定的循环蛋白或细胞表面相连接，因此皮下注射有较高的药物动力学和生物效率。而且，LMWH 较 UFH 不易引起肝素导致的血小板减少症（HIT）和骨质疏松，后者在临床上比较少见。最重要的，LMWH 较长的半衰期是它的优势，可以一日 1 次或 2 次使用。

虽然 LMWH 也可以，但大多数专家更喜欢使用华法林预防产后血栓。像肝素复合物一样，华法林也是哺乳期安全使用药物。

五、风险患者的一般分类

为了给产科医生提供一个简便的临床可接收到处置患者的方法，建议需要血栓预防的患者分为以下几类：

1. 受孕近几个月或妊娠期患急性 VTE 一些专家建议正在服用华法林的妇女受孕前 6 周应停止使用华法林，换用 UFH 或 LMWH。这类患者应该从确诊 VTE 开始全程使用 UFH 或 LMWH 修正剂量抗凝治疗至少 6 个月。如果患者妊娠期连续抗凝治疗达 6 个月，减少药物的预防剂量是可行的，尤其是准备要硬膜外麻醉时。分娩后再次使用 UFH 或 LMWH 预防剂量或过渡到华法林。

2. 复发 VTE（两次或更多次） 这类患者应该在妊娠期全程使用 UFH 或 LMWH 修正剂量抗凝治疗。分娩后再次开始使用 UFH 或 LIWH 或过渡到华法林。

3. 单一 VTE 史而且没有长期抗凝治疗 患者先前 VTE 时没有外界刺激自行发生，在妊娠期既可以使用 UFH 或 LMWH 预防剂量，也可以使用中间剂量；如果先前 VTE 与短暂的风险因素接触有关而没有血栓形成倾向，可以在孕期不接受治疗，但内科医生一定要密切关注有可能发生 VTE 的症状和体征，例如肥胖或卧床休息等，从而采取措施减低风险。这类患者通常产后都需血栓预防。

4. 不伴有 VTE 的抗磷脂综合征 这类患者在妊娠期既可以使用 UFH 或 LMWH 预防剂量，也可以使用中间剂量；患者一旦明确诊断，专家建议 UFH 预防剂量皮下注射 7 500 ~ 10 000U，每 1 2 小时 1 次，同时 LMWH 也是每 12 小时 1 次。分娩后，华法林或 LMWH 预防产后血栓。

5. 高风险血栓形成倾向 虽然不很常见，抗凝血酶缺乏、F V LM（纯合体、杂合体）、PGM（纯合体、杂合体）及持续抗磷脂抗体阳性被专家认为是妊娠期血栓形成高危因素，即使患者在先前无 VTE 史。妊娠期 UFH 或 LMWH 的预防剂量可使用产后血栓预防剂量。有学者怀疑 UFH 或 LMWH 预防剂量的有效性，认为中间剂量或修正剂量更有效。伴有抗凝血酶缺乏的孕妇需要在孕期或产后使用抗凝血酶浓缩剂。

6. 不伴有先前 VTE 史的低风险血栓形成倾向 不伴有先前 VTE 史但伴有 F V LM 或 PGM 杂合体、蛋白 C 缺乏，或蛋白 S 缺乏等可以在产前不做血栓预防。产后是否做血栓预防也因人而异。根据 ACOG（美国大学妇产协会）的提议，对于无症状患者可以不做特定处理。

7. 剖宫产 剖宫产被认为是导致 VTE 的风险因素。Bates 等建议剖宫产孕妇产后需要血栓预防。妊娠期每增加一项风险因素或选择剖宫产，就需要 UFH 或 LMWH 预防剂量预防血栓发生，或住院期间使用肢体末端压力设备机械预防。如果多风险因素并存，就需要同时使用药物预防与机械预防。剖宫产后患者伴有持续 VTE 风险因素，药物预防应持续 4~6 周。

六、分娩前后的肝素应用

分娩前后如何使用肝素是非常重要的，因为在抗凝治疗的同时可能加重产后出血。妊娠期使用 LM-WH 的低至中风险患者在孕 36~37 周时换用 UFH，以免发生早产时硬膜外麻醉的效果不受影响。建议患者如果不能自然分娩，应停用肝素。如引产或计划分娩前 24 小时，应停用修正剂量的肝素和中间剂量的 LIWH，预防剂量的肝素至少在 12 小时前停用。对于高风险患者，例如近期患过 VTE 者，合理的做法包括减少肝素剂量至 5 000U，皮下注射，一日两次，或者分娩期间连续静脉输液肝素，当预计 12 小时内临产时停用。

大部分患者不管是经阴道分娩还是剖宫产，一般产后 6~8 小时后重新开始肝素治疗。就高风险患者来说，产后出血风险时间一过（大约是产后 2~4 小时）就开始持续静脉输液肝素。

美国局部麻醉协会（ASRA）就抗凝和局部麻醉之间提出了一些建议。局麻禁忌证之一就是一日两次皮下注射 LMWH 最后时间距离麻醉少于 24 小时。对于 LMWH 预防剂量，局麻时间放宽到 10~12 小时。麻醉失效导尿管拔除 2 小时后才可以产后首次使用肝素。神经脊髓轴麻醉 1 小时后可以开始静脉肝素输液，一直到拔除导尿管前 2~4 小时。

七、总结

很明显，妇产科医生在预防产妇 VTE 方面具有独到的思想。必须有能力分辨出哪些患者有 VTE 风险，哪些患者要做血栓形成倾向筛查，哪些需要血栓预防。掌握各种血栓预防策略及分娩前后抗凝治疗是非常重要的。

（岳莹利）

第九章

异常分娩

第一节 流产

流产（Abortion）是指妊娠不满 28 周和（或）胎儿体重≤1 000g 终止者，发生在妊娠 12 周前者称早期流产，发生在 12～28 周者称晚期流产。本节讲述的是自然发生的非意愿性流产，意愿性流产（患者自愿或医疗诱导）不在本节探讨的范围内。自然流产绝大多数为早期流产，流产的原因包括染色体异常所致受精卵或胚胎发育异常、母体内分泌失调、子宫病变、全身性疾病、手术创伤、母儿血型不合、免疫因素及外界环境因素等。流产的主要症状有阴道流血及腹痛。根据流产的发展过程及临床表现可分为先兆流产、难免流产、不全流产、完全流产、稽留流产、感染流产及反复性流产。

一、流产的急症发病特点

发生率高，并发症多。至今为止，还没有权威性的流产发病率数据。在流行病调查中，有学者认为仅包括早产、足月产，也有学者认为应包括所有妊娠，即早产、足月产、人工流产、异位妊娠、葡萄胎等，故所得到的数据分歧较大。根据既往的临床观察，一般认为 1 次自然流产发病率为 10%～18%，连续发生两次自然流产的发病率为 5%，连续 3 次自然流产的发病率为 0.4%～1.0%。但近年较大规模的流行病学研究显示，自然流产发病率远高于 15%。有学者应用敏感的放射免疫法在月经后半周期检测已婚妇女的血清 β–hCG 发现，30%～40% 的受精卵在着床后月经前发生流产，称为隐性流产。这类患者仅表现为月经稍延迟，月经量稍多或正常。目前比较一致的看法为，自然流产的发病率在 50%～60%。随着人们生活方式的改变和环境因素的重大变化，反复性自然流产的实际发病率也远高于上述数字。流产是育龄期妇女最常见的需手术干预的原因或病症，未及时就诊或处理不当会引起失血性休克、附件炎、继发性不孕症、子宫内膜异位症等严重并发症，需引起育龄期妇女及妇产科医务工作者的高度重视，并给予及时、正确地处理。

对患者及其家人的身心打击较大。绝大多数的流产并非是患者或其家人的主动意愿，因此，他们往往在流产发生前后出现紧张、烦躁、焦虑和抑郁等一系列身心应激症状。他们除了因流产导致的胎儿丢失而感觉悲伤外，还会相当担心医疗干预带来的身体痛苦和经济压力，此外，许多患者会对再次妊娠产生恐惧和不安。在经历了流产的痛苦以后，女性会产生抑郁、沮丧、哭泣、烦躁、失眠等一系列精神症状。因此，医务人员除做好流产常规治疗和护理外，还要做到以下几点：①建立良好的医患关系，要尽可能认真地倾听患者的倾诉，并给予必要的理解和安慰。②让患者了解流产的可能病因和防治方法，减轻其焦虑和恐惧。③在保障手术安全的前提下，遵从患者主观意愿，详细说明各种流产方式的利弊，让患者自行选择流产方式。④积极提高护理水平，给予患者充分的心理支持。⑤对于明显存在心理障碍的患者，必要时请心理咨询专家进行身心护理。

病因往往难以确定。事实上，流产只是导致胚胎脱离母体适宜环境的众多病因的结果，除少数遗传学异常和内分泌疾病外，绝大多数的流产病因无法确定。即使是较为常见的染色体异常，若未获得流产胚胎的存活绒毛细胞并进行分析，亦无法得知。而且，由于技术要求较高或条件限制，不可能对每一例流产胚胎均进行染色体分析；另外，许多病因的检测方法还处于实验研究阶段，距离真正应用于临床还需要相当长的探索，这一点需向患者明确交代。

确定性的治疗手段匮乏。病因确定的复杂性为治疗带来了较大困难。目前的处理手段基本还处于对症治疗上，针对性的治疗方法相当匮乏。当前较为合理的治疗方案应根据流产类型、可能病因，结合经验进行制定与选择。

二、流产类型的临床特点与鉴别诊断

流产类型的临床特点及鉴别诊断见表 9-1。

表 9-1　流产类型的临床特点与鉴别诊断

类型	出血量	下腹痛	组织物排出	宫颈口	子宫大小
先兆	少	轻或无	无	闭合	与妊娠周数相符
难免	中~多	加剧	无	扩张	相符或略小
不全	少~多	减轻	部分排出	扩张，或有组织物堵塞，或闭合	小于妊娠周数
完全	少或无	无	全排出	闭合	相符或略大
稽留	少或无	轻或无	无	闭合	相符或略小
感染	中~多	加剧，伴发热	部分排出	扩张，或有组织物堵塞，或闭合	略大，多有盆腔包块
反复	根据具体情况，可能出现上述任何一种表现				

三、先兆流产的诊断与紧急处理

（一）早期先兆流产

1. 诊断

（1）停经后少量阴道流血，偶有下腹隐痛及腰酸痛，早孕反应仍存在。

（2）妇科检查。宫口未开，宫体大小与停经时间相符。

（3）B 超检查。子宫大小符合孕龄，宫腔有球形胚囊。停经 7~8 周可见胎心跳动；停经 10 周以上 100% 看到胎心搏动，并初具人形。

（4）人绒毛膜促性腺激素（hCG）。囊胚植入后 8~9 天可于尿或血中测得。正常状态下，停经 33 天时尿 hCG >312IU/L，停经 40 天 >2 500IU/L，60~90 天为高峰期，可达 8 万~32 万 IU/L，随后逐渐下降。如动态监测早期 hCG 处于低水平或有下降趋势，提示有流产倾向。但需注意，仅单次血 hCG 监测对于预测流产预后并无价值。

（5）血孕激素。≤25ng/mL 提示异常妊娠的可能性，包括异位妊娠或宫内妊娠胚胎发育不良；≤5ng/mL 提示妊娠物死亡。与血 hCG 一样，需做动态监测。

（6）人胎盘泌乳素（HPL）测定。孕妇血中 HPL 的生理水平可作为胎盘功能的标志：正常妊娠 6~7 周 HPL 应为 0.02mg/L，8~9 周为 0.04mg/L。低于正常水平是早期流产的先兆。

2. 鉴别诊断　见表 9-1。

3. 紧急处理　如先兆流产不是由于孕卵或胚胎异常引起，可行保胎治疗，但治疗前必须行 B 超检查和动态血 hCG 测定，以判断胚胎是否存活。

（1）卧床休息，禁止性生活，尽量减少不必要的阴道检查。

（2）药物治疗：可用一般镇静剂，如苯巴比妥 0.06g，每日 3 次。应用维生素 E（50mg，每日 3 次）和叶酸（5mg，每日 3 次口服）有利于受精卵发育。

（3）黄体酮应用：适用于黄体功能不全者。剂量为 20mg，肌内注射，每日 1 次；流血停止后，可改为隔日 1 次，逐渐停止使用。特别要指出的是，对于非黄体功能不全所致的流产，黄体酮并无治疗作用，且会影响已死亡的胚胎排出，而形成稽留流产。

（4）hCG：1 000～3 000U 肌内注射，每天 1 次；流血停止后，可改为每 2～3 天 1 次，逐渐减量；或使用至停经 3 个月。

（5）甲状腺功能低下者可口服甲状腺素 30～60mg，每日 1～2 次。

（6）中药辨证施治。

（7）给予精神安慰，解除顾虑。

（8）进食营养丰富、易消化的食物。

（9）定期行 B 超及尿 hCG 检测，监测胚胎是否继续发育，如发现胎儿死亡，应在无禁忌证的情况下及时清宫。

（二）晚期先兆流产

1. 诊断　妊娠 12 周至不足 28 周出现流产先兆，少量阴道流血伴下腹隐痛，胎动存在，宫口未开，子宫大小与停经月份相符。此症常见于子宫发育畸形、宫颈功能不全、并发内外科疾病、羊水过多、绒毛膜羊膜炎、外伤、吸烟、酗酒等。

2. 鉴别诊断　一般诊断较明确，需注意并发胎盘早剥等隐匿性疾病导致的先兆流产症状。

3. 预防

（1）孕前及早期诊治并发症，如高血压、糖尿病、贫血、甲状腺功能亢进等。

（2）有反复自然流产或早产史者，行子宫碘油造影。如发现先天发育异常（如双角子宫），有学者建议行子宫整形术，但暂无循证医学证据支持。

（3）宫颈功能不全者，可于妊娠 14～16 周行宫颈内口环扎术。

（4）如有泌尿生殖道感染，应于孕前及时治疗。

（5）避免吸烟、过量饮酒、性生活及外伤。

4. 紧急处理

（1）卧床休息。

（2）25% 硫酸镁 10mL 加 10% 葡萄糖溶液 20mL 静脉推注；继之，以 25% 硫酸镁 40～60mL 加 5% 葡萄糖 1 000mL，约每小时 1g 硫酸镁的速度静脉滴注，维持血镁浓度在治疗范围内。使用时需监测膝反射、呼吸及尿量。

（3）使用 β 受体兴奋剂。常用硫酸沙丁胺醇 2.4～4.8mg，每天 3～4 次口服。但因目前药品说明书上将孕期使用列为禁忌，故不建议应用。

（4）可用前列腺素抑制剂。吲哚美辛 25mg，每天 3 次口服；或阿司匹林 0.5～1.0g，每天 3 次口服。

（5）治疗过程中，严密观察胎动、胎心、阴道流血或流液等情况，定期行 B 超复查，避免漏诊重要并发症或合并症。

四、难免流产的诊断与紧急处理

诊断：难免流产意味着流产必定发生，表现为阴道出血增多或有血块，可超过月经量，下腹阵发性隐痛逐渐加剧。妇科检查宫口示逐步开大，胎膜已破或宫口可见胚胎组织堵塞，子宫大小与停经月份相符或小于停经月份。B 超检查无胎心搏动或胎动，或胚囊下移至子宫内口。

鉴别诊断　见表 9-1。

紧急处理：以及时使妊娠物完全排出为原则，并防止出血和感染。

子宫小于 12 周妊娠者可行吸宫术；在有条件的医疗机构，也可在患者知情同意并住院的情况下行药物流产，我国学者应用后成功率可达 92% 以上。药物流产方法：第 1～2 天，分别分次口服米非司酮 150mg 或 200mg；第 3 天，口服米索前列醇 600μg，4 小时后无论胚囊是否排出，均加服米索前列醇 400μg，若不成功及时清宫。

子宫大小超过 12 周妊娠者，可用宫缩素静脉滴注，以促进子宫收缩，排出胎儿及胎盘。子宫口已开大者，可行钳刮术；还可试用药物引产。出血不多者还可试用中药：当归 9g、川芎 6g、红花 9g、牛膝 9g、车前子 12g、益母草 30g，煎服。

手术前后均应给予抗生素预防感染。出血过多或休克者应立即输血、输液抢救。

清宫所得组织均需送病理检查。有感染迹象者，可行宫腔或阴道分泌物细菌培养，必要时送血培养。

五、不全流产的诊断与紧急处理

诊断：妊娠物部分排出，部分残留于宫腔，子宫收缩不良，出血不止，甚至发生严重失血性贫血或休克。妇科检查：宫口已张开，见多量血液自宫口流出，有胎盘组织物堵塞宫口或部分组织已排至阴道内。子宫常小于停经月份，但有因宫腔积血而使子宫大小仍如停经月份，此症常发生于妊娠 8 周后，可借助 B 超检查协助诊断。

鉴别诊断 见表 9－1。

紧急处理：立即清出宫内残留组织，出血多者应在静脉滴注宫缩素或输血下进行。围生期口服或静脉用抗生素预防感染。

六、完全流产的诊断与紧急处理

完全流产指在短时间内胎儿、胎盘完全排出，阴道出血逐渐停止，腹痛随之消失。妇科检查示宫口已闭，子宫接近正常大小，常发生于妊娠 8 周之前或妊娠 4～6 个月。此型流产一般不需特殊处理，但需注意追踪血 hCG 的动态变化，直至正常。

七、稽留流产的诊断与处理

原因：胚胎或胎儿死亡后未及时排出，而较长期存留子宫腔内，称为稽留流产。造成稽留流产的原因尚不清楚，可能与体内内分泌水平及子宫敏感性有关，但盲目保胎为重要原因之一，并可导致一些并发症。

诊断。曾有先兆流产症状；妇科检查：子宫不增大或小于停经时间，宫口闭，可有少许阴道流血；如发生于妊娠中期，孕妇自觉腹部无增大，胎动消失；借助 B 超检查可进一步确诊。

鉴别诊断 见表 9－1。

紧急处理。

确诊后及时处理，并检查血常规及凝血功能，做好输血准备。

发生于中期妊娠的过期流产，胚胎死亡后无阴道流血，且估计死亡已近 1 个月，唯恐组织机化。手术前给予己烯雌酚 5mg，每日 1 次肌内注射，连用 3 天，用以提高子宫敏感性，便于手术，减少术中出血。

停经 <12 周者，可行扩宫和刮宫术，术中使用宫缩素，减少出血。由于胚胎组织可能与宫壁粘连，手术时动作应轻柔。如一次不能彻底刮净，不可勉强追求完全清宫，可在 5～7 天后行第 2 次刮宫。注意，术前需做到患者知情同意，并签署同意书。

如为中期妊娠胎儿死亡，可用静脉点滴小剂量宫缩素，诱发宫缩，排出宫腔内容物。若 B 超检查示宫腔内仍有一定量羊水，可行羊膜腔内注射利凡诺引产，也可用 $PGF_{2\alpha}$。羊膜腔外用药，效果良好。羊膜腔外给药方法：消毒阴道、宫颈后，用 Foley 导尿管经宫颈置于羊膜腔外，充盈气囊，用 $PGF_{2\alpha}$ 7.5mg + 生理盐水 20mL，首先注入 Foley 导尿管 3mL，以后每 30 分钟注入 1mL，直至流产成功，一般应用总量不超过 15mg；也有人将 $PGF_{2\alpha}$ 500～800μg 一次性注入羊膜腔外，80% 于 24 小时内流产。

八、感染性流产的诊断与紧急处理

感染性流产是指流产并发生殖器感染，多发生于不全流产、手术时无菌操作不严或非法堕胎者。

诊断。有不全流产或人工流产史及感染表现；体温升高，脉搏增快，发冷，寒战；下腹疼痛，盆腔检查宫颈举痛，子宫及附件有明显触压痛。严重者可并发腹膜炎、败血症或感染性休克；白细胞升高，核左移。

鉴别诊断　见表 9 - 1。

紧急处理。

抗菌药物：感染性流产的病原菌常不是单一的，是多种厌氧菌及需氧菌的混合感染。常见的厌氧菌有链球菌，需氧菌以大肠杆菌、假单胞菌为多。在细菌培养及药敏试验未明确前，选用革兰阳性菌、阴性菌、厌氧菌，以及需氧菌均有效的广谱抗生素，常用药物有以下几种。每日青霉素 G480 万～800 万 IU 加庆大霉素 16 万～24 万 IU，分别加入 5% 葡萄糖溶液静脉滴注；每日氨苄青霉素 4～6g 加甲硝唑 2g，静脉滴注；每日头孢拉定（先锋 VI）4～6g 加甲硝唑 2g，静脉滴注；红霉素加氯霉素每日各 2g，静脉滴注（慎用）。

手术治疗：

刮宫术：在静脉滴注抗生素 4～6 小时后进行，以防感染扩散。可先用卵圆钳将宫腔内大块组织钳出，用大刮匙轻轻搔刮宫壁。术中肌内注射或静脉滴注宫缩素，以减少出血及避免子宫穿孔。术后继续使用抗生素，待感染控制后。行第 2 次刮宫，彻底清除宫腔内残留组织。术前必须告知患者及家属手术风险和再次手术的可能性，并签署知情同意书。

子宫切除术：个别病例宫腔感染严重、难以控制或并发感染性休克，经积极抢救 6 小时病情仍无转归趋势，可行子宫切除以挽救患者生命。手术前后必须加强抗感染。

支持疗法。输血、输液纠正水、电解质平衡紊乱，补充热量及维生素，改善患者一般情况，以增强抗病能力及手术耐受能力。

九、反复流产的病因、诊断及其相应处理

最新的国际专家共识确定：同一性伴、连续自然流产发生 3 次或以上称为反复流产（Re - current Spontaneous Abortion，RSA）。曾有学者将两次自然流产发生亦列为 RSA，但目前的研究已经不支持这一观点。RSA 病因和治疗是近 10 多年来的研究重点。RSA 的发生率随着流产次数的增加而上升，影响复发的因素包括：①孕妇年龄 >35 岁，复发率明显增加。②流产的胚胎核型正常，无大体畸形的复发率较核型异常或有畸形者高。③有活产史者，复发率低 <30%。④流产发生越晚，复发率越高。⑤月经稀发者，复发率高。⑥紧张型夫妇，容易复发。

以往曾经认为，同一患者多次流产的病因常常是相同的，但国际上并未就此达成一致意见。RSA 的病因十分复杂，有遗传性、内分泌性、解剖性、感染性和免疫性等多种因素，病因往往混杂共存。由于 RSA 是一组病因极其复杂的临床综合征，只有明确病因，才能制定针对性的治疗策略，因此全面的筛查病因极为必要。在全面检查前，需要向患者说明上述情况，取得理解与支持。需要强调的是，大样本的资料显示，不完善的检查和治疗只会导致过度治疗或治疗不足，最终导致治疗失败，甚至促进病情发展。

（一）遗传因素

此因素占 3%～8%，包括夫妇染色体异常以及胚胎染色体异常、基因异常等。夫妇色体异常者，目前尚无有效的治疗方法，可通过遗传咨询、孕早期绒毛或羊水染色体检查等判断胎儿有无异常，必要时进行选择性人工流产，其预后最差，再次妊娠成功率为 20%。有些夫妇双方表型及染色体核型均正常，只是在妊娠过程中受某些因素如 X 线、化学试剂、药物、病毒等影响，导致胎儿染色体出现断裂、缺失、环形或易位等结构变化，使其发育终止而流产。若再妊娠，尤其早期应避免再遭受同样不良因素的影响，预后较人工流产好。需要重点指出的是，与单次自然流产遗传物质异常占绝大多数（有报道称高达 70%～85%）的情况不同，如果夫妇双方外周血染色体核型正常，其 RSA 的胚胎核型随流产次数的增加而更趋向正常。

（二）内分泌因素

此因素占 10%～20%，包括黄体功能不全、多囊卵巢综合征、高泌乳素血症、甲状腺疾病和糖尿病等，以黄体功能缺陷多见。

1. 诊断。

（1）基础体温（Basal Body temperature，BBT）：有双相体温，但高温相<11天提示黄体过早萎缩，体温上升幅度不足0.4℃提示黄体发育不良。

（2）子宫内膜活检：在行经6小时内刮取子宫内膜进行病程检查，了解有无分泌期改变。若分泌不良，提示黄体功能不足。

（3）尿孕二醇测定：于排卵后6~8天测定24小时尿孕二醇值，如<20mg，则提示黄体功能不足。

（4）黄体酮测定：于BBT升高后第4、6、8天，各抽血1次，取其3次平均值，<48mmol/L为异常；或自妊娠后即开始测定，可发现低于正常。由于妊娠血清孕激素水平个体差异较大，即使同一患者在不同时间测定也有较大波动。因为单次测定很难决定是否属孕激素过低，应每周测2次。在同一时间抽血，同一时间检测，以防出现误差。

（5）怀疑有甲状腺疾病或糖尿病者，应测定血清T_3、T_4、TSH（促甲状腺激素刺激激素），行空腹血糖及糖耐量试验。

2. 处理。

（1）氯米芬加hCG：于月经第3天开始，给予氯米芬50~100mg，每日1次口服，连用5天；再于月经周期第14天及第19天各加用hCG 5 000IU，肌内注射。

（2）孕激素治疗：补充黄体功能不足、有受孕可能者，自BBT升高第10天开始，给予黄体酮20mg，隔天1次，肌内注射；经查尿hCG阳性后，改为每周两次，直至妊娠12周。

（3）hCG治疗：hCG有延长和促进黄体功能的作用。当尿hCG阳性后，可肌内注射hCG 3 000IU，隔日1次，视病情逐渐延长间隔时间，至妊娠12周。

（4）甲状腺功能低下并发黄体功能不足者，可补充甲状腺素30mg，每日2~3次口服。

（5）B超监测：了解孕囊及胚胎情况，如发现孕囊枯萎或胎心消失，应立即停药。

（三）解剖因素

此因素占12%~15%，包括先天性子宫发育异常，如子宫中隔、双子宫、单角或双角子宫等；宫腔粘连，可因多次人工流产过度刮宫、宫腔内有妊娠物残留或产褥期宫腔手术引起损伤或感染导致宫腔粘连；子宫肌瘤；子宫腺肌病，如黏膜下子宫肌瘤致宫腔变形、内膜环境不良或机械性梗阻不利胚胎发育而致流产；宫颈机能不全，少数因先天发育不良，多由于分娩时宫颈裂伤所致。刮宫或人流过度扩张宫口、损伤宫颈软组织或宫颈锥形切除后，均可导致宫颈功能不全。

1. 诊断　上述各种类型的子宫病变均可通过子宫输卵管碘油造影、宫腔镜、腹腔镜及三维B超检查协助诊断。宫颈功能不全的诊断可在非孕期通过8号Hegar扩张器检查宫内口得出。

2. 治疗

（1）子宫发育异常：有学者建议经腹部行子宫整形术进行矫治，在宫腔镜下行中隔切除术。但新近的循证医学证据并未证明行子宫整形术有助于改善RSA患者预后。

（2）宫腔粘连：在宫腔镜下分离粘连，放入宫内节育器，同时给予抗生素及雌孕激素序贯人工周期3~6个月，月经正常后取出宫内节育器。

（3）子宫肌瘤：行肌瘤剔除术，术中操作轻柔，缝合细致，层次对合整齐，术后按肌瘤大小及生长部位决定避孕时间。

（4）宫颈功能不全：于妊娠13~16周或既往流产期限前2~3周行宫颈环扎术，术后卧床休息，禁止性生活及负重，也可给予硫酸镁抑制子宫收缩。

（四）感染因素

流产与孕前及孕期微生物感染有关，既往的研究指出引起流产的病原体可能有病毒（有风疹病毒、巨细胞病毒、单纯疱疹病毒等）、弓形体、支原体等。但最近的研究资料显示，除风疹病毒外，其他微生物感染与RSA无关，不建议进行相关检查。美国儿科学会已经颁布临床指引，不再鼓励对孕妇进行常规的TORCH筛查。

1. 感染途径　病毒感染主要有呼吸道、性接触、输血、人工授精等；弓形体感染途径是由于进食了含有弓形体的未煮熟的肉或被猫狗粪便污染的食物。病原微生物可经胎盘及产道垂直传播进入胎儿体内。

2. 诊断

（1）病毒感染：用血清学方法进行检测，应在孕早期检查，以便发现易感者。目前多用酶联免疫吸附法检查血清病毒 IgG 滴度，若异常增高及病毒 IgM 阳性，提示有新近感染。

（2）弓形体感染：从羊水、体液和淋巴结穿刺活检中分离弓形体可确诊，但较准确的诊断方法是血清学检查，其中有间接血凝试验、间接荧光抗体试验。以酶联免疫吸附试验灵敏度高、特异性强，尤其是对 IgM 的测定，有助于临床诊断及处理。

（3）支原体感染：可有尿频、尿痛症状。宫颈分泌物培养或多聚酶联反应可确诊。

3. 治疗

（1）病毒感染：目前尚无满意的预防及治疗方法，可在妊娠早期进行病毒监测，如风疹病毒 IgG 和 IgM 测定。如 IgG 滴度异常升高或 IgM 阳性，为新近感染或复发感染，有引起胎儿畸形、听力损害、智力低下等危险，应行早期人工流产并及时接种疫苗。

（2）弓形体感染：应在孕前进行检查及治疗。方法有：①乙胺嘧啶：25mg，每日 2 次，7 天为一疗程，隔 10 天再行第二疗程，与磺胺合用能提高疗效。②磺胺嘧啶 1g，每日 3～4 次，可与乙胺嘧啶同时口服，7 天为一疗程。③复方磺胺对甲氧嘧啶 1g，每日 2 次，连用 10～14 天为一疗程，隔 10 天后再行第二疗程。

孕期如发现有弓形体感染，可用螺旋霉素 0.4～0.6g，每日 4 次，10～14 日为一疗程，可间断重复应用 2～3 个疗程。

（3）支原体感染：可引起不孕，有学者认为确诊后应及早治疗。①强力霉素 200mg，每日 2 次，连服 14 天。②罗红霉素 150mg，每日 2 次，连服 14 天。③美满霉素 100mg，每日 2 次，连服 10 天。④红霉素 500mg，每日 4 次，连服 14 天。⑤如已妊娠，暂不予药物治疗，可于妊娠晚期服用红霉素或罗红霉素。对于是否应对无症状的支原体感染进行治疗，目前依然存在较大争议，但越来越多的证据表明，支原体是构成女性生殖道的正常微生物群之一，对无症状者似乎无须特殊处理。

（五）免疫因素

20 世纪 80 年代以来，随着生殖免疫学的进展，许多原因不明的 RSA 已经可用免疫学因素解释，研究最多的因素包括组织相容性抗原、滋养细胞抗原、保护性抗体、ABO 血型抗原、抗精子抗体、自身抗体等。有研究认为，上述某些抗体的异常可导致胚胎死亡而流产。

1. 检查　根据欧洲人类生殖与胚胎学会和美国生殖医学会最近共同颁布的《反复流产诊治专家共识》，南方医科大学南方医院生殖医学中心对 RSA 夫妇制定了病因筛查的全套检查。

（1）双方外周血染色体核型分析。如有妊娠产物，有必要行胚胎染色体核型分析。

（2）女方对男方血清中混合淋巴细胞培养封闭抗体分析。

（3）女方宫颈黏液及男方精浆中抗精子抗体，包括 IgG、IgM 和 IgA。

（4）女方抗磷脂抗体谱（需隔 3～6 周复查一次）、抗双链 DNA 抗体、抗 Smith 抗体、抗核抗体、快速血浆反应素试验、抗子宫内膜抗体、抗卵巢抗体、抗 hCG 抗体、抗 β_2 - 糖蛋白 I 抗体、T 细胞亚群与 NK 细胞亚群检测。

（5）女方狼疮抗凝物（需隔 3～6 周复查一次）、部分活化凝血酶原时间、血浆蛋白 C 系统活性、血浆蛋白 S 系统活性、血浆抗凝血酶Ⅲ活性、血浆 D - 二聚体定量检测。

（6）女方早卵泡期性激素检查和黄体中期孕激素检查，必要时行糖耐量检查。

（7）女方甲状腺功能检查。

（8）男方精液常规检查。

（9）女方血清风疹病毒抗体检查，包括 IgG、IgM。

2. 治疗。RSA 的处理必须针对患者的情况进行个体化治疗，否则极易带来对患者和胚胎的不利影响。

（1）主动免疫治疗：主要是通过输入同种异体白细胞增加相容抗原或次要组织相容抗原的不相容性，以刺激母体对相容抗原及滋养层淋巴细胞交叉反应抗原的适当免疫反应，产生保护性抗体，从而维持妊娠，保护胎儿。目前应用较多的是丈夫/第三者外周血淋巴细胞注射，每2~4周一次，妊娠前应用2~4次，妊娠后应用2~3次。尽管循证医学的证据指出，对所有不区分病因的患者进行主动免疫治疗无效，甚至有害；但我们的经验证明，经检查确定为夫妇间相容性过高且排除其他病因的RSA经过治疗后可获得满意的治疗结局。

（2）被动免疫治疗：主要是通过静脉输注免疫球蛋白，以降低患者血中自身抗体滴度、调整独特型-抗独特型免疫网络、降低局部内膜NK细胞毒性等诸多环节，获得妊娠成功。但是，应用前应注意向患者交代费用昂贵和导致血源性疾病传播的可能性，并签署知情同意书。

（3）抗精子抗体阳性：如双方或一方抗精子凝抗体或制动抗体阳性（抗体滴度>1∶32），可用避孕套避孕半年至1年，使抗体含量减低或消失。如抗体滴度持续不降，应采用小剂量免疫制剂，如泼尼松5mg，每日2次口服。此外，某些中药效果也不错。

（4）抗自身抗体谱阳性：自身抗体（如抗心磷脂抗体、狼疮抗凝抗体）阳性者，从妊娠初期即应开始使用泼尼松及小剂量阿司匹林治疗，均有改善胎盘功能的作用。泼尼松每日30~60mg口服；阿司匹林每日75~225mg口服。需要指出的是自身抗体阳性的患者不应进行主动免疫治疗。

（5）血栓前状态：血栓前状态是最近发现的导致RSA的主要病因之一，我们的资料显示占华南地区RSA患者病因的27%~39%。对此类患者应用阿司匹林、普通肝素或者低分子肝素治疗有确切的疗效，有利于滋养细胞的生长发育和有节制侵入。

到目前为止，学者们对免疫因素与RSA的相互影响及其发病机制、患者的全身免疫状况如何等问题尚存在许多不同看法，治疗方法存在很多不明确之处，治疗条件及技术要求高、不易推广、治疗方案的个体化要求高，治疗对机体的免疫防御功能及稳定性是否有远期效果亦未能确定，这些均有待深入研究。

（岳莹利）

第二节　早产

早产（Premature Delivery）指妊娠满28周至不满37足周间分娩者，分自发性早产和治疗性早产。自发性早产包括未足月分娩和未足月胎膜早破；治疗性早产指因妊娠并发症而需要提前终止妊娠者。早产发病原因复杂，约30%的早产无明显原因。世界范围内早产发生率约12.5%，且有不断上升趋势。早产娩出的新生儿称早产儿，胎龄越小、体重越低，病死率越高。早产是新生儿死亡的主要原因之一，占围生儿死亡的60%。早产儿并发症发生率较高，前3位并发症为呼吸系统疾病、中枢神经系统疾病、高胆红素血症。早产对社会及家庭造成巨大的物质、精神负担。随着胎龄增加，并发症总体发生率有下降趋势，因此防治早产是降低围生儿病死率和提高新生儿素质的主要措施之一。

一、急症发病特点

发生率高：1981年，世界范围内早产的发病率为9.4%；时至今日，早产的发病率上升30%，达12.5%左右。早产发病率与种族、文化、社会经济状况有关，在贫穷和文化水平低的地方发病率达17.8%。2002—2003年6 179名早产儿的流行病学初步调查显示，我国产科出生的新生儿中早产儿发生率为7.8%，新生儿科住院患者中早产儿占19.7%。

病死率和并发症发生率高：早产是新生儿死亡和发病的主要原因之一。据统计，早产儿中有2%死亡，24%严重残疾，24%残疾但不严重，仅有49%无残疾。早产儿即使存活，也存在各种并发症，如各器官发育不成熟、出生缺陷、脑瘫、智力迟延发育、视力缺损、听觉缺失、肺支气管病变以及其他不易察觉的病变。随着糖皮质激素和肺表面活性物质的应用，新生儿的病死率降低，但是社会和医疗机构依然需要投入大量资金治疗和照顾并发症的存活者。在美国，平均每年花费260亿美元治疗早产儿并发症，平均每个早产儿花费 51 600 美元，其中包括医疗费用、特殊教育费用、家庭生产力的损失费用等。早产儿对社会、家庭均是沉重的负担。

无明确的一线治疗方法：有文献称，宫缩抑制药物能有效治疗先兆早产，延长妊娠时间，目前主要应用治疗药物为宫缩素受体拮抗剂、β 肾上腺素能受体激动剂、硫酸镁、非甾体类抗炎药、钙离子阻滞剂。此类药物对母体、胎儿的不良反应大，所以目前尚无明确的一线治疗药物，需要个体化治疗，根据孕妇的身体状况、孕周及药物潜在不良反应选择最佳治疗方案。

用药指征不明确：80% 有先兆早产症状的孕妇不会发展为早产。病情的发展、孕周与药物的应用相关。当保守治疗不能缓解宫缩、宫颈管缩短、宫颈口扩张等情况时，临床上一般使用药物治疗。然而，诊断早产的方法有很多，只有 B 超和胎儿纤维连结蛋白（fFN）有诊断意义，两者的意义主要在于其阴性预测值。宫缩抑制剂可以延长孕周，有利于糖皮质激素的应用及转运，其他作用尚不清楚。

二、诊断

在妊娠 28 ~ 37 周出现规律宫缩和宫颈进行性改变是早产的主要临床表现。宫缩的频率在不同的孕妇中变化较大，而且不同的孕妇对宫缩的感知能力不同，因此早产的诊断较困难，临床很难区分真的早产和假的早产。同时，早产治疗药物的不良反应较大，临床必须根据孕周、宫缩、胎膜完整性以及宫颈的改变情况综合分析。

孕周：当月经周期不规则、末次月经不明确或胎儿偏小时，一定要尽快明确孕周，确定是否早产。尤其当胎儿偏小时，判别早产和宫内发育迟缓与后续治疗方案的制定有很大的关系。月经周期、末次月经、早孕反应、首次妊娠试验、首次胎动时间、孕早期的超声检查胎儿头臀长、超声检查胎盘分级和羊水量等，对正确判断孕周均有帮助。必要时，行各项生化检测，以判断胎儿胎盘的成熟度。

子宫收缩：宫缩出现时，孕妇可能感到疼痛或腰酸，早期可无明显的感觉。但是，宫缩必须是持续存在的，并且为进行性加重。一般认为，1 小时内有 4 ~ 5 次以上的宫缩时，早产的可能性明显增加。当孕妇 1 小时内出现 4 次宫缩，重复监测再次出现 1 小时 4 次以上的宫缩时，诊断为早产，结果发现诊断的准确性为 70%，敏感性为 57%，特异性为 80%，阳性预测值为 72%，阴性预测值为 68%。另一方面，宫缩的强度和表现形式也十分重要，如是否疼痛或腰酸、是否规则等。当存在规律宫缩和宫颈改变时，早产的诊断明确；但是当规则性宫缩存在，但宫颈无明显扩张或容受时，早产的诊断较困难。

胎膜状态：胎膜早破后，紧接着出现宫缩，则早产的诊断即可成立。当胎膜完整时，早产的诊断必须是规则的宫缩和宫颈的改变同时存在。

宫颈改变：宫颈的改变是早产的另一重要临床表现。妊娠 37 周前，宫口扩张 2cm 则发生早产的可能性增大。有文献称，宫口扩张 2cm，预测早产的敏感性为 57%，特异性为 94%，阳性预测值为 27%，阴性预测值为 94%。因此，当胎膜完整、宫颈扩张 2cm 或容受 80% 以上时，临床上诊断为早产，同时应继续动态监测宫颈的变化。

辅助诊断：超声可提供早产的征象，宫颈长度 ≤2cm、宫颈内口扩张 >1cm、羊膜囊向颈管内突入和子宫下段 <6cm，具备其中 1 项即可诊断为早产。胎儿纤维连结蛋白（fFN）是目前研究较多的指标，胎膜早破前宫颈阴道分泌物 fFN 含量 ≥50μg/L（ELISA 法），其临床优势主要在于阴性预测价值。fFN 检验加超声检查宫颈长度对于确诊早产高危孕妇有效。此外，唾液雌三醇、胰岛素样生长因子结合蛋白 -1、基质金属蛋白酶及白介素 -6 等一系列因子也均有作为早产的预测及诊断指标的报道。

三、鉴别诊断

生理性宫缩：妊娠晚期，孕妇子宫敏感度、收缩性逐渐增高，常在劳累、多行走后发生收缩，但稍事休息即可消失。

假阵缩：难免早产需与假阵缩相鉴别。假阵缩的特点是宫缩间歇时间长且不规则，持续时间短且不恒定，宫缩强度不增加，常在夜间出现而于清晨消失。此种宫缩仅引起下腹部轻微胀痛，子宫颈管长度不短缩，子宫颈口无明显扩张，可被镇静剂抑制。

四、紧急处理和确定性治疗

（一）先兆早产的处理

行左侧卧位，给予低流量吸氧，行胎心电子监护。

行阴道检查，以了解子宫颈容受及扩张情况。观察 1 ~ 2 小时后，如宫缩变少、消失，则不再复查。若情况无明显改善，应再次行肛门检查或阴道检查，以明确是否进展至难免早产而给予相应处理。

（二）难免早产的处理

1. 紧急处理

（1）若孕周 > 34 周，确诊为难免早产，停用一切宫缩素抑制剂，严密监护母儿情况，积极与新生儿科医师联系，做好新生儿抢救准备。

（2）若孕周 < 34 周、无宫内感染情况，可予以抑制宫缩，延缓分娩，为胎儿宫内转运和糖皮质激素的应用争取时间。

药物抑制宫缩：硫酸镁，用法为 25% 硫酸镁 20mL 加 5% GS 100mL，30 分钟内滴完；吲哚美辛，用法为 150 ~ 300mg/d，首负荷量为 100 ~ 200mg 直肠给药或 50 ~ 100mg 口服；硝苯地平，用法为 30mg 口服或 10mg 舌下含服，每隔 20 分钟服 1 次，连续 4 次；利托君，用法为 100mg 加葡萄糖盐水 500mL，以 0.05mg/min 开始静脉滴注，每隔 10 ~ 15 分钟增加 0.05mg，至 0.35mg/min，心率 ≥ 140 次/min 应停用；阿托西班，紧急时给药方案为 1 分钟内注射 0.9mL 依保。

药物促胎肺成熟：估计早产已难以避免，应在给予产妇宫缩抑制剂的同时肌内注射、静脉滴注或羊膜腔内注射肾上腺糖皮质激素，以促胎肺成熟，预防早产儿出现呼吸窘迫综合征，提高早产儿生存率。单胎常用方法：地塞米松 5mg，肌内注射，12 小时应用 1 次，连用 2 天；倍他米松 12mg，肌内注射，每天应用 1 次，连用 2 天；地塞米松 10mg，羊膜腔内注射 1 次，此法适用于妊娠并发糖尿病患者。多胎常用方法：地塞米松 5mg，肌内注射，8 小时应用 1 次，连用 2 天。倍他米松 12mg，肌内注射，18 小时应用 1 次，连用 3 天。

2. 确定性治疗

（1）药物抑制宫缩

硫酸镁：硫酸镁在延缓分娩或早产发动后预防自发性早产方面无效，而且会提高婴儿病死率。我国、美国及其他一些国家使用此药，但在欧洲很少应用。用法：25% 硫酸镁 30mL + 5% 葡萄糖 500mL，静脉滴注，1 ~ 2g/h。用药过程中注意患者的呼吸、膝反射及尿量。

吲哚美辛：为非甾体类抗炎药，前列腺素合成酶抑制剂，孕期用药属于 B 类。用法为每 4 ~ 6 小时应用 25 ~ 50mg。不良反应有孕妇出现消化道反应，阴道出血时间延长，分娩时出血增加；妊娠 34 周后使用，PG 水平下降使动脉导管收缩、狭窄，出现心力衰竭、肢体水肿、肾血流减少、羊水过少等，进而影响胎儿。禁忌证有消化道溃疡、吲哚美辛过敏，凝血功能障碍，肝肾疾病。

硝苯地平：为钙离子阻滞剂，孕期用药属于 C 类，药物的安全性质并不完善，使用前应充分考虑，避免合并使用硫酸镁和硝苯地平。钙通道阻滞剂可以促进对孕妇心血管平衡的负性作用，在多胎妊娠时禁用。用法为每 4 ~ 6 小时口服 10 ~ 20mg 或舌下含服 10mg。不良反应有血压下降、心悸、胎盘血流减少、胎心率减慢。禁忌证有心脏病、低血压和肾脏病。

利托君：为 β 肾上腺素能受体激动剂，孕期用药属于 B 类。用法为利托君 100mg + 葡萄糖盐水 500mL，以 0.05mg/min 开始静脉滴注，每隔 10 ~ 15 分钟增加 0.05mg，至 0.35mg/min，至宫缩停止后维持 12 小时；逐渐减量后改为每 4 ~ 6 小时口 1 ~ 2 片（10 ~ 20mg），根据宫缩情况给药，每天常用维持剂量在 80 ~ 120mg，平均分次给药；如有必要延长妊娠时间，可继续口服用药。

阿托西班：为宫缩素受体拮抗剂，与宫缩素竞争受体而起到抑制宫缩的作用。与其他三种不同的 β 拟交感神经药物相比，阿托西班的不良反应发生率低，但仍有待进一步评估。固定给药方案：按溶液配制方法配 100mL 依保静脉滴注液，高速滴注 3 小时（24mL/h）；余下 28mL 及再配制的 100mL 依保静脉滴注溶液，低速率继续滴注 15 小时。

（2）抗感染：早产的主要原因之一是感染，但抗生素并不能延长孕周及降低早产率。有早产史者或其他早产高危孕妇可结合病情个体化应用。对于胎膜早破的先兆早产，建议常规应用。

（3）镇静：若孕妇情绪紧张，可酌情给予镇静药物治疗。

（三）分娩的处理

有的学者认为选择性剖宫产可降低胎儿或新生儿的病死率，但也有学者认为选择性剖宫产并不能降低胎儿的病死率及并发症发生率。目前，对于早产分娩方式的选择尚无定论。早产分娩方式的选择应充分考虑胎儿及母体两方面，应与孕妇及家属充分沟通。有剖宫产指征者可考虑行剖宫产结束分娩，但应在估计早产儿有存活可能性的基础上实施。对于胎膜早破时间长、疑有绒毛膜炎的患者，在行剖宫产时，最好行腹膜外剖宫产，以减少感染的机会。早产臀位分娩时，应选择剖宫产。

早产儿对缺氧的耐受性差，临产后注意给产妇吸氧，慎用抑制新生儿呼吸中枢的药物（如吗啡、哌替啶等），同时应该避免创伤性分娩。分娩时，认真做好产时监护，缩短听诊胎心的间隔时间；进入第二产程后，适时在阴部神经阻滞麻醉下行会阴切开术，以减少盆底组织对胎头的阻力，必要时可行预防性产钳助产术，但操作需轻柔，以防损伤胎头。产科、新生儿科和麻醉科医师均应在场协助抢救。

（四）早产儿的处理

1. 清理呼吸道　将新生儿面朝下或取头偏向一侧的仰卧位，用盐水纱布轻轻挤捏鼻腔，促使咽喉部的黏液、血液和羊水排出；使新生儿的头部伸展，用电动负压或口衔导管吸净咽喉部液体，然后轻击足底，刺激啼哭。如出生前胎盘功能良好，出生时多数能适应新环境而在娩出后 1 ~ 2 分钟内开始自然呼吸。呈苍白窒息者，应迅速行气管插管，吸出气管内液体后，输氧，给予加压呼吸。出生后肺呼吸的转换越迟，遗留永久性中枢神经系统障碍的可能性越大。

2. 断脐　在清理呼吸道、复苏的同时，立即断脐，以减少高胆红素血症的发生，避免增加肝脏负担。

3. 保温　断脐后，迅速擦干全身，但不必擦去皮肤表面起保温作用的胎脂，以暖干布包裹躯体，避免散热过多。

4. 其他　出生后即送新生儿科。

（岳莹利）

第三节　前置胎盘

胎盘在正常情况下附着于子宫体部的后壁、前壁或侧壁。妊娠 28 周后，若胎盘附着于子宫下段，甚至胎盘下缘达到或覆盖宫颈内口，其位置低于胎先露部，称前置胎盘（Placenta Previa）。18 世纪以前，人们相信胎盘总是正常的位于胎儿上方；1877 年，Bagby 才首先指出胎盘早期剥离所造成的出血与前置胎盘所造成的不同，并将前者称为"意外出血"，将后者称为"不可避免出血"。前置胎盘是妊娠中期至妊娠晚期的严重并发症，也是最常见的妊娠晚期出血原因，是最常见的产前出血疾病，处理不当会危及母儿生命。所以，它是引起孕产妇和围生儿死亡的重要原因之一。

一、急症发病特点

（一）发生率不高

前置胎盘的发生率因不同历史时期、各地的生活习俗等因素而有所不同，主要与妇女年龄、妊娠次数和分娩方式有关，近年发现其与吸烟史亦有关联。在国外，其发生率在 0.2% ~ 1.0%。1997 年，Ananth 等人对 1950—1996 年有关前置胎盘的英文文献中有关剖宫产及流产与前置胎盘发生率关系的问题进行了荟萃分析，在 36 篇文献中的 360 万名孕妇中，有 13 992 例前置胎盘，其发生率为 0.28% ~ 2.00%。国内报道在 0.24% ~ 1.57%。近几年来，前次剖宫产史对前置胎盘的影响是研究的热点之一。

（二）并发症多孕产妇风险大

1. 出血　前置胎盘可以引起产前出血，严重的出血可导致孕妇贫血，继而影响胎儿的发育。产后由于子宫下段肌组织菲薄，肌层收缩力较差，既不能使附着于此处的胎盘完全剥离，又不能有效收缩压迫血窦而闭合止血，故常发生产后出血，出血量多且难于控制。在前置胎盘患者中，约有 10% 合并胎盘粘连，从而使产后出血发生率增高。

2. 胎盘植入　在前置胎盘患者中，有 1%～5% 同时并发胎盘植入，极少数还可能侵犯膀胱。胎盘全部植入者少见，在胎儿娩出前后出血均不多，但部分植入者可发生致命性产后出血。胎盘植入，尤其伴有膀胱侵犯时，子宫切除率明显增高。

3. 产褥感染　前置胎盘的胎盘剥离面位于子宫下段接近宫颈外口处，使细菌易于从阴道上行侵入胎盘剥离面，加之多数产妇因反复失血而致贫血、体质虚弱、免疫力差，易于发生产褥感染。

（三）早产及围生儿病死率高

前置胎盘致胎儿并发症增加，主要包括早产（约 46.56%）、先天性疾病、呼吸窘迫综合征和贫血。与正常妊娠相比，胎儿生长受限的发生率明显增加，且新生儿出生体重多与其孕龄相符。由于早产发生率高，早产儿成活率低，使新生儿病死率增加。此外，妊娠晚期孕妇大量出血，生前供氧不足，出生时手术操作可能损伤胎盘小叶而发生新生儿失血，均可致新生儿死亡。综上所述，前置胎盘早产率高，围生儿病死率也高。

二、分类

前置胎盘的分类有两种。

（1）四级分类法：完全性前置胎盘（Complete Placenta Previa），又称中央性前置胎盘（Central Placenta Previa），子宫颈内口完全为胎盘组织所覆盖；部分性前置胎盘（Partial Placental Previa），子宫颈内口部分为胎盘组织所覆盖；边缘性前置胎盘（Marginal Placental Previa），胎盘的边缘恰位于子宫颈内口旁；胎盘低置（Low－lying Plaecenta），胎盘种植于子宫下段，其边缘虽未达子宫颈内口，但与其相靠近。

（2）三级分类法：完全性前置胎盘（Complete Placenta Previa），又称中央性前置胎盘（Central Placenta Previa），胎盘组织完全覆盖宫颈内口；部分性前置胎盘（Partial Placental Previa），胎盘组织部分覆盖宫颈内口；边缘性前置胎盘（Marginal Placental Previa），胎盘附着于子宫下段，边缘到达宫颈内口，未覆盖宫颈内口。

因胎盘低置在临床上影响较小，且易与边缘性前置胎盘混淆，因此目前常用三级分类法。由于晚期妊娠临产后宫颈口的扩张可以使宫颈口与胎盘的关系发生改变，例如，临产前的边缘性前置胎盘于临产后宫颈口扩大而成为部分性前置胎盘。因此，其分类应根据处理前的最后一次检查而定。

三、诊断

近 40 年来，前置胎盘的诊断有了极大的进步。B 超的临床应用能及早诊断出前置胎盘，使患者得到及时处理。

（一）病史

对既往有多次刮宫、分娩史、子宫手术史、吸烟或滥用麻醉药物史或高龄孕妇、双胎等病史的患者，如出现相应临床症状及体征，可对前置胎盘的类型做出初步判断。

（二）阴道检查

对于已明确诊断的前置胎盘患者，不能做阴道检查。如果没有可以确诊的仪器而必须通过阴道检查，仅适用于终止妊娠前为明确诊断并决定分娩方式的情况，且必须在有输液、输血及手术的条件下方可进行。若诊断已明确或流血过多，不应再行阴道检查。

严格消毒外阴后，用阴道窥器检查，排除阴道壁静脉曲张、宫颈息肉、宫颈糜烂、宫颈癌等出血。

窥诊后再行扪诊，但不宜行颈管内指诊，以防附着于宫颈内口处的胎盘进一步剥离大出血，应以一手示、中两指在宫颈周围的阴道穹窿部轻轻触诊。若感觉在手指与胎先露部之间有较厚软组织（胎盘），应考虑为前置胎盘；如可清楚扪及先露，可排除前置胎盘。如宫口已部分扩张，无活动性出血，可将示指轻轻伸入宫颈，检查有无海绵样组织（胎盘）。若为血块，触之易碎，可判断与宫颈的关系，以确定前置胎盘类型；若触及胎膜并决定破膜，则行人工刺破胎膜，观察羊水性状，并使先露部下降，压迫止血。

阴道检查切忌粗暴或将胎盘附着处进一步分离。如在检查过程中发生大出血，应立即停止阴道检查，并行手术结束分娩。

（三）辅助检查

B超检查可清楚显示子宫壁、胎盘、胎先露部及宫颈的位置，并可根据胎盘下缘与宫颈内口的关系确定前置胎盘的类型。操作应轻柔，避免出血，并预防感染。B超检查诊断前置胎盘时必须注意妊娠周数。妊娠中期胎盘占据宫壁一半面积，因此胎盘贴近或覆盖宫颈内口的机会较多；妊娠晚期胎盘占据宫壁面积减少到1/3或1/4，子宫下段的形成及伸展增加了宫颈内口与胎盘边缘之间的距离，故原来在子宫下段的胎盘可随宫体上移而改变成正常位置胎盘。所以许多学者认为，若妊娠中期B超检查发现胎盘前置者，不宜诊断为前置胎盘，而应称胎盘前置状态。膀胱过度充盈可压迫子宫下段，子宫下段收缩可造成"前置胎盘"的假象。

国内有报道称，超声是目前胎盘定位的首选方法，超声诊断的关键是清晰显示子宫壁、胎盘、胎先露部及宫颈内口的关系。当胎盘附着在前壁或侧壁偏前时，在适当充盈膀胱后，经腹探查能显示子宫颈内口与胎盘的关系；但胎盘附着于后壁或侧后壁时，胎盘常被宫体掩盖，胎盘下缘往往显示模糊，尤其是边缘性前置胎盘和低置性前置胎盘，不易清晰显示胎盘下缘位置。经阴道检查能显示宫颈内口与胎盘关系，但易导致出血，应尽量避免应用。经阴道探查不仅能避开胎体的掩盖，清晰显示宫颈内口、内口周边各侧宫壁及前置胎盘下缘的位置，而且能避开经阴道检查导致的损害，能准确及时诊断后壁、侧后壁前置胎盘。

在下列情况经腹超声检查后，还应行阴道超声检查：①中晚期妊娠，临床有阴道大出血或反复多次阴道无痛性出血，经腹探查未发现有前置胎盘者。②中期妊娠要求引产者，经腹超声显示胎盘位置较低，但不能清晰显示宫颈内口。③低位帆状胎盘或胎盘位于子宫下段扩张处，有副胎盘时脐带或联结主胎盘与副胎盘间的血管可能横越子宫颈内口而形成血管前置者，应用彩色多普勒超声经会阴部检查，在子宫颈内口上方可显示横越的血管并可记录到血流信号。

（四）产后检查胎盘和胎膜

对产前出血患者，产后应仔细检查胎盘，以明确诊断。胎盘前置部分有黑紫色陈旧血块附着。如胎膜破口距胎盘边缘距离<7cm，则为前置胎盘。如行剖宫产，则术中即可了解胎盘位置，此时胎膜破口失去诊断意义。

多数学者认为，在孕28周后，经B超检查、阴道检查、剖宫产或经阴道产后确定胎盘附着部位异常者，方可诊断为前置胎盘；孕28周前属流产范畴，通常不诊断前置胎盘，但在孕中期引产者，要注意胎盘位置不正常的问题。

四、鉴别诊断

前置胎盘主要应与轻型胎盘早剥、脐带帆状附着、前置血管破裂、胎盘边缘血窦破裂、宫颈病变产前出血相鉴别。结合病史，通过B超检查及分娩后胎盘检查，一般不难鉴别。

五、紧急处理和确定性治疗

前置胎盘病情变化多端，产前难以估计其结局，处理原则是抑制宫缩、止血、纠正贫血和预防感染，根据阴道流血量、有无休克、妊娠周数、产次、胎位，胎儿是否存活、是否临产及前置胎盘的类型等综合做出决定。

（一）及早确诊和转诊

对未明确诊断的妊娠晚期出血患者，应在有输血、抢救、剖宫产条件的医院进行确诊性检查和处理。在患者阴道大量流血而当地无条件处理时，应在输液、输血的条件下，消毒外阴，以无菌纱布条填塞阴道以压迫止血，迅速护送至上级医院。

（二）期待疗法

目的是在保证母体安全的情况下，通过积极治疗等待胎儿生长、延长孕龄、提高围生儿存活率，适用于妊娠<36周、胎儿体重<2 300g、胎儿存活、阴道流血不多、一般情况良好而无须紧急分娩的孕妇。期待治疗时，应住院观察以备随时应付紧急情况。尽管国外有资料证明，住院与门诊治疗对前置胎盘孕妇的妊娠结局并无明显影响，但我国仍强调应住院治疗。

1. 一般处理　患者应绝对卧床休息，取左侧卧位，以改善子宫胎盘循环，增加胎儿氧供。同时注意阴道流血情况。禁止灌肠及肛门检查。如孕妇血红蛋白≤80g/L，或红细胞压积<30%，或心率>110次/min或收缩压下降15~20mmHg（2.00~2.66kPa），应输血维持正常血容量。孕妇应间断吸氧，每次1小时，每日3次。常规对胎儿进行监护，包括胎心率、胎动计数、NST。

在期待治疗过程中，对于出现宫缩者，为防止胎盘进一步剥离，使胎儿宫内生长的时间延长，或为促使胎肺成熟，可酌情使用宫缩抑制剂，常用的药物有利托君、硫酸镁、舒喘灵；估计孕妇近日需终止妊娠者，若胎龄<34周，应促胎肺成熟。地塞米松5~10mg/次，每日2次，连用2~3天，有利于减少产后新生儿呼吸窘迫综合征的发生。情况紧急时，可在羊膜腔内注入地塞米松10mg。期待过程中可使用B超监测胎盘与宫颈内口的关系。

35周以后，子宫生理性收缩频率增加，前置胎盘的出血率随之上升，因此，期待治疗至36周，且各项指标均说明胎儿已成熟者，可适时终止妊娠。资料表明36周以后主动结束妊娠的围生儿结局要明显好于等待至36周以上自然临产者。

2. 宫颈环扎术　Tessarolo曾报道，对其管理的6例前置胎盘患者在孕24~30周实行宫颈环扎术，使孕龄平均延长8.2周，以剖宫产结束妊娠，未发现胎儿新生儿并发症，无一例孕妇需要输血，从而又一次说明妊娠中期的宫颈环扎术可能对某些前置胎盘病例是可靠和实用的。但是，对患者缝扎时间、剖宫产手术时机的选择仍有待于大量资料分析确定。山东省立医院从1987年开展改良宫颈环扎术治疗中央性前置胎盘20多例，使平均胎龄达37周，无围生儿死亡。

（三）终止妊娠

如保守治疗成功，仍应适时终止妊娠，与自然分娩及大出血紧急手术时处理相比，此时围生儿病死率明显下降。

1. 终止妊娠指征　一般认为完全性前置胎盘应在妊娠34~35周时处理；边缘性前置胎盘应在妊娠37周时考虑结束妊娠；而部分性前置胎盘可根据胎盘覆盖宫颈内口的面积，适时终止妊娠。但如果孕妇阴道出血量多或有休克征象时，无须顾虑孕龄大小，为保证母体安全，应果断终止妊娠。此外，胎龄达36周以后，胎儿成熟度检查提示胎儿肺成熟者，胎龄未达36周而出现胎儿窘迫征象或胎儿电子监护发现胎心异常者，也应终止妊娠。

2. 剖宫产　剖宫产可在短时间内娩出胎儿，迅速结束分娩，对母儿相对安全，是目前处理前置胎盘的急救措施和适时分娩的主要手段。剖宫产的指征应包括：①完全性前置胎盘，持续大量阴道流血。②部分性和边缘性前置胎盘，出血量较多，先露高浮，短时间内不能结束分娩。③胎心异常等。

术前应积极纠正贫血，预防感染、备血，做好处理产后出血和抢救新生儿的准备。子宫切口的选择应避开胎盘，可参考产前B超检查的胎盘定位。若胎盘附着于子宫后壁，选子宫下段横切口；附着于侧壁，可选择偏向对侧的子宫下段横切口；附着于前壁，则根据胎盘边缘所在，选择子宫体部纵切口、子宫下段纵切口娩出胎儿。

胎儿娩出后立即于子宫肌壁注射宫缩剂，如麦角新碱（0.2~0.4mg）、宫缩素（10~20IU），迅速徒手剥离胎盘，并配以按摩子宫，以减少子宫止血。宫缩剂不能奏效时，可选用前列腺素 $F_{2\alpha}$ 600mg 子宫肌壁注射，亦可采用以下方法：在吸收性明胶海绵上放凝血酶或巴曲酶，快速置胎盘附着部位，再加湿热纱布垫压迫，应持续 10 分钟；用可吸收线局部"8"字缝合开放血窦；宫腔及下段填纱条压迫，24 小时后经阴道取出。上述方法无效时，可行子宫动脉、髂内动脉结扎术；经上述处理胎盘剥离面仍出血不止，应考虑行子宫切除术。行剖宫产开腹后，注意检查子宫下段，若有局限性怒张血管，应高度怀疑植入性前置胎盘。此时不应急于切开宫壁，应备好大量子宫液和液体，做好一切抢救产妇和新生儿的准备，再次向家属交代病情，选子宫体部纵切口取出胎儿，仔细检查胎盘是否植入。若为部分植入可行梭形切口切除部分子宫肌组织，用可吸收线缝合止血；若大部分植入、活动性出血无法纠正时，应行子宫次全或全切术。同时，应积极抢救出血与休克，并以中心静脉压监测血容量，注意纠正心力衰竭、酸中毒，并给予抗生素预防感染。

3. 阴道分娩　边缘性前置胎盘、枕先露、阴道流血不多、估计在短时间内能结束分娩者，可予试产。人工破膜后，胎头下降压迫胎盘前置部位而止血，并可促进子宫收缩，加快产程。若破膜后胎先露部下降不理想，仍有出血或分娩进展不顺利，应立即改行剖宫产术。

4. 紧急转送的处理　患者大量阴道流血而当地没有条件处理者，先输液、输血，在消毒条件下用无菌纱布进行阴道填塞、腹部加压包扎，以暂时压迫止血，并迅速转送到上级医院治疗。

（岳莹利）

第四节　胎盘早剥

妊娠 20 周以后或分娩期正常位置的胎盘在胎儿娩出前，部分或全部从子宫壁剥离，称胎盘早剥。胎盘早剥是妊娠晚期严重并发症，具有起病急、发展快的特点，若处理不及时，可危及母儿生命。胎盘早剥的发病率：国外平均为 1%～2%，国内平均为 0.46%～2.10%。其确切的病因及发病机制不清，可能与以下因素有关。

孕妇血管病变：孕妇患重度子痫前期、慢性高血压、慢性肾脏疾病或全身血管病变时，胎盘早剥的发生率增高。妊娠并发上述疾病时，当底蜕膜螺旋小动脉痉挛或硬化，引起远端毛细血管变性坏死甚至破裂出血，血液流至底蜕膜层与胎盘之间形成血肿，致使胎盘与子宫分离。

机械性因素：外伤，尤其是腹部直接受到撞击或挤压；脐带过短（<30cm）或因脐带绕颈、绕体等相对过短时，分娩过程中胎儿下降牵拉脐带造成胎盘剥离；羊膜腔穿刺时，刺破前壁胎盘附着处，血管破裂出血，引起胎盘剥离。

宫腔内压力骤减：双胎分娩时第一胎娩出过速、羊水过多时人工破膜后羊水流出过快，均使宫腔内压力骤减，子宫骤然收缩，胎盘与子宫壁发生错位剥离。

子宫静脉压突然升高：妊娠晚期或临产后孕妇长时间取仰卧位，巨大妊娠子宫压迫下腔静脉，回心血量减少，血压下降，此时静脉瘀血，静脉压升高，蜕膜静脉床瘀血或破裂，形成胎盘后血肿，导致部分或全部胎盘剥离。除上述因素外，近年发现一些高危因素，如吸烟、可卡因滥用、孕妇代谢异常、孕妇有血栓形成倾向、子宫肌瘤（尤其是胎盘附着部位）等，与胎盘早剥发生有关。有胎盘早剥史的孕妇再次发生胎盘早剥的危险性比无胎盘早剥史者高 10 倍。

一、急症发病特点

起病急，严重威胁母儿健康。胎盘早剥对母儿预后影响极大，使剖宫产率、贫血、产后出血率、DIC 发生率均升高。由于胎盘早剥出血引起胎儿急性缺氧，新生儿窒息率、早产率明显升高，围生儿病死率约为 25%，是无胎盘早剥者的 15 倍。

积极预防、早期治疗处理可降低发生率和母儿病死率。建立健全的孕产妇三级保健制度，积极防治妊娠期高血压疾病、慢性高血压、肾脏疾病；行外转胎位术纠正胎位时，动作应轻柔；羊膜腔穿刺应在 B 超引导下进行，以免误穿胎盘；妊娠晚期或分娩期，应鼓励孕妇进行适当的活动，避免长时间仰卧；

避免腹部外伤等。

二、诊断与鉴别诊断

根据病情严重程度，Sher 将胎盘早剥分为3度（表9-2）。

表9-2 胎盘早剥分度

	Ⅰ度	Ⅱ度	Ⅲ度
出血	外出血为主	内出血和混合性出血为主	内出血和混合性出血为主
剥离面	<1/3	1/3～1/2	>1/2
阴道流血	较多	少或无	少或无
腹痛	轻或无	持续性加重	持续性加重
子宫	软，宫缩有间歇	较硬，宫缩有间歇	硬板状，宫缩无间歇
胎位及胎心	清楚	胎位可扪及	不清

（一）B 超检查

典型声像图显示胎盘与子宫壁之间出现边缘不清楚的液性低回声区，胎盘异常增厚或胎盘边缘"圆形"裂开，同时可见胎儿的宫内状况（有无胎动或胎心搏动），并可排除前置胎盘；Ⅰ度胎盘早剥者若血液已流出而未形成血肿，则见不到上述典型图像。

（二）实验室检查

包括全血细胞计数及凝血功能检查。Ⅱ度及Ⅲ度患者应检测肾功能及二氧化碳结合力，若并发DIC，应行筛选试验（血小板计数、凝血酶原时间、血纤维蛋白原测定）。结果可疑者，可做纤溶确诊试验（凝血酶时间、优球蛋白溶解时间和血浆鱼精蛋白副凝试验），以期及时发现，积极治疗。血纤维蛋白原<250mg/L为异常，如果<150mg/L，对凝血功能障碍有诊断意义。情况紧急时，可抽取肘静脉血于一试管中，轻叩管壁，7～10分钟后观察是否有血块形成。若无血块或血块质量差，说明有凝血障碍。

依据病史、症状、体征，结合实验室检查结果，做出临床诊断并不困难。Ⅰ度临床表现不典型，主要与前置胎盘相鉴别，依据B型超声检查可确诊（表9-3）。Ⅱ度及Ⅲ度胎盘早剥症状与体征比较典型，诊断多无困难，主要与先兆子宫破裂相鉴别（表9-4）。

表9-3 前置胎盘与胎盘早剥的鉴别

	前置胎盘	胎盘早剥
诱因	无原因	有
胎盘位置	子宫下段	宫体
阴道出血	显性	有或无
临床表现	无腹痛，腹部张力不高；胎位清楚，先露高浮；贫血与外出血符合	突发持续腹痛，腹部呈板状，压痛；胎位不清；贫血与外出血不符
治疗	可期待	立即终止妊娠
B超	胎盘附着于子宫下段	胎盘后血肿

表9-4 先兆子宫破裂与胎盘早剥的鉴别

	重型胎盘早剥	先兆子宫破裂
诱因	妊娠高血压疾病史	梗阻性分娩及剖宫产史
腹痛	发病急，剧烈	强烈宫缩，阵发性腹痛
出血	隐性或阵发性出血，贫血程度与出血量不成正比	少量阴道出血，出现血尿

	重型胎盘早剥	先兆子宫破裂
子宫	硬如板状，有压痛，较孕周大， 宫底持续升高	下段有压痛，出现病理缩复环
胎儿	出现窘迫或死亡	多有窘迫
胎盘	胎盘母体面有凝血块及压迹	无特殊变化
化验	血红蛋白进行性降低	无特殊变化
B超	胎盘位置正常，有胎盘后血肿	无特殊变化

（三）并发症

1. DIC 和凝血机制障碍　胎盘早剥是妊娠期发生凝血功能障碍最常见的原因，伴有死胎时，约 1/3 的患者可发生。患者临床表现为皮肤、黏膜及注射部位出血，子宫出血不凝或凝血块较软，甚至发生血尿、咯血和呕血。一旦发生 DIC，病死率较高，应积极预防。

2. 产后出血　胎盘早剥发生子宫胎盘卒中时，可影响子宫肌层收缩，致产后出血，经治疗多可好转。若并发 DIC，产后出血的可能性更大，且难以纠正。

3. 急性肾衰竭　胎盘早剥多伴发妊娠期高血压疾病、慢性高血压、慢性肾脏疾病等，加之失血过多、DIC 等因素，严重影响肾血流量，导致肾皮质或肾小管缺血坏死，出现急性肾衰竭。

4. 羊水栓塞　胎盘早剥时，羊水可经剥离面开放的子宫血管进入母体血循环，羊水中的有形成分形成栓子栓塞肺血管，致羊水栓塞。

三、紧急处理和确定性治疗

若胎盘早剥处理不及时，会严重危及母儿生命，故应及时诊断，积极治疗。

（一）纠正休克

对处于休克状态的危重患者，应积极开放静脉通道，迅速补充血容量，改善血液循环。休克抢救成功与否取决于补液量和速度，最好输新鲜血液，既可补充血容量，又能补充凝血因子，使血细胞比容提高到 0.30 以上，使尿量 >30mL/h。

（二）及时终止妊娠

胎儿娩出前胎盘剥离有可能继续加重，因此，一旦确诊重型胎盘早剥，应及时终止妊娠。根据孕妇病情轻重、胎儿宫内状况、产程进展、胎产式等因素，决定终止妊娠的方式。

1. 阴道分娩　Ⅰ度患者，以外出血为主，一般情况良好，宫口已扩张，估计短时间内能结束分娩，则可经阴道分娩。人工破膜使羊水缓慢流出，缩小子宫容积，用腹带裹紧腹部，压迫胎盘，使其不再继续剥离，必要时静脉滴注宫缩素以缩短第二产程。产程中应密切观察心率、血压、宫底高度、阴道流血量以及胎儿宫内情况，一旦发现病情加重或出现胎儿窘迫征象，应行剖宫产结束分娩。

2. 剖宫产　适用于：①Ⅰ度胎盘早剥，出现胎儿窘迫征象，必须抢救胎儿者。②Ⅱ度胎盘早剥，特别是初产妇，不能在短时间内结束分娩者。③Ⅲ度胎盘早剥，产妇病情恶化，胎儿已死，不能立即分娩者。④破膜后产程无进展者。剖宫产取出胎儿与胎盘后，立即注射宫缩剂并按摩子宫。如发现有子宫胎盘卒中，配以按摩子宫和热盐水纱垫湿热敷子宫，多数子宫收缩可转佳。若发生难以控制的大量出血，可在输新鲜血、新鲜冰冻血浆及血小板的同时行子宫次全切除术。

（三）并发症的处理

1. 凝血功能障碍　必须在迅速终止妊娠、阻断促凝物质继续进入母体血循环的基础上，纠正凝血机制障碍。

（1）补充凝血因子：及时、足量输入新鲜血及血小板是补充血容量和凝血因子的有效措施；输纤维蛋白原更佳，补充 4g 可使患者血浆纤维蛋白原浓度提高 1g。1L 新鲜冰冻血浆含纤维蛋白原 3g。

（2）肝素的应用：DIC 高凝阶段主张及早应用肝素。禁止在有显著出血倾向或纤溶亢进阶段应用。

（3）抗纤溶药物的应用：应在肝素化和补充凝血因子的基础上，应用抗纤溶药物。常用的药物有氨基己酸、氨甲环酸、氨甲苯酸等。

2. 肾功能衰竭　若尿量 < 30mL/h，提示血容量不足，应及时补充血容量；若血容量已补足而尿量 < 17mL/h，可给予 20% 的甘露醇 500mL 快速静脉滴注，若呋塞米 20 ~ 40mg 静脉推注，必要时可重复用药，通常应用 1 ~ 2 日尿量可以恢复。若短期内尿量不增，血清尿素氮、肌酐、血钾进行性升高，并且二氧化碳结合力下降，提示肾衰竭。出现尿毒症时，应及时行透析治疗，以挽救孕妇生命。

3. 产后出血　胎儿娩出后，立即给予子宫收缩药物，如宫缩素、麦角新碱、米索前列醇等。胎儿娩出后，行人工剥离胎盘，持续子宫按摩等。若仍有不能控制的子宫出血或血不凝、凝血块较软，应快速输入新鲜血以补充凝血因子，同时行子宫次全切除术。

（岳莹利）

第五节　胎膜早破

胎膜早破（premature rupture of membranes，PROM）是指临产前发生的胎膜破裂，其发生率报道不一，占分娩总数的 2.7% ~ 17.0%。早产者胎膜早破的发生率为足月产者的 2.5 ~ 3.0 倍。胎膜早破往往是多因素作用的结果，例如：创伤；宫颈内口关闭不全；妊娠后期性交；下生殖道感染，可由细菌、病毒、弓形虫、衣原体或支原体等引起；羊膜腔内压力升高，如多胎妊娠、羊水过多；胎儿先露部与骨盆入口衔接不好，如头盆不称、胎位异常。胎膜发育不良等。也有报道称微量元素锌、铜的缺乏可引起胎膜早破。

一、发病特点

胎膜早破可引起绒毛膜羊膜炎，增加产褥感染率；严重者可影响子宫收缩，导致产后出血；胎膜早破还是羊水栓塞的高危因素，尤其当宫缩素使用不当时更易发生。胎膜早破可诱发早产，使围生儿病死率明显升高。胎儿吸入感染的羊水可发生肺炎、败血症。胎膜早破引起的羊水过少易导致胎儿宫内窘迫。胎膜早破还可增加脐带脱垂的机会。

二、诊断与鉴别诊断

（一）诊断

（1）重点询问停经周数，阴道流液开始的时间、流液量及液体的颜色，是否并发阴道出血、阵发性腹痛等临产的症状，注意是否有感染及脐带脱垂的发生，如下腹痛、发热、组织物（如脐带）的脱出。

（2）病程：足月妊娠胎膜早破者，通常于破膜后 12 小时内自然临产。

（3）症状：孕妇突感较多液体自阴道排出，继而少量间断流出，腹部压力增加（如咳嗽、打喷嚏）时有羊水流出，有时仅感到阴道较平时湿润。孕妇可无阵发性的腹痛或仅有不规则的下腹阵痛。

（4）体格检查：一般胎膜早破无明显的体征，仅见液体自阴道口流出，注意观察液体中有无胎脂等羊水成分以及液体的量、液体性状（如颜色）；注意有无阵发性子宫收缩、宫口逐渐开大、胎头缓慢下降等临产的体征。

视诊：可见较多量液体自阴道口流出，有时可见胎脂等羊水成分。

触诊：腹部触诊无明显的子宫收缩，肛门触诊水囊感消失，上推胎头见流液量增加，即可确诊。注意了解胎位及胎头是否已入盆，排除异常胎先露。破水时间长者，要注意有无下腹部压痛等感染的征象。

听诊：注意监测胎心搏动，排除胎儿窘迫或并发有隐性脐带脱垂的可能。

（二）鉴别诊断

必要时可行下列检查帮助诊断：阴道液酸碱度检查，pH > 6.5 为阳性，即胎膜早破的可能性极大；

阴道液涂片检查是否见羊水成分，如羊齿植物叶状结晶、胎儿上皮细胞、毳毛、脂肪小粒等；涂片加热法（宫颈管吸出液涂于玻片上，酒精灯加热 10 分钟），液体变成白色为羊水，褐色为宫颈黏液。

（三）确诊依据

羊膜镜检查可直视胎先露者即可确诊胎膜早破。

三、治疗

期待疗法：适用于孕龄＜35 周不伴感染的孕妇。绝对卧床，避免不必要的肛门触诊及阴道检查，胎心监护；破膜 12 小时以上，预防使用抗生素；可选用硫酸镁、沙丁胺醇、利托君等药物抑制子宫收缩；促胎肺成熟，肌内注射地塞米松 6mg，每天 2 次，共 4 次；注意早期诊断绒毛膜羊膜炎，如血 C 反应蛋白的检测；羊水过少时，可通过羊膜腔内羊水输注，使 B 超下羊膜池维持一定深度。

终止妊娠：适用于孕龄＞35 周或有宫内感染征象者。孕龄＞35 周、宫颈成熟者，可等待自然临产；宫颈不成熟者，破膜后 12 小时可用前列腺素 E_2（PGE_2）引产。早产阴道分娩者，初产妇应行会阴切开以减少阻力，慎用出口产钳，不宜用胎头吸引器。有剖宫产指征者，行剖宫产结束分娩。

四、预防

积极预防和治疗下生殖道感染，重视孕期卫生指导；妊娠后期禁止性交；避免负重及腹部撞击；宫颈内口松弛者，可于妊娠 14 周左右行宫颈环扎术。

（岳莹利）

第六节　产力异常

产力包括子宫收缩力、腹壁肌和膈肌收缩力以及肛提肌收缩力，其中以子宫收缩力为主，贯穿分娩的全过程。子宫收缩的节律性、对称性及极性不正常或强度、频率有改变，称子宫收缩力异常，简称产力异常（abnormal uterine action）。

一、子宫收缩乏力

引起子宫收缩乏力的常见原因有头盆不称或胎位异常、子宫局部因素、精神因素、内分泌失调、药物影响等，根据发生时间可分为原发性和继发性，临床上根据子宫收缩乏力的性质又分为协调性和不协调性两种。

（一）诊断

1. 协调性子宫收缩乏力（低张性子宫收缩乏力）　子宫收缩具有正常的节律性、对称性和极性，但收缩力弱，宫腔压力低［＜15mmHg（2.00kPa）］，持续时间短，间歇期长且不规律，多属于继发性宫缩乏力。

2. 不协调性子宫收缩乏力（高张性子宫收缩乏力）　子宫收缩的极性倒置，节律不协调，宫腔内压力达 20mmHg（2.66kPa），宫缩时子宫下段收缩力强，间歇期子宫壁不能完全松弛，收缩不协调，属无效宫缩。此种收缩乏力多为原发性宫缩乏力，需与假临产鉴别。鉴别方法为肌内注射哌替啶 100mg，休息后宫缩停止者为假临产，不能使宫缩停止者为原发性宫缩乏力。这种不协调性子宫收缩乏力可使产妇体力消耗，继而出现水电解质平衡失调，胎儿－胎盘循环障碍而出现胎儿窘迫。

3. 产程图曲线异常　见图 9-1。

潜伏期延长：初产妇潜伏期正常约需 8 小时，最大时限 16 小时，超过 16 小时称为潜伏期延长。

活跃期延长：初产妇活跃期正常约需 4 小时，最大时限 8 小时，超过 8 小时称为活跃期延长。

活跃期停滞：进入活跃期后，宫颈口不再扩张达 2 小时以上。

第二产程延长：第二产程初产妇超过 2 小时，经产妇超过 1 小时尚未分娩。

第二产程停滞：第二产程达1小时胎头下降无进展。

胎头下降延缓：活跃晚期至宫口扩张9~10cm，胎头下降速度每小时少于1cm。

胎头下降停滞：活跃晚期胎头停留在原处不下降达1小时以上。

滞产：总产程超过24小时。

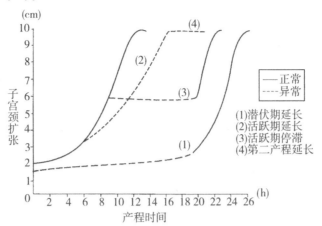

图9-1 产程曲线

（二）治疗原则

不论原发还是继发子宫收缩乏力，首先应寻找原因，阴道检查了解宫颈扩张、胎先露下降、头盆比例等情况。若发现有头盆不称，估计不能阴道分娩者，应及时行剖宫产；若无头盆不称或胎位异常，估计能阴道分娩者应采取措施加强宫缩，继续试产。

不协调性子宫收缩乏力者，应调节子宫收缩，使之恢复正常节律性及极性。在未恢复协调性宫缩之前，禁用催产素加强宫缩。

（三）治疗

1. 协调性子宫收缩乏力

（1）第一产程

一般处理：消除精神紧张，多休息，多进食，补充营养和水分，及时排空膀胱等。

加强子宫收缩：经一般处理无效，确诊为协调性子宫收缩乏力，可选用下列方法加强宫缩。①人工破膜：宫颈扩张3cm或以上，无头盆不称，无脐带先露，胎头已衔接者，可行人工破膜。②缩宫素静脉滴注：适用于协调性宫缩乏力，宫口扩张3cm，胎心良好，胎位正常，头盆相称者。将缩宫素2.5IU加入5%葡萄糖溶液500mL内，从4~5滴/min开始，根据宫缩调整。应有专人观察产程进展，监测宫缩、胎心等情况。③地西泮静脉推注：该药有松弛宫颈平滑肌、软化宫颈、促宫口扩张作用。适于宫口扩张缓慢或宫颈水肿时。常用剂量为10mg静脉滴注，与缩宫素联合应用效果更好。

经上述处理，若产程仍无进展或出现胎儿窘迫，应及时行剖宫产。

（2）第二产程：若无头盆不称，出现宫缩乏力时，应使用缩宫素加强宫缩；若胎头双顶径已过坐骨棘平面，应等待自然分娩或会阴侧切助产；若胎头未衔接或伴胎儿窘迫，应行剖宫产术。

（3）第三产程：为预防产后出血，应使用宫缩剂加强宫缩。

2. 不协调性子宫收缩乏力　可给予强镇静剂哌替啶100mg肌内注射或地西泮10mg静脉滴注，使产妇充分休息，醒后多数恢复为协调性子宫收缩；若经以上处理无效或出现胎儿窘迫、头盆不称情况，应及时剖宫产；若已变为协调性子宫收缩乏力则按加强宫缩处理。

二、子宫收缩过强

（一）协调性子宫收缩过强

1. 诊断　子宫收缩的节律性、对称性和极性均正常，仅子宫收缩力过强、过频，宫腔内压力 >

50mmHg（6.65kPa）。若产道无阻力，宫口迅速开全，分娩在短期内结束，宫口扩张速度 >5cm/h（初产妇）或 10cm/h（经产妇），总产程不足 3 小时称为急产。由于产程过快，产妇易发生软产道裂伤和产后出血；胎儿易发生宫内窘迫；新生儿容易出现颅内出血。

2. 治疗　有急产史者需提前住院待产，提前做好接产及抢救新生儿窒息准备；产后及时检查、缝合软产道裂伤；新生儿肌内注射维生素 K_1 预防颅内出血。

（二）不协调性子宫收缩过强

1. 强直性子宫收缩

（1）诊断：大部分由外界因素造成，如临产后不适当使用缩宫素、胎盘早剥等。产妇表现为烦躁不安、持续性腹痛、拒按；胎位触不清，胎心听不清；甚至出现病理性缩复环、血尿等先兆子宫破裂征象。

（2）治疗：一经确诊，应给予宫缩抑制剂，如 25% 硫酸镁 20mL 加入 25% 葡萄糖 20mL 静脉缓慢注射；若处理无效或为梗阻性难产、重型胎盘早剥，应马上行剖宫产术。

2. 子宫痉挛性狭窄环（Constriction Ring）　子宫壁局部肌肉呈痉挛性不协调性收缩所形成的环状狭窄，持续不放松，称为子宫痉挛性狭窄环。多在子宫上下段交界处，也可在胎体某一狭窄部，以胎颈、胎腰处常见。与产妇精神紧张、过度疲劳和粗暴的产科操作有关。

（1）诊断：持续性腹痛、烦躁不安，宫颈扩张缓慢，胎先露部下降停滞，阴道检查有时可触及狭窄环。此环和病理性缩复环不同，特点是不随宫缩而上升。

（2）治疗：积极寻找原因，及时纠正。如停止阴道内操作、停用缩宫素。如无胎儿宫内窘迫，可给予镇静剂或宫缩抑制剂，待宫缩恢复正常时等待阴道自然分娩或助产。若经处理无好转或伴胎儿窘迫征象，应立即行剖宫产术。

（岳莹利）

第七节　产道异常

产道包括骨产道及软产道，是胎儿经阴道娩出的通道，临床以骨产道异常多见。

一、骨产道异常

骨盆径线过短或形态异常，致使骨盆腔小于胎先露部可以通过的限度，阻碍胎先露下降，影响产程顺利进展，称为狭窄骨盆。狭窄骨盆对产妇易发生继发性宫缩乏力、生殖道瘘、产褥感染、先兆子宫破裂及子宫破裂，对胎儿及新生儿易出现胎儿窘迫、胎死宫内、颅内出血、新生儿产伤、新生儿感染。

根据狭窄部位的不同，分为以下几种。

（一）骨盆入口平面狭窄

我国妇女常见为单纯性扁平骨盆和佝偻病性扁平骨盆，由于骨盆入口平面狭窄，胎头矢状缝只能衔接于骨盆入口横径上。胎头侧屈使两顶骨先后依次入盆，呈倾势不均嵌入骨盆入口。若前顶骨先嵌入，矢状缝偏后，称前不均称；若后顶骨先嵌入，矢状缝偏前，称后不均称；只有胎头双顶骨均通过骨盆入口平面时，才能经阴道分娩。

1. 扁平骨盆　骨盆入口呈横椭圆形，骶岬向下突出，使骨盆入口前后径缩短而横径正常。

2. 佝偻病性扁平骨盆　幼年时患佝偻病，骨骼软化使骨盆变形，骶岬被压向前，骨盆入口前后径缩短，使骨盆入口呈横的肾形，骶骨下段后移变直向后，尾骨呈钩状突向骨盆入口平面。

（二）中骨盆及骨盆出口平面狭窄

我国妇女以漏斗骨盆、横径狭窄骨盆多见。

1. 漏斗骨盆　骨盆入口各径线正常，两侧骨盆壁向内倾斜，如漏斗状。其特点是中骨盆及骨盆出口平面均明显狭窄，坐骨棘间径、坐骨结节间径缩短，耻骨弓 <80°，坐骨结节间径与出口后矢状径之和常 <15cm。

2. 横径狭窄骨盆 骶耻外径值正常，但髂棘间径及髂嵴间径均缩短，使骨盆入口、中骨盆及骨盆出口横径均缩短，前后径稍长，坐骨切迹宽。当胎头下降至中骨盆或骨盆出口时，常不能顺利地转成枕前位，形成持续性枕横位或枕后位。

（三）骨盆三个平面狭窄

均小骨盆指骨盆外形属女性骨盆，但骨盆入口、中骨盆及骨盆出口平面均狭窄，每个平面径线均小于正常值 2cm 或更多。其多见于身材矮小、体型匀称的妇女。

（四）畸形骨盆

骨盆失去正常形态称为畸形骨盆，如骨软化症骨盆、偏斜骨盆。

（五）骨盆狭窄诊断

1. 病史采集要点 询问孕妇幼年发育情况，有无佝偻病、脊髓灰质炎、脊柱和髋关节结核以及外伤史；有无难产史及其发生原因；新生儿有无产伤等。

2. 体格检查要点

（1）一般检查：身高小于 145cm、身体粗壮、颈短；步态呈 "X" 或 "O" 跛形；腹部形态呈尖腹、悬垂腹；米氏（Michaelis）菱形窝不对称等骨盆异常发生率增高。

（2）腹部检查：注意腹部形态、宫高、腹围、胎位是否正常，骨盆入口狭窄往往因头盆不称，胎头不易入盆导致胎位异常，如臀先露、肩先露。中骨盆狭窄影响已入盆的胎头内旋转，导致持续性枕横位、枕后位等。

3. 超声显像检查 可观察胎先露与骨盆的关系，还可测量胎头双顶径、胸径、腹径、股骨长度，预测胎儿体重，对判断能否顺利通过骨产道有意义。

4. 估计头盆关系 检查跨耻征可了解胎头衔接与否，具体方法：孕妇排空膀胱、仰卧，检查者将手放在耻骨联合上方，将浮动的胎头向骨盆腔方向压。若胎头低于耻骨联合前表面，则跨耻征阴性；若胎头平耻骨联合前表面，则跨耻征可疑阳性；若胎头高于耻骨联合前表面，则跨耻征阳性。出现跨耻征阳性的孕妇，应让其两腿曲起半卧位，再次检查胎头跨耻征，若转为阴性，则不是头盆不称，而是骨盆倾斜度异常。

5. 骨盆测量

（1）骨盆外测量：可间接反映真骨盆的大小。骶耻外径 <18cm 为扁平骨盆；坐骨结节间径 <8cm，为漏斗骨盆；各径线 <正常值 2cm 或以上为均小骨盆；两侧斜径及同侧直径相差 >1cm 为偏斜骨盆。

（2）骨盆内测量：骨盆外测量异常者应作骨盆内测量。若对角径 <11.5cm，骶岬突出为扁平骨盆；若坐骨棘间径 <10cm，坐骨切迹宽度 <2 横指，则为中骨盆平面狭窄；若坐骨结节间径与出口后矢状径之和 <15cm，则为骨盆出口平面狭窄。

（六）治疗

明确狭窄骨盆的类别和程度，了解胎位、胎儿大小、胎心、宫缩强度、宫颈扩张程度、破膜与否，结合年龄、产次、既往分娩史综合判断，决定分娩方式。

1. 骨盆入口平面狭窄的处理

（1）明显头盆不称（绝对性骨盆狭窄）：足月活胎不能经阴道分娩，临产后行剖宫产术结束分娩。

（2）轻度头盆不称（相对性骨盆狭窄）：严密监护下可试产 2～4 小时，产程进展不顺利或伴胎儿窘迫，应及时行剖宫产术结束分娩。

2. 中骨盆平面狭窄的处理 胎头在中骨盆完成俯屈及内旋转动做，若中骨盆平面狭窄胎头俯屈及内旋转受阻，易发生持续性枕横位或枕后位。临床表现为活跃期或第二产程延长及停滞、继发宫缩乏力。若宫口已开全、双顶径达坐骨棘水平以下、无明显头盆不称，可徒手回转胎头等待自然分娩或助产；若有明显头盆不称或出现胎儿窘迫征象，短时间又不能阴道分娩者，应马上行剖宫产术。

3. 骨盆出口平面狭窄的处理 临产前对胎儿大小、头盆关系做充分估计，决定能否经阴道分娩。出口横径与后矢状径相加 >15cm，多数可经阴道分娩。如需助产时，应做较大的会阴切开，以免会阴严重撕裂；坐骨结节间径与出口后矢状径之和 <15cm，足月活胎不易经阴道分娩，应做剖宫产术。

4. 骨盆三个平面狭窄的处理 均小骨盆若胎儿估计不大，胎位正常，头盆相称，宫缩好，可以试产。若胎儿较大，有头盆不称应尽早行剖宫产术。

5. 畸形骨盆的处理 根据畸形骨盆种类、狭窄程度、胎儿大小等综合分析，若畸形严重、明显头盆不称，宜及时剖宫产术。

二、软产道异常

软产道包括子宫下段、宫颈、阴道及骨盆底软组织构成的弯曲管道。软产道异常所致的难产少见，易被忽视。诊断及治疗如下。

（一）外阴异常

外阴肿瘤可致难产，外阴脓肿在阴道分娩时切开引流。

1. 外阴水肿 严重贫血、重度子痫前期、慢性肾炎、心脏病等孕妇，在有全身水肿的同时，常有外阴严重水肿。分娩时阻碍胎先露下降，易造成组织损伤和愈合不良。产前要做综合处理，会阴部可用50% 硫酸镁湿敷；产时需做预防性的会阴切开；产后加强局部护理。

2. 外阴瘢痕 外伤或炎症后瘢痕挛缩，导致外阴及阴道口狭小，影响胎先露下降。若瘢痕范围小，分娩时可作会阴切开；若瘢痕范围大，难以扩张者，应行剖宫产术。

3. 外阴静脉曲张 轻者可阴道分娩，严重的可行剖宫产分娩。

（二）阴道异常

1. 阴道横膈 横膈多位于阴道上、中段，局部较坚韧，产时阻碍胎先露下降。分娩时，若横膈低且薄，可直视下白小孔处做 X 形切开，胎儿娩出后再切除剩余的膈，残端用肠线连续或扣锁缝合；若横膈高且厚，则需剖宫产术分娩。

2. 阴道纵隔 阴道纵隔若伴有双子宫、双宫颈，位于一侧子宫内的胎儿，通过该侧阴道分娩时，纵隔被推向对侧，分娩多无影响；阴道纵隔发生于单宫颈时，若纵隔薄，胎先露下降时自行断裂，分娩无阻碍；若纵隔厚阻碍胎先露下降时，须在纵隔中间剪开，分娩结束后再切除剩余的膈，残端用肠线连续或扣锁缝合。

3. 阴道狭窄 药物腐蚀、手术感染导致阴道瘢痕挛缩形成阴道狭窄者，若狭窄位置低、程度轻，可做较大的会阴切开后经阴道分娩；若狭窄位置高、范围广，应行剖宫产术。

4. 阴道尖锐湿疣 妊娠期尖锐湿疣生长迅速，宜早期治疗。若病变范围广、体积大，可阻碍胎先露下降，且容易发生出血和感染。为预防新生儿患喉乳头状瘤宜行剖宫产术。

5. 阴道囊肿或肿瘤 阴道壁囊肿较大时，可阻碍胎先露下降，产时可先行囊肿穿刺抽出囊液，待产后再择期处理原有病变；若阴道壁肿瘤阻碍胎先露下降，又不能经阴道切除者，应行剖宫产术。

（三）宫颈异常

1. 宫颈外口黏合 临床较少见，多在分娩受阻时发现。若宫口为一小薄孔状，可用手指轻轻分离黏合处，宫口即可迅速开大；若黏合处厚且韧，需做宫颈切开术或选择剖宫产。

2. 宫颈水肿 多见于胎位或骨盆异常，宫口未开全过早用腹部压力，使宫颈前唇受压水肿。轻者可抬高产妇臀部或宫颈两侧注入 0.5% 利多卡因 5～10mL，待宫口近开全时，用手将宫颈前唇上推越过胎头，即可经阴道分娩；若经以上处理无效或水肿严重，可行剖宫产术。

3. 宫颈坚韧 多见于高龄初产妇，宫颈弹性差或精神过度紧张使宫颈挛缩，临产后宫颈不易扩张。此时可静脉推注地西泮 10mg 或宫颈两侧注入 0.5% 利多卡因 5～10mL，若无效应行剖宫产术。

4. 宫颈瘢痕 多见于宫颈锥切术后、宫颈裂伤修补术后感染等，导致宫颈瘢痕形成。临产后虽宫缩很强，但宫口不扩张，此时不宜试产过久，应行剖宫产术。

5. 子宫颈癌 因宫颈变硬而脆、弹性差，临产后不易扩张，若经阴道分娩有发生裂伤大出血及扩散等风险。故不宜阴道分娩，而应行剖宫产术，术后行放疗。如为早期浸润癌，可先行剖宫产术，随即行广泛性子宫切除及盆腔淋巴结清扫术。

6. 宫颈肌瘤　位于子宫下段或宫颈的较大肌瘤，因阻碍胎先露下降需行剖宫产术；若肌瘤不阻塞产道可经阴道分娩，肌瘤待产后再做处理。

（岳莹利）

第八节　胎位异常

分娩时枕前位（正常胎位）约占90%，胎位异常仅占10%左右，其中胎头位置异常占6%～7%，是造成难产的常见因素之一。

一、持续性枕后位、枕横位

在分娩过程中，胎头以枕后位或枕横位衔接，在下降过程中，胎头枕部因强有力的宫缩绝大多数向前转135°或90°，转为枕前位而自然分娩。仅有5%～10%胎头枕骨持续不能转向前方，直至分娩后期仍然立于母体骨盆的后方或侧方，致使分娩发生困难者，称为持续性枕后位（Persistent Occiput Posterior Position）或持续性枕横位（Persistent Occiput Transverse Position）（图9-2）。发生原因与骨盆异常、胎头俯屈不良、子宫收缩乏力、头盆不称等有关。

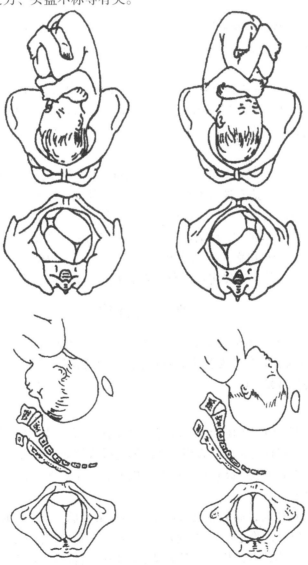

图9-2　持续性枕后位、枕横位

（一）诊断

1. 临床表现　临产后胎头衔接较晚，因胎先露部不能紧贴子宫下段及宫颈，常出现协调性子宫收缩乏力及宫颈扩张缓慢。枕后位时，因枕部压迫直肠，产妇自觉肛门坠胀及排便感，过早使用腹部压力导致宫颈前唇水肿和产妇疲劳，影响产程进展。持续性枕后位或持续性枕横位常出现活跃期延缓或第二产程延长。

2. 腹部检查　胎背偏向母体后方或侧方，对侧可明显触及胎儿肢体，胎心在脐下一侧偏外方。

3. 肛门检查或阴道检查　若为枕后位，检查时感到盆腔后部空虚，矢状缝位于骨盆斜径上；若为枕横位，则矢状缝位于骨盆横径上；根据前囟门、后囟门的方向和位置可判断胎方位。当胎头水肿、颅骨重叠、囟门触不清时，需行阴道检查胎儿耳郭和耳屏位置及方向确定胎位。如耳郭朝向骨盆后方则为枕后位；耳郭朝向骨盆侧方则为枕横位。阴道检查是确诊胎位异常必要的手段，其确定胎方位的准确率达80%～90%。

4. 超声显像检查　根据胎头颜面及枕部位置，能准确探清胎头位置以明确诊断。

（二）治疗

持续性枕后位或持续性枕横位如无头盆不称时可以试产，但要密切观察胎头下降、宫口开张及胎心变化。

1. 第一产程

（1）潜伏期：保证产妇足够的营养和休息，如精神紧张、休息不好可肌内注射哌替啶100mg或地西泮10mg，对纠正不协调宫缩有良好效果。嘱产妇向胎腹方向侧卧，有利于胎头枕部转向前方。若宫缩欠佳，宜尽早静脉滴注缩宫素。

（2）活跃期：宫口开大3～4cm产程停滞，排除头盆不称可行人工破膜，使胎头下降压迫宫颈，起增强宫缩、促进胎头内旋转作用。若宫缩乏力，可静脉滴注缩宫素。经以上处理产程有进展则继续试产；若进展不理想（每小时宫口开大＜1cm）或无进展时，应行剖宫产术。在试产中如出现胎儿宫内窘迫征象也应行剖宫产分娩。

2. 第二产程　产程进展缓慢，初产妇宫口开全近2小时、经产妇已近1小时，应行阴道检查了解骨盆及胎头情况。若胎头双顶径已达坐骨棘水平或更低时，可徒手转胎头至枕前位，从阴道自然分娩或阴道助产；如转枕前位困难可转为正枕后位，以产钳助产，此时需作较大的会阴切口，以免发生严重裂伤；若胎头位置较高，疑有头盆不称，需行剖宫产术，禁止使用中位产钳。

3. 第三产程　为防止发生产后出血，胎儿娩出后应立即静注或肌内注射宫缩剂。有软产道裂伤者，应及时修补。凡行手术助产及有软产道裂伤者，产后应给予抗生素预防感染。新生儿应按高危儿处理。

二、胎头高直位

胎头呈不屈不仰姿势衔接于骨盆入口，其矢状缝与骨盆入口前后径一致，称高直位（Sincipital Presentation）。胎头枕骨靠近耻骨联合者为胎头高直前位；靠近骶岬者为胎头高直后位（图9-3）。头盆不称是发生胎头高直位的最常见原因。

（一）诊断

1. 临床表现　由于临产后胎头不俯屈，进入骨盆入口的胎头径线增大，使胎头迟迟不能衔接，导致宫口开张及先露下降缓慢，产程延长。其表现为活跃期延缓或停滞，胎头下降受阻。高直前位胎头入盆困难，一旦入盆后，产程进展顺利。高直后位胎头不能入盆，先露难以下降，即使宫口能开全，先露部仍停留在坐骨棘水平或以上。

2. 腹部检查　胎头高直前位时，胎背靠近腹前壁，不易触及胎儿肢体，胎心位置稍高，在近腹中线听得最清楚。胎头高直后位时，胎儿肢体靠近腹前壁，有时在耻骨联合上方可触及胎儿下颏。

3. 阴道检查　因胎头位置高，肛门检查不易查清，应做阴道检查。如发现胎头矢状缝与骨盆入口前后径一致，后囟门在耻骨联合后，前囟门在骶骨前，即为胎头高直前位；反之为胎头高直后位。前者产瘤在枕骨正中，后者产瘤在两顶骨之间。

4. 超声显像检查　可探清胎头双顶径与骨盆入口横径一致，胎头矢状缝与骨盆入口前后径一致。

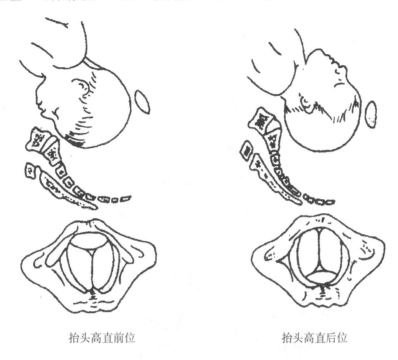

抬头高直前位　　　　　　　　抬头高直后位

图9-3　胎头高直位

（二）治疗

胎头高直前位时，若骨盆正常、胎儿不大、产力强，应给予充分试产机会。加强宫缩促使胎头俯屈，胎头转为枕前位后可经阴道自然分娩或阴道助产，若试产失败再行剖宫产术结束分娩。胎头高直后位因很难经阴道分娩，一经确诊应行剖宫产术。

三、前不均倾位

胎头以枕横位入盆时，胎头侧屈，以前顶骨先下降，矢状缝靠近骶岬为前不均倾位（anterior asynclitism）（图9-4）。发生前不均倾位的原因尚不清楚，可能与头盆不称、扁平骨盆及腹壁松弛有关。

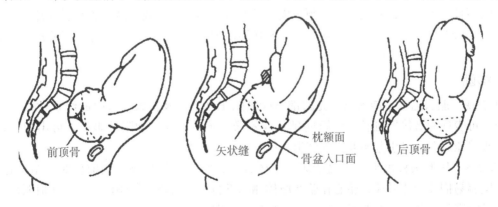

前顶骨　　　矢状缝　　枕额面　　后顶骨
　　　　　　　　　　骨盆入口面

图9-4　前不均倾位

（一）诊断

1. 临床表现　常发生胎膜早破，胎头迟迟不衔接，因后顶骨被阻于骶岬之上，胎头难以衔接和下降，导致继发性宫缩乏力、活跃期停滞或产程延长，甚至出现血尿、宫颈水肿或先兆子宫破裂。由于胎头受压过久可出现产瘤和胎儿宫内窘迫。

2. 腹部检查　临产早期，在耻骨联合上方可扪到胎头前顶部。随着产程进展，胎头继续侧屈使胎头与胎肩折叠于骨盆入口处，因胎头折叠于胎肩之后使胎肩高于耻骨联合平面，于耻骨联合上方只能触到一侧胎肩而触不到胎头，易误认为胎头已入盆。

3. 阴道检查　胎头矢状缝在骨盆入口横径上，向后移靠近骶岬。前顶骨紧嵌于耻骨联合后方，产瘤大部分位于前顶骨，因后顶骨的大部尚在骶岬之上，致使盆腔后半部空虚。

（二）治疗

一旦确诊为前不均倾，应尽快以剖宫产结束分娩。手术切开子宫下段时，应用力将胎肩往子宫方向推送，使胎头侧屈得到纠正，防止前臂脱出。极个别情况因胎儿小、骨盆宽大、宫缩强者，可通过前顶骨降至耻骨联合后，经侧屈后顶骨能滑过而入盆。

四、面先露

胎头枕部与背部接触，胎头呈极度仰伸姿势通过产道，以面部为先露时称为面先露（Face Presentation）（图9-5）。

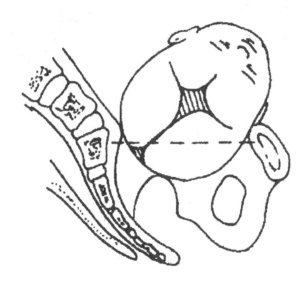

图9-5　面先露

面先露以颏骨为指示点，有颏左前、颏左横、颏左后、颏右前、颏右横、颏右后六种胎方位。其中以颏左前、颏右后多见，且经产妇多于初产妇。发病原因与骨盆狭窄、头盆不称、腹壁松弛、胎儿畸形等有关。

（一）诊断

1. 临床表现　胎头迟迟不能入盆，先露部不能紧贴子宫下段及宫颈，常引起继发性宫缩乏力，导致产程延长。可表现为潜伏期延长、活跃期延长或停滞。颏后位导致梗阻性难产，可出现子宫破裂征象。由于胎头受压过久，可引起胎儿宫内窘迫。

2. 腹部检查　因胎头极度仰伸入盆受阻，胎体伸直，宫底位置较高。颏前位时，胎头轮廓不清；在孕妇腹前壁容易扪及胎儿肢体，胎心在胎儿肢体侧的下腹部听得清楚。颏后位时，于耻骨联合上方可触及胎儿枕骨隆突与胎背之间有明显凹沟，胎心较遥远而弱。

3. 肛门检查或阴道检查　可触到高低不平、软硬不均的颜面部，若宫口开大时可触及胎儿口、鼻、颧骨及眼眶，并依据颏部所在位置确定其胎位。阴道检查确定面先露时须与臀先露、无脑儿相鉴别。

4. 超声显像检查　可以明确面先露并能探清胎位。

（二）治疗

颏前位时，若无头盆不称，产力良好，有可能自然分娩；若出现继发性宫缩乏力，第二产程延长，可用产钳助产，但会阴切开要足够大。若有头盆不称或出现胎儿窘迫征象，应行剖宫产术。持续性颏后位时，难以经阴道分娩，应行剖宫产术结束分娩。若胎儿畸形，无论颏前位或颏后位，均应在宫口开全后行穿颅术结束分娩。颏横位若能转成颏前位，可以经阴道分娩；持续性颏横位应行剖宫产结束分娩。由于头、面部受压过久，新生儿可出现颅内出血、颜面部肿胀，需加强护理，保持仰伸姿势数日之久。

五、臀位

臀位（Breech Presentation）是最常见的异常胎位，占妊娠足月分娩总数的 3% ~ 4%，经产妇多见。臀位易并发胎膜早破、脐带脱垂、分娩时后出胎头困难，导致围生儿死亡率较高，是枕先露的 3 ~ 8 倍。臀先露以骶骨为指示点，分骶左前、骶左横、骶左后、骶右前、骶右横、骶右后六种胎方位。根据两下肢所取的姿势又分为以下三种。

单臀先露或腿直臀先露：胎儿双髋关节屈曲，双膝关节伸直，以臀部为先露，最多见。

完全臀先露或混合臀先露：胎儿双髋及膝关节均屈曲，以臀部和双足为先露，较多见。

不完全臀先露：以一足或双足、一膝或双膝或一足一膝为先露，较少见。

臀先露对产妇易引起胎膜早破或继发性宫缩乏力，使产后出血与产褥感染的机会增多，若宫口未开全而强行牵拉，容易造成宫颈撕裂甚至延及子宫下段；对胎儿易致脐带脱垂、胎儿窘迫或死产；新生儿窒息、臂丛神经损伤及颅内出血发生率增加。

（一）诊断

1. 临床表现　腹部检查在孕妇肋下触及圆而硬的胎头；因宫缩乏力致宫颈扩张缓慢，产程延长。

2. 腹部检查　子宫呈横椭圆形，宫底部可触及圆而硬、有浮球感的胎头，耻骨联合上方可触到圆而软，形状不规则的胎臀，胎心在脐左（右）上方最清楚。

3. 肛门及阴道检查　可触及胎臀或胎足，应与颜面部、胎手相鉴别。注意有无脐带脱垂。

4. 超声显像检查　能准确探清臀先露类型以及胎儿大小、胎头姿势等。

（二）治疗

1. 妊娠期　妊娠 30 周前，多能自行转为头先露；30 周后仍为臀先露应予矫正。常用方法有胸膝卧位、激光照射或艾灸至阴穴，外倒转术慎用。

2. 分娩期　剖宫产指征：狭窄骨盆、软产道异常、胎儿体重大于 3 500g、胎儿窘迫、胎膜早破、脐带脱垂、妊娠并发症、高龄初产、有难产史、不完全臀先露等。

决定经阴道分娩的处理如下。

（1）第一产程：产妇侧卧，少做肛门检查，不灌肠。一旦破膜，立即听胎心，了解有无脐带脱垂，监测胎心。当宫口开大 4 ~ 5cm 时，使用"堵"外阴方法，待宫口及阴道充分扩张后才让胎臀娩出。在"堵"的过程中，每隔 10 ~ 15 分钟听胎心一次，并注意宫口是否开全。宫口已开全再堵易引起胎儿窘迫或子宫破裂。宫口近开全时，要做好接产和抢救新生儿窒息的准备。

（2）第二产程：初产妇做会阴侧切术。分娩方式有 3 种。①自然分娩：胎儿自然娩出，不做任何牵拉，极少见。②臀助产术：当胎臀自然娩出至脐部后，胎肩及后出胎头由接产者协助娩出。脐部娩出后，一般应在 2 ~ 3 分钟娩出胎头，最长不能超过 8 分钟。③臀牵引术：胎儿全部由接产者牵拉娩出，此种手术对胎儿损伤大（图 9-6）。

（3）第三产程：使用缩宫素，防止产后出血。有软产道损伤者，应及时检查并缝合，予抗生素预防感染。

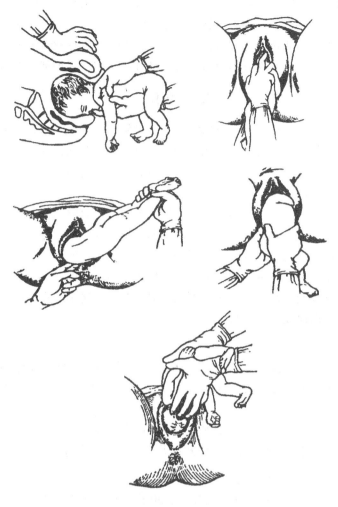

图9-6 臀牵引术

六、肩先露

胎体横卧于骨盆入口之上，先露部为肩，称为肩先露（Shoulder Presentation）（图9-7）。其是对母儿最不利的胎位。除死胎或早产儿胎体可折叠娩出外，足月活胎不能经阴道娩出。若处理不当，易造成子宫破裂，甚至危及母儿生命。

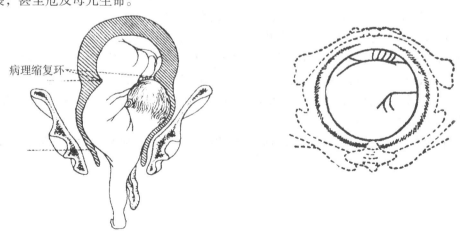

病理缩复环

图9-7 肩先露

（一）诊断

1. 临床表现　易发生宫缩乏力、胎膜早破。破膜后容易发生脐带脱垂和胎儿上肢脱出，导致胎儿窘迫甚至死亡。随着子宫收缩增强，子宫上段越来越厚，下段被动扩张越来越薄，上下段肌壁厚薄相差悬殊，形成环状凹陷，出现病理性缩复环，是子宫破裂的先兆，若不及时处理，将发生子宫破裂。

2. 腹部检查　子宫呈横椭圆形，耻骨联合上方较空虚，在母体一侧触及胎头。胎心在脐周两侧最清楚。

3. 肛门或阴道检查　胎膜未破、先露高浮者，肛门检查不易触及先露部；若胎膜已破、宫口已开张，阴道检查可触及胎肩锁骨、腋窝或肋骨，腋窝尖指向胎肩及胎头位置，据此决定胎头在母体左侧或右侧。若胎手已脱出阴道口外，可用握手法鉴别是胎儿左手或右手。

4. 超声显像检查　能清楚地确定肩先露及具体胎方位。

（二）治疗

1. 妊娠期　妊娠后期发现肩先露应予及时矫正，常用方法有胸膝卧位、激光照射或艾灸至阴穴。上述方法无效可试行外倒转术，转成头位后，包腹固定胎头。

2. 分娩期　足月活胎，应于临产前行剖宫产术。经产妇，足月活胎，宫口开大5cm以上，胎膜已破羊水未流尽，可全麻下行内倒转术，待宫口开全助产。出现先兆子宫破裂或子宫破裂征象，无论胎儿死活均应立即剖宫产术。胎儿已死，无先兆子宫破裂征象，若宫口近开全，可全麻下行断头术或碎胎术。术后常规检查子宫下段、宫颈及阴道有无裂伤，若有裂伤应及时缝合，注意产后出血及感染。

七、复合先露

胎先露部（胎头或胎臀）伴有肢体同时进入骨盆入口，称为复合先露（Compound Presentation）。临床以一手或一前臂随胎头脱出常见。发生原因与胎先露部不能完全填充骨盆入口，先露部周围有空隙有关。

（一）诊断

产程进展缓慢，阴道检查发现胎先露旁有肢体而确诊。

（二）治疗

首先应检查有无头盆不称。如无头盆不称，可让产妇向肢体脱出的对侧侧卧，有利于肢体自然回缩。若脱出肢体与胎头已入盆，可待宫口近开全或开全后上推肢体，使胎头下降后自然分娩或产钳助产。如有头盆不称或伴有胎儿窘迫征象，应尽快行剖宫产术。

（岳莹利）

第九节　难产的诊断与处理

决定分娩的四大因素是产力、产道、胎儿及精神心理因素，其中任何一个或几个因素异常即可能导致分娩进程受阻而发生难产。常发生于头先露的难产称为头位难产。随着妇幼保健工作的开展，臀先露、横位的发生率大大减少，致头位难产在难产中所占的比例增加。据1980年全国15个单位协作调查，头位难产占分娩总数的12.56%，占难产总数的69.12%，周溶等报道，1987—1997年头位分娩占分娩总数的97.02%，头位难产占分娩总数的15.70%，占难产总数的83.62%。难产尤其头位难产若处理不当，可给母儿带来严重危害。因此，产科工作者应当综合分析分娩的四大因素，及时正确地诊断难产并给予恰当的处理，防止母儿并发症的发生。

一、难产的因素及其相互间的关系

导致难产的因素虽不外影响分娩的产力、产道与胎儿三方面的异常，但此三方面又各有不同情况造成的不同影响，如产力异常方面有原发性子宫收缩乏力与继发性子宫收缩乏力，产道方面有骨产道与软产道的异常，胎儿方面不仅有发育方面的异常（包括过度发育与畸形），还有胎位方面的异常。所有这些异常既可以单独存在，又可以相互影响，其影响不仅可以发生于异常者之间，如胎儿发育异常与骨盆异常等，亦可发生于正常与异常之间，如胎儿发育正常与重度骨盆狭窄等。更值得注意的是有些异常并不明显，如轻度骨盆狭窄、头位异常等，其诊断与处理的正确与否，往往建立于医生对此类情况的基本要领与定义的认识与熟悉，如必须了解轻、中、重度骨盆狭窄的区分标准，枕后位不同于持续性枕后位等。临床上由于医、护、助产士不能明辨影响分娩因素正常与异常界限而诊治失当者，主要即在于对所遇情况的基本概念与定义认识与熟悉不足，此在难产因素及其间关系的判断上尤为重要。

二、头位难产的诊断

明显的胎儿发育异常、胎头位置异常及骨盆狭窄常在临产前容易发现，而临界性异常（如骨盆临界狭窄）及产力异常往往在临产后出现分娩受阻，需要耐心细致地观察产程。善于发现早期异常表现，才能得到及时的诊断及正确的处理。

（一）病史

仔细询问产妇既往内科、外科病史，以及是否有佝偻病、骨质软化症、脊髓灰质炎、严重的胸廓或脊柱变形、骨盆骨折病史，曾有剖宫产、阴道手术助产、反复发生臀先露或横位的经产妇、死胎、死产、新生儿产伤等病史。

（二）全面检查产妇情况

了解产妇思想状态，对妊娠及分娩的认识。全身体检特别要注意心、肺、肝、肾等重要器官情况，测量血压、脉搏、呼吸、体温，了解有无妊娠并发症和内、外科合并症，有无脱水、酸中毒，以及排尿、排便情况。若仅注意产科情况而忽略产妇全身情况常会造成诊断和处理上的重大失误，给母儿带来严重危害，故应引起产科医务人员的高度重视。

（三）仔细检查产科情况

1. 产道 临产前应仔细检查孕妇产道包括骨产道和软产道是否有明显异常，以决定行选择性剖宫产或阴道试产。凌萝达等按骨盆狭窄程度进行评分，临界性骨盆狭窄可经阴道试产，但应严密观察在良好宫缩情况下的产程进展，根据分娩进展情况决定处理措施。

2. 胎儿 临产前应尽量准确估计胎儿体重，除了测量宫高、腹围外，还应做B超测量胎儿径线（如双顶径、头围、腹围、股骨长、肱骨软组织厚度等），尽量使估计的胎儿体重相对较准确些。产程中注意观察胎头下降情况及胎方位情况，还应加强胎儿监护，及时正确诊断胎儿窘迫。

3. 产力 分娩中产力多数表现正常。但若有胎头位置异常、胎儿过大、羊水过多及骨盆异常，以及某些软产道异常也可影响子宫收缩力。此外，精神因素的影响也不容忽视。

子宫收缩力可借腹部扪诊或宫缩检测仪了解宫缩频率、持续时间、强弱及宫缩的有效强度而分为强、中、弱三等，"强"指正常的强宫缩，为有效宫缩，与宫缩虽强而无效的强直性宫缩不同；"中"为一般正常宫缩；"弱"指微弱宫缩，包括原发性、继发性宫缩乏力及宫缩不协调等效能差或无效的子宫收缩。

（四）头位分娩评分的临床应用

1978年，凌萝达提出头位分娩评分法，系将骨盆大小、胎儿体重、胎头位置及产力强弱四项评分相加综合判断，以帮助助产者决定处理时参考。四项评分总和≥13分者为正常，≥10分者可以试产。

凌萝达的研究表明：头位分娩评分总分10分为头位难产分娩方式的一个分界线。10分中剖宫产占59.5%，11分中剖宫产只有6.1%，12分以上基本都可阴道分娩。可见10分及以下者多考虑剖宫产分娩。

若产妇尚未临产，则根据骨盆大小及胎儿体重两项评分之和（头盆评分）进行判断，头盆评分≥8分者为头盆相称，6~7分为轻微头盆不称，≤5分为严重头盆不称。头盆评分≥6分可以试产，评分5分者若系骨盆入口问题可予以短期试产，否则以剖宫产为宜。

（五）产程图监测分娩进展

20 世纪 50 年代 Friedman 提出以产程图监护产程，70 年代末国内开始应用简易产程图监测分娩进展。产程图可直接及时反映产程进展情况，适用于每位产妇的产程监测。当出现产程图异常如宫颈扩张或胎头下降延缓或停滞时，应做进一步检查并进行综合分析，及时诊断头位难产。

三、处 理

（一）选择性剖宫产头位分娩

在临产前决定做选择性剖宫产者不甚容易，只有符合以下条件者予以考虑。

足月妊娠具有绝对性狭窄骨盆或明显畸形、歪斜骨盆。

胎头高直后位、颏后位、额先露等。

头盆明显不称，头盆评分≤5 分者需做选择性剖宫产。然入口面头盆评分 5 分者、枕前位、产力正常或强、总分仍可达到 10 分，有阴道分娩的可能，可以短期试产。但出口面若总评分为 10 分者，最好还是实行剖宫产。

联体双胎、双头畸形在临产前即可经 X 线摄片或超声显像做出诊断，此类无存活可能的畸形即使予以毁胎也难经阴道娩出，且可并发母体软产道严重损伤，多选择剖宫产，其目的是保护母体。若畸胎有存活可能者更应经剖宫产娩出。

（二）临产过程中考虑做剖宫产

严重胎头位置异常如高直后位、枕横位中的前不均倾势、额位及颏后位。这些胎位往往在宫颈口扩张 3～5cm 后，经阴道检查证实。高直后位体征明确，一旦证实即可做剖宫产；但枕横位中的前不均倾势体征不如高直后位明确，有怀疑时尚需要观察一段时间，随着胎头继续侧屈，矢状缝继续后移，体征逐渐明确，诊断方能成立并选择剖宫产结束分娩；额位时也可观察一段时间，因额位有向面位及枕先露转化的可能，可短期试产。若持续于额位则需考虑剖宫产；颏后位时除非胎儿较小，产力强，胎头达盆底后有可能转成颏前位娩出，如持续于颏后位则需做剖宫产术。

临产后产程停止进展，检查有明显头盆不称。

经过积极处理宫颈始终未能开全。

胎头始终未能衔接者，特别要警惕由于颅骨过分重叠及严重胎头水肿所造成的胎头业已衔接的假象。

子宫收缩乏力，经积极治疗后仍无进展。

（三）试产

除因绝对指征选择性剖宫产者外，头先露的初产妇一般均应试产，尤其骨盆入口面临界性或轻度狭窄更应给予充分试产的机会。试产过程中应有专人守护，严密观察产程进展。试产过程中严格按照产程图进行观察和处理非常重要。中骨盆－出口狭窄试产应特别慎重，若产程中处理不当，勉强经阴道助产分娩或阴道助产失败后再做剖宫产对母儿均极为不利，容易发生分娩并发症。因此，若发现中骨盆－出口狭窄，剖宫产指征应当适当放松。

1. 一般处理　应给产妇提供舒适的待产环境，减少对分娩的恐惧心理，消除精神紧张。注意改善产妇全身情况，对疲乏不能进食者，可静脉滴注 5%～10% 葡萄糖液、维生素 B_6、维生素 C 或（和）电解质。产妇宜左侧卧位，以改善胎儿、胎盘循环，防止仰卧位低血压。产程中应随时排空膀胱，若出现尿潴留，应给予导尿并警惕发生滞产。

2. 产程图异常的处理

（1）潜伏期异常：有潜伏期延长倾向（超过正常平均值即≥8 小时）时应处理。首先应除外假临产，若确已临产可予以哌替啶 100mg 或地西泮 10mg 肌内注射，纠正不协调性子宫收缩，当宫缩协调后常可很快进入活跃期。若用镇静剂后宫缩无改善，可加用缩宫素，观察 2～4 小时仍无进展，则应重新评估头盆关系，若有头盆不称应行剖宫产，以免延误处理导致滞产，危害母儿安全。

（2）活跃期宫颈扩张延缓或停滞：首先应做阴道检查了解骨盆情况及胎方位，若无明显头盆不称，可行人工破膜加强产力，促进产程进展。严重的胎头位置异常，如高直后位、前不均倾位、额位及颏后位等应立即行剖宫产术。若无头盆不称及无严重胎位异常，可用缩宫素加强宫缩，观察 2~4 小时产程仍无进展或进展欠满意（宫颈扩张率＜1cm/h）应行剖宫产。

（3）胎头下降延缓或停滞：第一产程末或第二产程胎头下降延缓或停滞，提示胎头在中骨盆遇到阻力，也应及时做阴道检查，了解中骨盆及出口情况，有无宫颈水肿，胎方位及胎头下降水平，胎头水肿及颅骨重叠情况，若无头盆不称或严重胎位异常，可用缩宫素加强宫缩；若为枕横位或枕后位可试行徒手将胎头转为枕前位，待胎头下降至≥＋3，宫颈开全后行产钳或胎头吸引器助产，若徒手转胎方位失败，胎头仍持续在＋2 以上，应行剖宫产术。

（岳莹利）

参考文献

［1］俞钢．临床胎儿学［M］．北京：人民卫生出版社，2016.

［2］张玉泉，王华．妇产科学［M］．北京：科学出版社，2016.

［3］曹泽毅．中华妇产科学［M］．北京：人民卫生出版社，2014.

［4］杨冬梓．生殖内分泌疾病检查项目选择及应用［M］．北京：人民卫生出版社，2016.

［5］杨慧霞，狄文．妇产科学［M］．北京：人民卫生出版社，2016.

［6］杨菁，徐望明，孙莹璞．宫腔镜诊断与手术图谱［M］．北京：人民卫生出版社，2015.

［7］薛敏．实用妇科内分泌诊疗手册［M］．北京：人民卫生出版社，2015.

［8］何怡华，姜玉新．胎儿心脏病产前超声诊断咨询及围产期管理指南［M］．北京：人民卫生出版社，2015.

［9］刘琦．妇科肿瘤诊疗新进展［M］．北京：人民军医出版社，2015.

［10］孔玲芳，张素莉，刘军敏，李季滨．妇产科疾病诊疗程序［M］．北京：科学出版社，2015.

［11］彭燕，王君洁．实用助产技术［M］．上海：上海第二军医大学出版社，2015.

［12］徐丛剑，郭孙伟．子宫内膜异位症［M］．北京：人民卫生出版社，2015.

［13］李光仪．实用妇科腹腔镜手术学［M］．北京：人民卫生出版社，2015.

［14］黎梅，周惠珍．妇产科疾病防治［M］．北京：人民卫生出版社，2015.

［15］冯力民，廖秦平．妇产科疾病学［M］．北京：高等教育出版社，2014.

［16］张艳玲．现代妇产科疾病治疗学［M］．西安：西安交通大学出版社，2014.

［17］石一复，郝敏．卵巢疾病［M］．北京：人民军医出版社，2014.

［18］李颖川，黄亚绢．产科危重症监护及处理［M］．北京：科学出版社，2014.

［19］朱晶萍．实用妇产科疾病诊疗常规［M］．西安：西安交通大学出版社，2014.

［20］郭丽娜．妇产疾病诊断病理学［M］．北京：人民卫生出版社，2014.